Abnehmspritzen

–

Ihr praktischer Ratgeber

Dr. med. Chris Winkler

InShapeFor.Life

Augenmerk Verlag Köln

Impressum

1. Auflage, veröffentlicht 2025
Veröffentlicht unter der Marke „InShapeFor.Life“
Ein Imprint des Augenmerk Verlags

Augenmerk Verlag Dr. Carsten Freitag
Rudolfplatz 3, 50674 Köln, Deutschland
info@augenmerk-verlag.de

Verantwortlich im Sinne des § 8 Abs. 1 Landespressegesetz NRW:
Dr. Carsten Freitag, Rudolfplatz 3, 50674 Köln

Druck und Distribution im Auftrag des Autors:
tredition GmbH, Heinz-Beusen-Stieg 5, 22926 Ahrensburg, Deutschland

ISBN: 978-3-911959-00-1

Zur Sprache in diesem Ratgeber

Dieser Ratgeber richtet sich an alle Menschen – unabhängig von Geschlecht oder Identität. Zur besseren Lesbarkeit verwenden wir die im Deutschen aktuell übliche Sprachform. Selbstverständlich sind damit stets alle Leserinnen und Leser gleichermaßen gemeint.

Rechtliche Hinweise & Haftungsausschluss

Die folgenden rechtlichen Hinweise dienen Ihrer Information und Sicherheit. Bitte lesen Sie sie aufmerksam durch, bevor Sie Inhalte dieses Buches anwenden oder umsetzen. Bei medizinischen Fragen oder Unsicherheiten im Zusammenhang mit der Therapie wenden Sie sich bitte an Ihre behandelnde Ärztin oder Ihren behandelnden Arzt.

Zweck und Anwendungsbereich

Dieses Buch dient ausschließlich der persönlichen Information im Rahmen einer medizinisch indizierten und ärztlich begleiteten Therapie zur Behandlung von Übergewicht mit sogenannten „Abnehmspritzen". Es richtet sich an interessierte Leserinnen und Leser sowie an Patientinnen und Patienten, die eine solche Therapie begonnen haben oder sich darauf vorbereiten.

Keine medizinische oder therapeutische Beratung

Die Inhalte dieses Buches stellen keine medizinische, therapeutische oder ernährungswissenschaftliche Beratung dar. Es enthält keine Empfehlung, Bewerbung oder Anleitung zur Anwendung bestimmter Medikamente oder Therapien. Dieses Buch ist nicht als Aufforderung zur Selbstmedikation zu verstehen.

Ärztliche Begleitung unerlässlich

Die Anwendung entsprechender Medikamente darf ausschließlich nach ärztlicher Verordnung und unter ärztlicher Aufsicht erfolgen. Regelmäßige medizinische Kontrollen während der gesamten Therapiedauer sind unbedingt erforderlich.

Zielgruppe und Einschränkungen

Die Inhalte dieses Buches richten sich ausschließlich an Personen, die gemäß den Fach- und Gebrauchsinformationen der jeweiligen Präparate für diese Therapie geeignet sind. Ausgenommen sind insbesondere Schwangere und Stillende, Minderjährige sowie Personen mit bestimmten Vorerkrankungen. Die Fach- und Gebrauchsinformationen der jeweiligen Medikamente sind verbindlich zu beachten.

Notfallsituationen

Bei akuten Beschwerden oder Notfällen während der Therapie ist unverzüglich ärztliche Hilfe in Anspruch zu nehmen – unabhängig von den Inhalten dieses Buches oder daraus abgeleiteten Maßnahmen.

Darstellungen und Fallbeispiele

Illustrationen, Abbildungen und schematische Darstellungen dienen ausschließlich der Veranschaulichung. Sie bilden keine individuellen Therapieverläufe ab. Fallbeispiele und Erfahrungsberichte beschreiben Einzelfälle und erlauben keine Rückschlüsse auf die allgemeine Wirksamkeit oder Erfolgsaussichten der Therapie.

Produkt- und Markennamen

Alle genannten Produkt- und Markennamen sind eingetragene Warenzeichen der jeweiligen Eigentümer. Ihre Nennung erfolgt ausschließlich zu Informationszwecken und stellt keine Empfehlung oder Bevorzugung bestimmter Hersteller oder Präparate dar.

Länderspezifische Hinweise

Die Informationen in diesem Buch beziehen sich in erster Linie auf die rechtlichen, medizinischen und versorgungsbezogenen Rahmenbedingungen in Deutschland. In anderen Ländern können abweichende Regelungen gelten.

Informationsstand

Alle Angaben in diesem Buch entsprechen dem Stand der medizinischen und wissenschaftlichen Erkenntnisse zum Zeitpunkt der Veröffentlichung (siehe Impressum). Eine Gewähr für Richtigkeit, Vollständigkeit oder Aktualität kann nicht übernommen werden. Medizinisches Wissen und rechtliche Bestimmungen können sich seither geändert haben.

Externe Quellen und Datenschutz

Verweise auf QR-Codes, Websites oder Apps dienen ausschließlich der ergänzenden Information. Für die Inhalte, Aktualität oder Datenschutzbestimmungen externer Angebote wird keine Verantwortung übernommen.

Haftungsausschluss

Alle Inhalte dieses Buches wurden sorgfältig recherchiert. Sie wurden jedoch nicht von medizinischen Fachgesellschaften geprüft und ersetzen keinesfalls die individuelle Beratung durch ärztliches Fachpersonal. Die Nutzung der Inhalte erfolgt auf eigene Verantwortung und Gefahr. Autor und Herausgeber übernehmen keine Haftung für direkte oder indirekte Schäden, gesundheitliche Beeinträchtigungen oder sonstige Folgen, die aus der Anwendung, Fehlinterpretation oder dem Missbrauch der bereitgestellten Informationen entstehen können.

Inhaltsverzeichnis

Ihr persönlicher Ratgeber

Herzlich willkommen zu Ihrem Ratgeber für die Therapie mit einer sogenannten „Abnehmspritze". Dieses Buch begleitet Sie durch die verschiedenen Phasen Ihrer Behandlung und bietet Ihnen hilfreiche Informationen und Unterstützung. Sie finden darin praktische Tipps für den Umgang mit der Therapie und für die Zeit danach.

Vielleicht haben Sie schon einige Ratgeber zum Thema „Abnehmen" gelesen – dieser hier ist anders. Er wird Ihnen nicht vorschreiben, was Sie essen sollen, sondern Sie dabei unterstützen, Ihren eigenen, individuellen Weg im Rahmen der Therapie mit einer Abnehmspritze – und darüber hinaus – zu finden. Bei der Erstellung dieses Buches haben wir uns nicht an Trends orientiert, sondern an dem, was wissenschaftlich belegt ist.

Wir haben diesen Ratgeber bewusst produktneutral verfasst – statt einzelne Präparate, Wirkstoffe oder Hersteller zu benennen, sprechen wir allgemein über sogenannte „Abnehmspritzen". Dabei beziehen wir uns auf die aktuell zugelassenen Präparate – ohne sie namentlich zu nennen. Unsere Informationen basieren auf dem derzeitigen medizinischen Wissensstand und werden unabhängig von kommerziellen Interessen bereitgestellt. Ziel ist es, Ihnen eine verlässliche, wissenschaftlich fundierte Orientierung zu ermöglichen. Im Mittelpunkt stehen dabei medizinische, ernährungsbezogene und psychische Aspekte der Anwendung – mit dem Ziel, Ihnen fundiertes Wissen für einen informierten Umgang mit einer solchen Therapie zu vermitteln.

Komplexe Zusammenhänge werden anschaulich erklärt, und Sie erfahren, wie Ihre persönlichen Ernährungs- und Bewegungsgewohnheiten den langfristigen Erfolg der Therapie beeinflussen können. Dieses Verständnis unterstützt Sie dabei, selbstbestimmte und nachhaltige Entscheidungen zu treffen – passend zu Ihrer persönlichen Situation, Gesundheit und Ihrem Alltag.

Durch die Verbindung von fundiertem Wissen und praktischen Übungen erhalten Sie gezielte Unterstützung – besonders in der Anfangsphase der Therapie, in der Patienten manchmal die Orientierung fehlt.

Die klar strukturierten Inhalte helfen Ihnen, neue Verhaltensweisen leichter in Ihren Alltag zu integrieren – und bieten auch in herausfordernden Phasen der Behandlung hilfreiche Impulse.

Wissenschaftliche Studien zeigen, dass drei Faktoren besonders zum Erfolg einer Therapie beitragen:

- ein gutes Verständnis für die Behandlung,
- die Fähigkeit zur regelmäßigen Selbstbeobachtung und
- eine unterstützende, vertrauensvolle Begleitung.

Dieses Buch unterstützt Sie bei allen drei Aspekten und bietet praxisnahe Informationen, Checklisten und Reflexionsfragen für einen nachhaltigen Umgang mit der Abnehmspritzen-Therapie.

Bevor wir starten, noch ein Hinweis für Leserinnen und Leser mit Diabetes:

Dieser Ratgeber behandelt die Therapie mit einer sogenannten Abnehmspritze allgemein. Die besonderen gesundheitlichen Anforderungen von Menschen mit Diabetes, die zusätzliche medizinische Maßnahmen erforderlich machen können, werden hier nicht im Detail behandelt.

Dennoch können auch Patientinnen und Patienten mit Diabetes viele hilfreiche Anregungen und Informationen für ihren persönlichen Weg mit der Abnehmspritze in diesem Buch finden.

Warum ist Abnehmen so schwer?

Fragen Sie sich, warum es trotz zahlreicher Diäten, guter Vorsätze und großer Anstrengungen so schwer ist, dauerhaft Gewicht zu verlieren? Warum die Waage nach anfänglichem Erfolg stillsteht – oder das verlorene Gewicht sogar zurückkehrt, oft mit einem unerfreulichen „Bonus"? Damit sind Sie nicht allein: Millionen Menschen weltweit machen genau diese Erfahrung.

Vielleicht kommt Ihnen das bekannt vor: Sie nehmen sich vor, gesünder zu essen und mehr Bewegung in Ihren Alltag zu bringen. Anfangs gelingt vieles gut – Sie bemerken Fortschritte und sind motiviert. Doch mit der Zeit wird es schwieriger – der Appetit nimmt zu, Heißhunger kehrt zurück, und körperliche Aktivität kostet mehr Überwindung. Was zunächst vielversprechend begonnen hat, fühlt sich plötzlich anstrengend und frustrierend an.

Wichtig zu wissen – wenn das Abnehmen schwerfällt, liegt das in den meisten Fällen nicht an mangelnder Willenskraft. Fachleute haben in den vergangenen Jahren viel darüber gelernt, wie das Körpergewicht reguliert wird. Dabei spielen biologische, psychische und soziale Faktoren zusammen – und beeinflussen, wie leicht oder schwer sich Gewicht verändern lässt. Diese Erkenntnisse erklären, warum viele Diäten nicht dauerhaft wirken – und warum verlorene Kilos oft schnell wieder zurückkehren.

In diesem Kapitel erfahren Sie, was in unserem Körper passiert, wenn wir versuchen, Gewicht zu verlieren – und warum er das aktuelle Gewicht, selbst wenn es medizinisch zu hoch ist, hartnäckig verteidigt. Dieses Wissen kann entlasten. Es erklärt, warum scheiternde Diäten meist nichts mit fehlender Willenskraft zu tun haben – und hilft all jenen, die sich nach vielen Versuchen als „willensschwach" abgestempelt fühlen. Gleichzeitig bildet es die Grundlage für einen fundierten Umgang mit dem Thema Übergewicht – einschließlich moderner therapeutischer Möglichkeiten wie medikamentöser Ansätze, zu denen auch die Wirkstoffe der sogenannten Abnehmspritzen zählen.

Wie regelt unser Körper sein Gewicht?

Um gezielt mit dem Körper statt gegen ihn zu arbeiten, ist es hilfreich, zu verstehen, wie seine komplexen Regulationsmechanismen funktionieren. Warum das Abnehmen so schwerfällt, lässt sich nur nachvollziehen, wenn wir die biologischen Prozesse betrachten, die unser Gewicht steuern.

Unser Körpergewicht ist kein Zufallswert – es ist das Ergebnis eines hochkomplexen Zusammenspiels von Regelkreisen, das sich über Millionen Jahre der Evolution entwickelt hat. Warum dieses System so stark auf Erhalt programmiert ist, hat tiefgreifende evolutionsbiologische Gründe – dazu gleich mehr.

Stoffwechsel, Energieverbrauch und der innere „Setpoint"

Unser Körper besitzt ein biologisch festgelegtes Zielgewicht – Fachleute nennen es den „Setpoint". Dieser Wert ist individuell verschieden und wird durch genetische Faktoren, Umweltbedingungen und persönliche Lebensumstände beeinflusst.

Eine zentrale Rolle spielt dabei das Gehirn, insbesondere der Hypothalamus – eine Struktur im Zwischenhirn. Er steuert viele lebenswichtige Funktionen wie Schlaf, Körpertemperatur, Hormonhaushalt – und auch Hunger, Sättigung und Körpergewicht. Der Hypothalamus erhält kontinuierlich Informationen über den Energiezustand des Körpers. Auf dieser Basis reguliert er das Hungergefühl, das

Sättigungsempfinden und den sogenannten Grundumsatz – also den Kalorienverbrauch in Ruhe. Dieser umfasst alle Energieaufwendungen, die der Körper im „Leerlauf" benötigt, etwa für Atmung, Herzschlag oder Wärmeerzeugung. Damit ist der Hypothalamus ein zentraler Akteur beim Abnehmen: Er entscheidet mit, ob der Körper bereit ist, Gewicht abzugeben – oder nicht. Unser Stoffwechsel – auch Metabolismus genannt – bestimmt, wie viel Energie der Körper verbraucht.

Das persönliche „Energiebudget" setzt sich aus drei Hauptkomponenten zusammen:

Grundumsatz (60-70%)
Die Energiemenge, die der Körper in völliger Ruhe benötigt, vergleichbar mit dem Leerlauf eines Motors. Selbst im Bett liegend braucht unser Organismus Energie für Atmung, Herzschlag, Gehirnfunktion und Körpertemperatur.

Bewegungsenergie (15-30%)
Dieser Anteil variiert stark – je nach Alltag und Aktivitätsniveau. Vom Zähneputzen über Treppensteigen bis zum Sport – jede Bewegung zählt.

Verdauungsenergie (10-15%)
Diese wird aufgewendet, um aufgenommene Nahrung zu verdauen und zu verwerten – ähnlich wie beim Auspacken und Einsortieren eines Einkaufs.

Die Prozentangaben beziehen sich auf den gesamten täglichen Energiebedarf. Je aktiver jemand ist, desto größer wird der Anteil der Bewegungsenergie – bei viel körperlicher Aktivität oder regelmäßigem Sport kann sie sogar den Grundumsatz übersteigen.

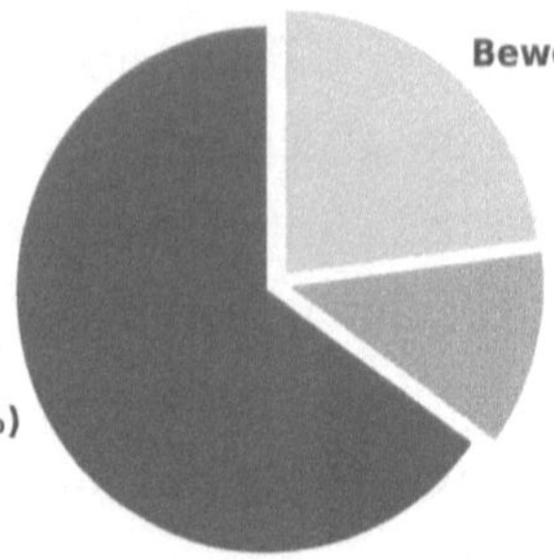

Abb. 1: durchschnittliche Verteilung des Energiebudgets (in %)

Wie viel Energie verbraucht Ihr Körper täglich?

Diese Frage lässt sich nicht pauschal beantworten, denn der tägliche Energieverbrauch unterscheidet sich deutlich von Mensch zu Mensch. Er hängt unter anderem von Alter, Geschlecht, Körpergröße, Gewicht – und ganz besonders vom Aktivitätsniveau ab.

So könnte Ihr täglicher Energieverbrauch – je nach Aktivität – aussehen:

Büroarbeit (überwiegend sitzend)

- Frau, 35 Jahre, 65 kg: etwa 1.800-2.000 Kalorien
- Mann, 40 Jahre, 80 kg: etwa 2.200-2.400 Kalorien

Moderate Aktivität (Hausarbeit, gelegentlicher Sport)

- Frau, 35 Jahre, 65 kg: etwa 2.000-2.200 Kalorien
- Mann, 40 Jahre, 80 kg: etwa 2.400-2.600 Kalorien

Körperlich anstrengende Arbeit (Handwerk, Pflege, Sport)

- Frau, 35 Jahre, 65 kg: etwa 2.200-2.500 Kalorien
- Mann, 40 Jahre, 80 kg: etwa 2.600-3.000 Kalorien

Diese Zahlen dienen lediglich der Orientierung – individuelle Unterschiede im Stoffwechsel können den tatsächlichen Energiebedarf deutlich beeinflussen. Deshalb gilt: Selbst bei gleicher Kalorienzufuhr nehmen Menschen nicht gleich schnell zu oder ab.

Mini-Übung – Wie aktiv ist Ihr Alltag?

Vielleicht fragen Sie sich: *Wie sieht das eigentlich bei mir aus?* Eine kurze Standortbestimmung kann helfen, Ihren persönlichen Energiehaushalt besser einzuordnen und zu verstehen, wie Ihr Alltag Ihren Kalorienbedarf beeinflusst.

Dabei spielen verschiedene Faktoren eine Rolle – von Ihrer beruflichen Tätigkeit bis hin zu Ihrem Bewegungsverhalten in der Freizeit.

Mit einer kurzen Selbsteinschätzung bekommen Sie ein besseres Gefühl für Ihren Energiehaushalt:

- Zu welcher der genannten Aktivitätsgruppen würden Sie sich selbst zählen?
- Liegt Ihr geschätzter Tagesverbrauch entsprechend eher bei 1.800, 2.200 oder 2.600 Kalorien?
- Wie viel Energie fließt vermutlich in Ihren Grundumsatz (das „Körper-Leerlaufprogramm") – und wie viel in Bewegung?

Diese kurze Selbstreflexion kann Ihnen helfen, realistische Erwartungen für Ihren Energiebedarf und Ihre angestrebte Gewichtsabnahme zu entwickeln.

Warum wir diese Zahlen erwähnen: Bei der Therapie mit Abnehmspritzen geht es nicht darum, Kalorien zu zählen. Die Wirkstoffe wirken auf hormoneller Ebene und beeinflussen Hunger und Sättigung so, dass Sie oft automatisch weniger essen – ohne auf jede Kalorie achten zu müssen.

Dennoch ist ein gewisses Grundverständnis für Ihren Energiebedarf und Energieumsatz hilfreich: Es hilft Ihnen zu verstehen, wie

Ihr Körper auf aufgenommene Nahrung reagiert – also wie viel Energie er daraus gewinnt, wofür er sie nutzt und wann überschüssige Energie in Form von Fett gespeichert wird.

Dieses Wissen kann besonders für die Zeit nach der Therapie hilfreich sein, um möglichst ohne starres Kalorienzählen auszukommen, sondern mit einem entspannten Bewusstsein für Ihren Körper, seine Bedürfnisse und seinen Energiebedarf.

Merke

Entscheidend ist nicht, alle „Energiewerte" exakt zu kontrollieren – sondern ein Gespür dafür zu entwickeln, wie viel Energie Ihr Körper benötigt und verbraucht.

Diät = Energiekrise

Sinkt das Körpergewicht unter den individuellen Setpoint – etwa durch eine Diät –, reagiert der Organismus mit einem Sparmodus. Fachleute sprechen dabei von einer sogenannten „metabolischen Adaptation" – einer Form der Stoffwechselanpassung.

Diese Anpassung zeigt sich auf mehreren Ebenen:

Der Energieverbrauch sinkt

Unser Körper beginnt zu sparen, indem er weniger Kalorien verbrennt – wie eine Heizung, die auf Sparflamme läuft. Diese Reduktion erfolgt über verschiedene Mechanismen und betrifft sowohl den Grund- als auch den Aktivitätsumsatz.

Hungersignale nehmen zu

Hormone wie Ghrelin werden aktiver und steigern den Appetit – Ghrelin gehört zu den zentralen „Hungerhormonen", die uns zum

Essen antreiben. Dieses Signal kann nach einer Gewichtsabnahme über lange Zeiträume erhöht bleiben und kann es erschweren, das neue Gewicht zu halten.

Sättigungsgefühle nehmen ab
Gleichzeitig werden Signale wie Leptin – eines der wichtigsten „Sättigungshormone“, die uns normalerweise signalisieren „ich bin satt“ – weniger wirksam. Da Leptin hauptsächlich von Fettzellen produziert wird, sinkt sein Spiegel proportional zur Gewichtsabnahme und signalisiert dem Gehirn einen Energiemangel.

Die Bewegung nimmt unbewusst ab
Wir werden träger – nicht aus Faulheit, sondern durch automatische Energiesparprozesse. Der Körper reduziert ganz von selbst alle kleinen, unbewussten Bewegungen im Alltag: Wir bewegen uns insgesamt weniger spontan, gestikulieren sogar seltener und haben weniger kleine Unruhebewegungen – ohne dass wir es bewusst merken.

Wenn wir abnehmen, passt sich der Stoffwechsel an – und zwar deutlich stärker, als sich allein mit dem Verlust an Körpermasse erklären ließe. Es handelt sich um automatische Notfallreaktionen, die tief im Stoffwechsel verankert und Teil grundlegender Überlebensmechanismen sind. Sie stammen aus Zeiten, in denen Nahrungsknappheit eine reale Bedrohung darstellte. In dieser Phase kann der Grundumsatz um bis zu 20 % sinken – sogar bei unverändertem Körpergewicht. Die Folge: Um weiterhin Gewicht zu verlieren, müssten wir mit jeder nächsten Diät immer weniger essen.

Besonders tückisch: Diese Stoffwechselanpassung kann über Jahre bestehen bleiben – selbst lange nach dem Ende einer Diät. In Studien wurden Menschen untersucht, die zuvor über längere Zeit streng gefastet hatten. Das Ergebnis: Noch sechs Jahre nach der Gewichtsabnahme arbeitete ihr Stoffwechsel deutlich langsamer als bei Vergleichspersonen ohne Diäterfahrung. Dieses Phänomen lässt sich als eine Art Notfallprogramm verstehen – ein uralter Schutzmechanismus, der früher das Überleben in Hungersnöten sicherte.

Die evolutionäre Perspektive

Werfen wir einen kurzen Blick in die menschliche Entwicklungsgeschichte – in eine Zeit, in der Hunger und Nahrungsknappheit die Regel und nicht die Ausnahme waren. Lange bevor es Supermärkte und Kühlschränke gab, hing das Überleben davon ab, in Zeiten des Überflusses möglichst viele Energiereserven anzulegen.

Vor diesem Hintergrund entwickelte der Körper Strategien, um:

- überschüssige Energie in Form von Fett zu speichern,
- den Energieverbrauch in Mangelsituationen zu senken,
- bei knapper Nahrungsaufnahme das Hungergefühl zu verstärken.

Diese Mechanismen waren überlebenswichtig in einer Welt, in der die nächste Mahlzeit nie sicher war. Die Entwicklung unserer Gattung begann vor rund 2,5 Millionen Jahren – der moderne Mensch, Homo sapiens, existiert seit etwa 250.000 Jahren. Fast während dieser gesamten Zeit war das Leben geprägt von Unsicherheit und Nahrungsknappheit: Unsere Vorfahren jagten, sammelten und mussten regelmäßig mit langen Hungerphasen umgehen. Erst vor etwa 10.000 Jahren – mit dem Beginn von Ackerbau und Viehzucht – wurde die Ernährung allmählich verlässlicher. Doch auch dann blieben Missernten und Versorgungsengpässe über Jahrhunderte hinweg Teil des Alltags.

Die Lebensrealität in unserer heutigen Gesellschaft – mit Supermärkten, Kühlschränken und jederzeit verfügbarer Nahrung – existiert erst seit rund 100 Jahren. Im Vergleich zur gesamten Menschheitsgeschichte ist das zeitlich kaum mehr als ein Wimpernschlag – viel zu kurz, um tief verankerte biologische Programme grundlegend zu verändern.

Unser Körper folgt weiterhin Prinzipien, die einst in einer Welt des Mangels überlebenswichtig waren – die heute jedoch zunehmend zur gesundheitlichen Herausforderung werden können. Aus evolutionsbiologischer Sicht hat sich ein effektives Schutzsystem gegen Gewichtsverlust entwickelt – nicht aber ein vergleichbarer Mechanismus, um übermäßige Gewichtszunahme zu verhindern.

Der Jo-Jo-Effekt – Dicker durch Diäten

Der sogenannte Jo-Jo-Effekt – also die Gewichtszunahme nach einer Diät, oft über das Ausgangsgewicht hinaus – ist eine direkte Folge dieser biologischen Schutzmechanismen.

Ein verlangsamter Stoffwechsel, anhaltender Hunger und eine übersteigerte Belohnungswirkung von Nahrung begünstigen eine schnelle Rückkehr des Gewichts. Dabei versucht der Körper nicht nur, das frühere Gewicht wiederherzustellen – er legt oft sogar zusätzliche Reserven an, um besser auf eine mögliche „Hungersnot" vorbereitet zu sein.

Wiederholte Diätphasen verstärken diesen Effekt: Mit jedem Zyklus aus Gewichtsverlust und -zunahme passt sich der Stoffwechsel stärker an. Das erklärt, warum viele Menschen erleben, dass das Abnehmen mit jeder weiteren Diät schwerer fällt.

Merke

Je öfter Sie eine Diät machen, desto stärker verteidigt Ihr Körper sein Gewicht. Der Jo-Jo-Effekt ist kein persönliches Versagen – sondern Biologie.

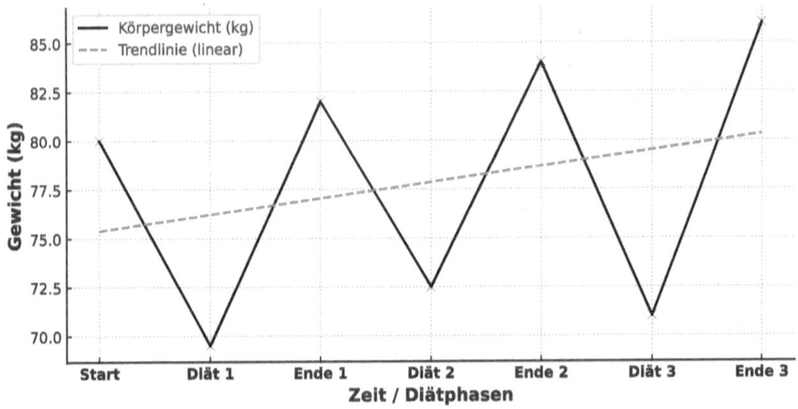

Abb. 2: Typischer Gewichtsverlauf bei wiederholten Diäten (Jo-Jo-Effekt)

Ein Teufelskreis aus Verzicht und Verlangen

Viele Diäten setzen auf starke Einschränkungen – etwa bei Kalorien, bestimmten Nahrungsgruppen oder Essenszeiten. Doch unser Körper lässt sich nicht unbegrenzt steuern: Je einseitiger die Ernährung, desto stärker fällt seine Gegenreaktion aus.

Crash-Diäten oder stark kohlenhydratreduzierte Programme führen zwar häufig zu einer schnellen Gewichtsabnahme – aber auch zu einem deutlichen Abbau von Muskelmasse. Das ist problematisch, denn Muskeln sind die größten Energieverbraucher im Körper. Weniger Muskelmasse bedeutet einen niedrigeren Grundumsatz – und damit einen geringeren Kalorienverbrauch in Ruhe.

Zudem wirken einseitige Diäten auch auf psychischer Ebene oft kontraproduktiv: Verzicht verstärkt das Verlangen. Die Wahrscheinlichkeit für Heißhunger, Frustessen oder einen vorzeitigen Abbruch der Diät steigt.

Auch hormonelle Veränderungen tragen dazu bei: Wie bereits zuvor erwähnt, senkt eine reduzierte Energieaufnahme etwa den Spiegel des Sättigungshormons Leptin und erhöht gleichzeitig Ghrelin –

das sogenannte Hungerhormon. Darüber hinaus sind noch weitere Botenstoffe beteiligt, die Hunger, Sättigung und Stoffwechsel beeinflussen – ein fein abgestimmtes System, das stark auf Mangel reagiert. Auf dieses System kommen wir später noch einmal ausführlich zurück.

Das Belohnungssystem

Essen macht nicht nur satt – es macht auch glücklich. Verantwortlich dafür ist das sogenannte Belohnungssystem, ein neuronales Netzwerk im Gehirn, das auf angenehme Reize anspricht. Besonders stark aktiviert wird es durch hochkalorische, fett- und zuckerreiche Lebensmittel – deutlich mehr als durch nährstoffreiche, gesunde Kost.

Eine zentrale Rolle spielt dabei der Botenstoff Dopamin: Wird er ausgeschüttet, empfinden wir Freude, Antrieb und Motivation. Der Körper merkt sich, was dieses gute Gefühl ausgelöst hat – und strebt danach, es zu wiederholen.

Stress, Langeweile oder emotionale Leere – in solchen Momenten wird Essen schnell zur Strategie der Selbstberuhigung und Belohnung. Das erklärt, warum wir gerade dann zu Süßem oder Deftigem greifen, wenn wir eigentlich Trost, Ruhe oder Nähe brauchen.

Hinzu kommt ein Lernprozess: Wer regelmäßig in bestimmten Situationen isst – etwa abends vor dem Fernseher –, verknüpft diese Reize mit Appetit. Mit der Zeit entsteht ein Automatismus, der unabhängig vom tatsächlichen Hungergefühl abläuft.

Unser Gehirn bewertet stark verarbeitete Lebensmittel als besonders „belohnend". Viele dieser Produkte sind gezielt so zusammengesetzt, dass sie intensive Reize im Belohnungssystem auslösen – deutlich stärker als natürliche, unverarbeitete Lebensmittel. Fachleute sprechen in diesem Zusammenhang von „hyperpalatable foods" – also übermäßig wohlschmeckenden Lebensmitteln. Gemeint sind Produkte, die durch eine spezielle Kombination aus Zucker, Fett, Salz und Aromen so entwickelt wurden, dass sie besonders intensiv schmecken und nur schwer zu widerstehen sind.

Typische Beispiele sind Chips, Süßigkeiten, Fast Food oder stark verarbeitete Snacks. Diese Lebensmittel aktivieren das Belohnungssystem besonders stark und können dazu führen, dass wir über unseren natürlichen Bedarf hinaus essen.

Der Begriff beschreibt auch, wie gezielt Geschmacksprofile entwickelt werden, die den körpereigenen Sättigungsmechanismus umgehen – und so das Risiko für übermäßigen Konsum erhöhen. Die Folge: Unser Verlangen wird nicht mehr allein durch Energiebedarf gesteuert, sondern zunehmend durch emotionale, soziale und neurobiologische Reize.

Auf die genaue Wirkweise der Abnehmspritzen gehen wir in einem späteren Kapitel ausführlich ein. An dieser Stelle sei lediglich vorab erwähnt, dass einige der eingesetzten Wirkstoffe nicht nur das Hungergefühl beeinflussen, sondern auch zentrale Prozesse im Gehirn – insbesondere in Bereichen, die mit Belohnung, Appetit und Nahrungsaufnahme verknüpft sind.

Studien deuten darauf hin, dass diese Substanzen das Verlangen nach stark belohnenden Lebensmitteln senken und impulsives Essverhalten abschwächen können. Auf diese Weise unterstützen sie Mechanismen, die zu einem bewussteren Umgang mit Essen beitragen.

Ihre Wirkung beschränkt sich also nicht allein auf den Magen-Darm-Trakt, sondern bezieht auch neuronale Steuerungszentren des Essverhaltens mit ein.

Gene und Gewicht – Die Rolle der Vererbung

Wie viel „wiegt“ unsere genetische Vorprägung? Eine ganze Menge – im wahrsten Sinne des Wortes. Unsere Gene beeinflussen unter anderem, wie viel Fett wir speichern, wie aktiv unser Stoffwechsel arbeitet und wie stark unser Hungergefühl ausgeprägt ist.

Zwillingsstudien zeigen: Selbst getrennt aufgewachsene eineiige Zwillinge ähneln sich im Körpergewicht oft stärker als zusammenlebende zweieiige Zwillinge. Das deutet darauf hin, dass genetische Faktoren beim Gewicht eine erhebliche Rolle spielen – mit einem geschätzten Einfluss von 40 bis 70 Prozent.

Doch Genetik ist kein Schicksal. Sie legt eine Tendenz fest – vergleichbar mit einem Startpunkt auf einer Landkarte. Welche Richtung wir einschlagen, wird maßgeblich von Umwelt, Lebensstil und persönlichen Entscheidungen mitbestimmt. Gene allein bestimmen also nicht unser Gewicht – sie beeinflussen aber die Ausgangsbedingungen.

Gene haben einen Einfluss auf:

- die Geschwindigkeit des Stoffwechsels,
- die Art, wie der Körper Nahrung speichert,
- die Stärke von Hunger- und Sättigungsgefühlen,
- die Vorliebe für bestimmte Lebensmittel,
- die Motivation zur Bewegung.

Ein Beispiel: Das sogenannte FTO-Gen – umgangssprachlich auch als „Fettgen“ bekannt – beeinflusst das Sättigungsgefühl. Menschen mit einer bestimmten Genvariante spüren oft weniger Sättigung und haben häufiger Appetit. Das kann dazu führen, dass sie unbewusst mehr essen.

Ein Vergleich zur Veranschaulichung: Wie bei Autos gibt es auch beim Menschen unterschiedliche „Verbrauchstypen“. Manche haben einen „sparsameren“ Stoffwechsel, andere verbrauchen mehr Energie, auch unabhängig vom Lebensstil.

Neben der genetischen Veranlagung spielen auch hormonelle Prozesse eine entscheidende Rolle bei der Regulierung von Hunger, Sättigung und Gewicht.

Hormone – Ihr Einfluss auf das Körpergewicht

Unser Körpergewicht wird nicht nur durch Ernährung und Bewegung beeinflusst, sondern auch durch eine Vielzahl von Hormonen – chemische Botenstoffe, die zentrale Steuerungsfunktionen im Körper übernehmen. Sie übermitteln Signale an das Gehirn: wann wir hungrig sind, wann wir satt sind und ob Energie gespeichert oder verbraucht werden soll.

Diese Hormone spielen eine zentrale Rolle bei Hunger, Sättigung und Energiehaushalt:

Leptin
Dieses Hormon wird im Fettgewebe gebildet und sendet dem Gehirn das Signal: „Es ist genug Energie vorhanden." Es wirkt wie ein natürliches Stopp-Signal für den Hunger. Bei Übergewicht ist der Leptinspiegel oft erhöht. Paradox dabei: Das Gehirn reagiert auf das Signal nicht mehr ausreichend. Fachleute sprechen dann von einer sogenannten Leptinresistenz.

Ghrelin
Dieses Hormon – auch als „Hungerhormon" bekannt – wird hauptsächlich im Magen gebildet. Sein Spiegel steigt vor dem Essen an und sinkt nach der Nahrungsaufnahme wieder ab. Ghrelin ist maßgeblich für das Gefühl verantwortlich: „Ich muss jetzt etwas essen."

Insulin
Insulin wird in der Bauchspeicheldrüse gebildet und spielt eine zentrale Rolle im Zuckerstoffwechsel. Es transportiert Glukose aus dem

Blut in die Körperzellen, wo sie als Energie genutzt werden kann. Gleichzeitig fördert Insulin die Speicherung von überschüssiger Energie in Form von Fett – und beeinflusst zudem das Sättigungsgefühl.

Sättigungshormone aus dem Darm

Zu diesen gehört unter anderem GLP-1 (Glucagon-Like Peptide-1) – ein Hormon, das im Darm gebildet wird und das Sättigungsgefühl verstärken kann. Es verzögert die Magenentleerung und unterstützt eine bessere Blutzuckerregulation. Einige moderne Medikamente zur Gewichtsregulation nutzen genau diesen Mechanismus, um das Essverhalten zu beeinflussen.

Kortisol

Bekannt als „Stresshormon“, wird Kortisol in den Nebennieren gebildet und hilft dem Körper, in belastenden Situationen Energie bereitzustellen. Ist der Kortisolspiegel jedoch dauerhaft erhöht – etwa bei chronischem Stress –, kann das zu vermehrter Fetteinlagerung führen. Der Körper stellt sich dabei auf eine Art „Notzeit“ ein und versucht, Energiereserven zu sichern.

Gut zu wissen

Bei Übergewicht kann es zu einer sogenannten Hormonresistenz kommen – das bedeutet, dass bestimmte Körpersignale nicht mehr richtig verarbeitet werden. Ein Beispiel: Das Gehirn reagiert nicht mehr angemessen auf das „Ich-bin-satt“-Signal des Hormons Leptin. Obwohl eigentlich genügend Energiereserven vorhanden sind, bleibt das Hungergefühl bestehen. Hierzu ein anschaulicher Vergleich: Stellen Sie sich vor, das Gehirn trägt einen Kopfhörer – die lauten „Stopp“-Rufe der Hormone sind noch da, aber sie können nicht mehr richtig wahrgenommen werden.

Welche Rolle spielen Stress, Schlaf und Emotionen?

Abnehmen ist nicht nur eine Frage von Ernährung und Bewegung – auch Stress, Schlaf und emotionale Faktoren wirken sich spürbar auf den Stoffwechsel und das Essverhalten aus.

Stress – Der unterschätzte Dickmacher

Stress spielt eine wichtige, oft unterschätzte Rolle bei der Gewichtsregulation.

Chronischer Stress wirkt sich direkt auf den Stoffwechsel und das Essverhalten aus – und das aus mehreren Gründen:

Hormonbedingte Veränderungen
Bei Stress schüttet der Körper vermehrt Kortisol aus – ein Hormon, das den Appetit steigert, vor allem auf fett- und zuckerreiche Lebensmittel. Zudem begünstigt ein dauerhaft erhöhter Kortisolspiegel die Einlagerung von Fett im Bauchraum. Dieses sogenannte Organfett (medizinisch: viszerales Fett) liegt nicht direkt unter der Haut, sondern tiefer – rund um die inneren Organe. Es gilt als besonders gesundheitsschädlich.

Essen aus emotionalen Gründen
Viele Menschen greifen in Situationen wie Stress, Angst oder Langeweile zu Essen – auch wenn kein echter Hunger besteht. Besonders gefragt sind dann sogenannte Komfortnahrungsmittel: stark verarbeitete Produkte mit viel Zucker und Fett. Sie aktivieren das Belohnungssystem im Gehirn. Durch die Ausschüttung stimmungsaufhellender Botenstoffe wie Dopamin kommt es zu einem kurzfristigen Stimmungsanstieg – der jedoch meist nicht lange anhält.

Weniger achtsamer Umgang mit Mahlzeiten
Unter Stress essen wir häufig hastig, unkonzentriert – und oft mehr, als der Körper eigentlich braucht. Die natürlichen Signale für Hunger und Sättigung geraten dabei leicht in den Hintergrund oder werden ganz übergangen.

Negative Auswirkungen auf Darmbakterien
Chronischer Stress kann die Zusammensetzung der Darmflora (Mikrobiom) verändern – mit nachweisbaren Folgen für den Stoffwechsel. Diese Veränderungen stören das hormonelle Gleichgewicht, das Hunger und Sättigung reguliert. Dadurch steigt das Risiko für Gewichtszunahme: Der Körper verwertet die aufgenommene Nahrung effizienter und neigt eher zur Energiespeicherung.

Was oft übersehen wird

Eine Diät wirkt nicht nur über den Nahrungsentzug – auch die ständige Auseinandersetzung mit Essen, Verzicht und sozialem Druck kann den Kortisolspiegel erhöhen. Das kann das Abnehmen zusätzlich erschweren – selbst dann, wenn man „alles richtig macht". Auch psychischer Stress beeinflusst den Stoffwechsel.

Schlaf – Der wichtige Helfer

Schlafmangel ist in unserer hektischen Gesellschaft weit verbreitet – und kann das Abnehmen erheblich erschweren. Denn zu wenig Schlaf bringt den Hormonhaushalt aus dem Gleichgewicht.

Schon eine einzige schlechte Nacht kann:

- den Leptinspiegel senken (weniger Sättigung),
- den Ghrelinspiegel erhöhen (mehr Hunger),
- die Insulinempfindlichkeit verschlechtern,

- die Lust auf kalorienreiche Snacks steigern,
- und die Motivation zur Bewegung verringern.

Studien zeigen: Nach einer schlaflosen Nacht nehmen Menschen im Schnitt bis zu 300 Kalorien mehr zu sich – meist in Form ungesunder, kohlenhydratreicher Snacks.

Auch langfristig wirkt sich Schlafmangel ungünstig auf den Stoffwechsel aus: Er verlangsamt die Fettverbrennung und erhöht das Stressniveau – eine Kombination, die das Abnehmen erschwert.

Ausreichender, erholsamer Schlaf stabilisiert hingegen die Hunger- und Sättigungshormone, senkt das Verlangen nach Snacks und unterstützt den Körper dabei, Energie effizient zu verwerten.

Emotionen und Essverhalten

Viele Menschen essen nicht nur aus Hunger, sondern auch aus emotionalen Gründen. Schon früh – oft in der Kindheit – lernen wir, bestimmte Gefühle mit Essen zu verknüpfen.

Beispiele für diese Verbindungen sind:

- Trost bei Kummer oder Enttäuschung,
- Belohnung nach einem stressigen Tag,
- Geselligkeit oder Langeweile,
- Verknüpfung von Essen mit schönen Erinnerungen.

Diese erlernten Muster führen dazu, dass Emotionen automatisch mit Essen beantwortet werden – unabhängig vom tatsächlichen Hungergefühl. Emotionales Essen spielt daher eine zentrale Rolle bei der Entstehung und Aufrechterhaltung von Übergewicht.

Wie bereits im Zusammenhang mit Stress beschrieben, lösen auch negative Gefühle wie Angst, Einsamkeit oder Frust häufig das Verlangen nach sogenannten Komfortnahrungsmitteln aus – meist stark zucker- und fettreiche Lebensmittel, die das Belohnungssystem im

Gehirn aktivieren. Kurzfristig verbessert sich die Stimmung. Das Gehirn merkt sich diesen Effekt – und bei erneutem Stress greift man unbewusst wieder zu. Mit jeder Wiederholung wird diese Reaktion vertrauter. Ein Kreislauf entsteht, der sich mit der Zeit fest einprägt.

Studien zeigen, dass die Therapie mit einer Abnehmspritze auch auf diese Mechanismen Einfluss nehmen kann. Je nach eingesetztem Wirkstoff unterschiedlich stark ausgeprägt, kann sie dazu beitragen, die übermäßige Belohnungswirkung bestimmter Nahrungsmittel abzuschwächen und gleichzeitig das Sättigungsgefühl zu verstärken.

Das lässt sich mit einem Lautstärkeregler vergleichen: Das Belohnungssystem im Gehirn reagiert weiterhin – aber deutlich abgeschwächt. Dadurch fällt es leichter, zwischen echtem Hunger und emotionalem Verlangen zu unterscheiden.

Merke

Veränderung beginnt nicht mit Kontrolle – sondern mit Verstehen. Wer seine emotionalen Essmuster erkennt, kann nach und nach neue Wege finden, mit Gefühlen umzugehen – und so langfristig einen bewussteren, gesünderen Umgang mit Essen entwickeln.

Das biopsychosoziale Modell

Lange Zeit galt Übergewicht als reine Frage von Willenskraft und Disziplin – nach dem Motto: „Iss weniger, beweg dich mehr." Doch diese vereinfachte Sichtweise greift zu kurz. Sie blendet die Vielzahl biologischer, psychischer und sozialer Einflüsse aus – und trägt dazu bei, dass betroffene Menschen oft stigmatisiert und missverstanden werden.

Heute weiß man: Die Regulierung des Körpergewichts ist ein hochkomplexer Prozess. Die moderne Medizin spricht vom biopsychosozialen Modell – einem ganzheitlichen Ansatz, der Körper, Psyche und Umwelt als gleichwertige Einflussfaktoren betrachtet.

Das Modell berücksichtigt dabei drei Dimensionen:

- „Bio" steht für den Körper: Gene, Hormone und alle biologischen Prozesse, die in uns ablaufen.
- „Psycho" umfasst Gedanken, Gefühle, Verhaltensmuster und mentale Gewohnheiten.
- „Sozial" bezieht sich auf das Umfeld – Familie, Freunde, Gesellschaft und die alltäglichen Lebensbedingungen.

Diese drei Bereiche lassen sich nicht voneinander trennen – sie beeinflussen sich gegenseitig. Man kann sie sich wie ein Mobile vorstellen: Wenn man an einer Stelle anstößt, gerät das gesamte System in Bewegung.

Wer unter Zeitdruck regelmäßig zum Schnellimbiss greift, dessen Körper reagiert anders auf Nahrung.

Wer sich für sein Gewicht schämt, meidet vielleicht Bewegung – und verstärkt dadurch das Problem.

Wer mit wenig Geld auskommen muss, kann sich frische, ausgewogene Lebensmittel womöglich gar nicht leisten.

Die Berücksichtigung dieses Modells macht Lösungen zwar komplexer – aber auch realistischer. Statt nach dem einen Grund oder der einen Lösung zu suchen, geht es darum, das Zusammenspiel der Faktoren zu verstehen: Wo liegen die individuellen Herausforderungen – und an welcher Stelle kann man ansetzen, um Veränderung möglich zu machen?

Die folgende Übersicht zeigt beispielhaft, wie vielfältig die Einflussfaktoren im biopsychosozialen Modell sein können:

Biologische/ körperliche Faktoren

- Genetik: Veranlagung für Stoffwechsel, Fettverteilung sowie Hunger- und Sättigungsregulation
- Hormone: Regulieren Appetit, Energieverbrauch und Fettspeicherung
- Darmflora: Beeinflusst Verdauung, Immunsystem und die Verarbeitung von Nährstoffen
- Stoffwechselrate: Persönlicher Energieverbrauch in Ruhe und bei körperlicher Aktivität
- Gehirnreaktionen: Verarbeitung von Belohnung und Impulsen beim Essen
- Schlafqualität: Wirkt sich auf Hormonhaushalt, Appetit und Regeneration aus
- Medikamente: Manche Arzneimittel begünstigen Gewichtszunahme als Nebenwirkung
- Vorerkrankungen: Zum Beispiel Schilddrüsenerkrankungen oder hormonelle Störungen

Psychische Faktoren

- Emotionales Essen: Nahrungsaufnahme als Reaktion auf Gefühle, nicht auf körperlichen Hunger
- Essstörungen: Zum Beispiel „Binge Eating", bei dem wiederholt große Mengen gegessen werden, oft begleitet von Kontrollverlust
- Stressverarbeitung: Umgang mit Belastung, Anspannung und innerem Druck
- Stimmungslage: Anhaltende Niedergeschlagenheit, Ängste oder Frustration

- Denkmuster: Selbstbild, Erwartungen und verinnerlichte Glaubenssätze
- Selbstwirksamkeit: Vertrauen in die eigene Fähigkeit, Veränderungen umsetzen zu können
- Körperbild: Wahrnehmung und Bewertung des eigenen Aussehens

Soziale Faktoren

- Einkommen und Bildung: Beeinflussen den Zugang zu gesunder Ernährung und verlässlichen Informationen
- Lebensmittelumfeld: Verfügbarkeit von frischen Lebensmitteln im Vergleich zu Fast Food oder Fertigprodukten
- Kulturelle Einflüsse: Essgewohnheiten, gesellschaftliche Normen und Erwartungen
- Familiäre Prägung: Vorbilder, Esskultur und Routinen aus dem Elternhaus
- Sozialer Druck: Stigmatisierung wegen des Gewichts, Ausgrenzung oder Diskriminierung
- Arbeitsbedingungen: Schichtarbeit, Zeitmangel oder hoher Alltagsstress
- Marketing und Werbung: Gezielt eingesetzte Reize, besonders wirksam bei Kindern und Jugendlichen

Die genannten Einflussfaktoren wirken dynamisch zusammen und können sich gegenseitig verstärken oder abschwächen.

Ein Beispiel: Chronischer Stress (psychisch) kann den Schlaf beeinträchtigen (körperlich) und gleichzeitig das Essverhalten im Berufsalltag beeinflussen (sozial).

Jeder Mensch bringt eine individuelle Kombination dieser Einflüsse mit. Eine wirksame Therapie berücksichtigt daher die persönlichen Voraussetzungen und Wechselwirkungen – und setzt genau dort an, wo persönliche Veränderung möglich ist.

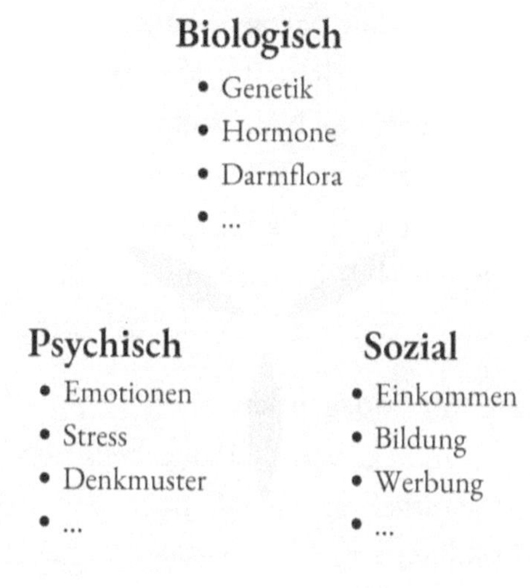
Biologisch
• Genetik
• Hormone
• Darmflora
• ...
Psychisch
• Emotionen
• Stress
• Denkmuster
• ...
Sozial
• Einkommen
• Bildung
• Werbung
• ...

Abb. 3: Das biopsychosoziale Modell im Überblick

Wenn die Umgebung dick macht

Ein oft unterschätzter Aspekt des komplexen Übergewichtsproblems ist unser modernes Lebensumfeld. Fachleute sprechen hier von einer sogenannten „obesogenen Umwelt“ – also einer Umgebung, die das Entstehen von Übergewicht begünstigt.

Man könnte sagen: Wir leben in einer Welt, die uns zum Essen verführt – und gleichzeitig Bewegung erschwert.

Die folgenden sieben Beispiele zeigen, wie stark äußere Bedingungen unser Essverhalten und unsere Alltagsaktivität beeinflussen können:

1. Stark verarbeitete Lebensmittel

Fast Food, Snacks und Fertiggerichte sind nahezu überall verfügbar – sie sind günstig, schnell zubereitet und oft stark beworben. Typischerweise enthalten sie hohe Mengen an Zucker, Fett, Salz und zahlreichen Zusatzstoffen – gleichzeitig aber nur wenig Vitamine, Ballaststoffe oder andere wichtige Nährstoffe.

Im Gegensatz dazu erfordern frische, unverarbeitete Lebensmittel mehr Planung, Zeit und Kochkenntnisse. Genau diese Ressourcen fehlen im Alltag vielen Menschen – besonders bei Stress, langen Arbeitszeiten oder familiärer Mehrfachbelastung.

2. Veränderte Portionsgrößen

In Restaurants und bei verpackten Lebensmitteln sind die Portionsgrößen heute deutlich größer als noch vor 30 bis 40 Jahren. Was früher als Familienpackung galt, wird inzwischen oft als normale Einzelportion angeboten.

Diese schleichende Vergrößerung hat Folgen: Wir nehmen unbewusst mehr Kalorien zu uns – einfach, weil mehr auf dem Teller liegt. Gleichzeitig verändert sich unsere Wahrnehmung dessen, was eine „normale“ Portion ist. Ernährungswissenschaftler sprechen hier von Portionsverzerrung.

Studien zeigen: Menschen essen aus größeren Schüsseln oder Verpackungen bis zu 30 % mehr, ohne es zu merken – und ohne sich danach satter zu fühlen.

3. Gezieltes Marketing für Kinder

Mit bunten Verpackungen, Comicfiguren, Spielzeugbeigaben und Werbung in Kindermedien spricht die Lebensmittelindustrie gezielt junge Zielgruppen an. Im Fokus stehen dabei vor allem Produkte wie Süßigkeiten, Softdrinks und Snacks – energiereich, aber nährstoffarm.

Studien zeigen einen klaren Zusammenhang zwischen kindgerechtem Lebensmittelmarketing und der Zunahme von Übergewicht bei Kindern. Besonders kritisch: Kinder unter 8 Jahren können Werbung meist noch nicht als solche erkennen und sind deshalb besonders anfällig für diese Strategien.

Die frühe Gewöhnung an stark gesüßte oder fettreiche Produkte – oft verbunden mit positiven Markenerlebnissen – prägt das Geschmacksempfinden und die Vorlieben oft bis ins Erwachsenenalter.

4. Bewegungsarmer Lebensstil

Ob im Beruf oder in der Freizeit – viele Menschen verbringen heute den Großteil ihres Tages im Sitzen. Im Durchschnitt sind es neun bis elf Stunden täglich – deutlich mehr als bei früheren Generationen, deren Alltag stärker durch körperliche Aktivität geprägt war.

Technische Hilfsmittel wie Aufzüge, Rolltreppen, Autos oder elektronische Geräte haben viele natürliche Bewegungsanlässe im Alltag ersetzt. Experten schätzen: Allein durch diesen Rückgang der Alltagsaktivität verbrauchen Menschen heute etwa 100 bis 200 Kilokalorien weniger pro Tag als noch vor 50 Jahren.

Diese reduzierte Energieverbrennung fördert eine schleichende Gewichtszunahme – selbst wenn die Ernährungsgewohnheiten unverändert bleiben.

5. Städtebaulicher Einfluss

Viele moderne Städte sind primär auf den Autoverkehr ausgerichtet – nicht auf Fußgänger oder Radfahrer. Breite Straßen, fehlende Gehwege, mangelnde Fahrradinfrastruktur und große Entfernungen zwischen Wohn-, Arbeits- und Einkaufsorten erschweren eine aktive Fortbewegung im Alltag.

In solchen Umgebungen wird das Auto zur Notwendigkeit, während Gehen und Radfahren unattraktiv oder sogar gefährlich sind. Die Folge: Alltagsbewegung entfällt, und der tägliche Kalorienverbrauch sinkt deutlich.

Studien zeigen: Menschen in fußgängerfreundlichen Stadtvierteln mit guter Infrastruktur für aktive Mobilität bewegen sich mehr – und sind seltener übergewichtig. Der Unterschied in der Häufigkeit von Übergewicht kann je nach Wohnumgebung bis zu zehn Prozentpunkte betragen.

6. Soziale und wirtschaftliche Bedingungen

Das Einkommen beeinflusst, wie Menschen sich ernähren – und welche Lebensmittel ihnen überhaupt zur Verfügung stehen. In einkommensschwachen Gegenden sind frische, gesunde Produkte oft schwerer erhältlich und vergleichsweise teuer. Viele Menschen greifen deshalb auf günstige, aber kalorienreiche und nährstoffarme Produkte zurück.

Untersuchungen zeigen: Menschen mit geringerem Einkommen konsumieren häufiger zuckerhaltige Getränke, Fleisch- und Wurstwaren – und deutlich weniger Obst und Gemüse. Fachleute sprechen in diesem Zusammenhang von ernährungsbedingter sozialer Ungleichheit. Sie trägt dazu bei, dass Übergewicht und ernährungsabhängige Erkrankungen in finanziell und sozial benachteiligten Gruppen häufiger vorkommen – und schwerer vermeidbar sind.

7. Stigmatisierung wegen Übergewichts

Ein oft übersehener, aber entscheidender Faktor bei der Aufrechterhaltung von Übergewicht ist die gesellschaftlich weitverbreitete Stigmatisierung dicker Menschen. Vorurteile und Diskriminierung betreffen Betroffene in vielen Lebensbereichen – vom Gesundheitswesen über den Arbeitsplatz bis hin zu Schule, Freizeit oder persönlichen Beziehungen. Oft berichten sie von abwertenden Kommentaren, unzureichender medizinischer Versorgung oder geringeren Karrierechancen.

Diese negativen Erfahrungen bleiben nicht ohne Folgen: Sie führen häufig zu erhöhtem Stress, sozialem Rückzug, emotionalem Essen als Bewältigungsstrategie – und dazu, dass Bewegung in der Öffentlichkeit eher vermieden wird. So entsteht ein Kreislauf, der die Gewichtsproblematik nicht nur aufrechterhalten, sondern auch verstärken kann.

Was sich daraus ableiten lässt: In unserer heutigen Welt bedeutet gesundes Essverhalten oft, sich ständig bewusst gegen die üblichen Angebote zu entscheiden. Dieser tägliche Kraftakt im Umgang mit allgegenwärtigen Versuchungen erfordert mentale Energie und Willenskraft – Ressourcen, die nicht unbegrenzt verfügbar sind.

Studien zeigen: Verhaltensänderungen gelingen deutlich schwerer, wenn sich nicht auch die Umgebung mitverändert. Nachhaltige Veränderungen brauchen nicht nur Motivation – sondern auch passende Rahmenbedingungen.

Warum die Behandlung mehr braucht als Medikamente

Damit Veränderung gelingen kann, braucht es Lösungen, die sowohl das individuelle Verhalten unterstützen als auch die persönlichen äußeren Bedingungen berücksichtigen.

Ein erster Schritt ist, sich der beschriebenen Einflussfaktoren bewusst zu werden – und aktiv nach Alternativen im eigenen Alltag zu suchen: Welche neuen Wege kann ich ausprobieren? Was davon ist für mich realistisch umsetzbar?

Denn: Auf viele Aspekte der „dick machenden“ Umwelt hat man selbst nur begrenzt Einfluss. Städteplanung, Lebensmittelmarketing oder soziale Ungleichheit lassen sich nicht individuell verändern. Umso wichtiger ist es, neue Strategien im Umgang mit dem eigenen Gewicht zu entwickeln.

Die zentrale Erkenntnis lautet daher: Übergewicht ist kein persönliches Versagen, sondern das Ergebnis komplexer Zusammenhänge. Das erfordert entsprechend durchdachte therapeutische Ansätze – individuell, ganzheitlich und in vielen Fällen mit professioneller Unterstützung.

Die Therapie mit einer sogenannten Abnehmspritze setzt bei den biologischen Stellschrauben an. Sie beeinflusst den Weg – ersetzt aber nicht die eigenen Schritte, wie eine Gehhilfe, die nicht trägt, aber stützt.

Ein langfristiger Erfolg entsteht durch das Zusammenspiel von biologischer Intervention – unterstützt durch den medikamentösen Wirkstoff, der Hunger und Sättigung beeinflusst –, Verhaltensveränderung – durch das Erkennen, Reflektieren und Ersetzen eigener Essmuster – und einer Anpassung der persönlichen Umgebung, etwa durch bewusstere Einkaufsentscheidungen oder das bewusste Meiden von Fast-Food-Angeboten.

Die Wirkstoffe der Abnehmspritzen beeinflussen biologische Prozesse wie Appetitsteuerung und Sättigung – und verändern damit die Bedingungen für eine Gewichtsabnahme. Eine langfristige, vor allem nachhaltige Veränderung entsteht jedoch nur, wenn auch das eigene Verhalten – und, soweit möglich, die persönlichen Rahmenbedingungen – Schritt für Schritt mit angepasst werden.

Auf diese Aspekte gehen wir in den folgenden Kapiteln ausführlich ein.

Zum Mitnehmen – Die wichtigsten Erkenntnisse

- **Abnehmen ist biologisch komplex.** Es geht nicht nur um Willenskraft. Unser Körper verfügt über Mechanismen, die das Gewicht verteidigen, ein evolutionäres Erbe aus Zeiten, in denen Nahrung knapp war.
- **Hormone spielen eine zentrale Rolle bei der Gewichtsregulation.** Bei Übergewicht kommt es häufig zu hormonellen Ungleichgewichten, die Hunger verstärken und das Sättigungsgefühl verringern.
- **Stress, Schlafmangel und emotionale Faktoren beeinflussen das Essverhalten sowie den Stoffwechsel.** Sie tragen wesentlich zur Entstehung und Aufrechterhaltung von Übergewicht bei.
- **Der Jo-Jo-Effekt ist biologisch erklärbar, nicht das Ergebnis persönlichen Scheiterns.** Nach einer Diät bleibt der Stoffwechsel oft langfristig verlangsamt, während Hunger- und Appetitregulation gestört sind.
- **Übergewicht entsteht aus dem Zusammenspiel vieler Einflüsse:** genetischer, hormoneller, psychischer, sozialer und umweltbezogener Faktoren. Dieses Wissen bildet die Grundlage für moderne Behandlungsansätze, einschließlich medikamentöser Unterstützung.

Reflexionsfragen

Nehmen Sie sich etwas Zeit, um über die folgenden Fragen nachzudenken. Sie müssen nicht alles jetzt und auf einmal beantworten – manchmal entfalten sich Erkenntnisse erst im Laufe von Tagen oder sogar Wochen.

Notieren Sie Ihre Gedanken auf den folgenden Notizseiten, so haben Sie Ihre Aufzeichnungen immer griffbereit. Diese Aufzeichnungen können Sie dabei unterstützen, das Gelesene auf Ihre persönliche Situation zu übertragen – und wichtige Einsichten für Ihren weiteren Weg zu gewinnen und festzuhalten.

1. Wie hat mein Körper bisher auf Diäten reagiert?

Überlegen Sie, wie Ihr Körper auf die Gewichtsabnahme reagiert hat. Hatten Sie nach Diätphasen mehr Hunger? Haben sich Ihre Heißhungerattacken verstärkt? Haben Sie gemerkt, dass Ihre Motivation, Sport zu treiben, nachgelassen hat oder dass Sie schneller erschöpft waren?

Solche Beobachtungen können Hinweise auf natürliche Anpassungsmechanismen Ihres Körpers sein. Sie zu erkennen, ist ein wichtiger erster Schritt – hin zu einem bewussteren und verständnisvolleren Umgang mit sich selbst für vor Ihnen liegende Zeit der Therapie.

2. Wie wirken sich Stress und Schlaf auf mein Essverhalten aus?

Wie hoch ist aktuell Ihr Stresslevel – beruflich, privat oder emotional? Gibt es Zusammenhänge zwischen Stress und Ihrem Essverhalten? Wie viele Stunden schlafen Sie im Durchschnitt – und wie fühlen Sie sich danach? Verändert sich Ihr Hungergefühl nach einer unruhigen oder zu kurzen Nacht?

Wenn Sie diese Zusammenhänge erkennen, können Sie gezielter darauf reagieren – und Stress- sowie Schlafmanagement als wichtige Bausteine in Ihre persönliche Strategie einbeziehen.

3. Welche emotionalen Essmuster erkenne ich bei mir?

In welchen Situationen greifen Sie aus emotionalen Gründen zu bestimmten Lebensmitteln? Gibt es wiederkehrende „Wenn-Dann-Muster“ – etwa: „Wenn ich gestresst bin, esse ich

Chips“ oder „Wenn ich traurig bin, brauche ich Süßes“? Welche anderen Wege könnten Sie sich vorstellen, um mit diesen Gefühlen umzugehen – ohne den Umweg über das Essen?

Das Erkennen solcher Muster ist ein zentraler Schritt, um langfristig neue Strategien im Umgang mit Emotionen zu entwickeln, die Sie nicht zum Essen verleiten.

4. Wie sieht meine persönliche „obesogene Umwelt“ aus?

Werfen Sie einen Blick auf Ihre Umgebung: Wie einfach ist es für Sie, an Snacks oder Fast Food zu kommen? Wie sieht Ihr Arbeitsumfeld aus – unterstützt es gesunde Entscheidungen oder erschwert es sie? Gibt es in Ihrem sozialen Umfeld Situationen oder Erwartungen, die es schwieriger machen, auf sich selbst zu achten? Welche kleinen Veränderungen wären möglich, um Ihre Umgebung so zu gestalten, dass gesündere Entscheidungen leichter fallen?

Wie Sie Ihre alltäglichen Rahmenbedingungen gestalten, hat großen Einfluss darauf, ob Sie neue Gewohnheiten erfolgreich umsetzen und langfristig beibehalten können.

5. Was habe ich aus früheren Diätversuchen gelernt?

Denken Sie an Ihre bisherigen Abnehmversuche zurück: Was hat kurzfristig funktioniert – und was war auf Dauer nicht hilfreich? Haben Sie den Jo-Jo-Effekt erlebt? Wie haben sich wiederholte Diätzyklen auf Ihren Körper ausgewirkt – und wie auf Ihr emotionales Erleben?

Ein tieferes Verständnis Ihrer eigenen Ernährungsgeschichte kann Ihnen helfen, aus vergangenen Erfahrungen zu lernen – und neue, tragfähigere Wege für die aktuelle Therapie mit der Abnehmspritze zu finden.

6. Wie beeinflusst das neue Wissen meine Erwartungen?

Wie verändert das Verständnis der biologischen Grundlagen Ihren Blick auf Gewichtsabnahme? Welche Erwartungen erscheinen Ihnen heute realistischer als früher? Welche Ziele möchten Sie sich setzen – und wie könnte ein geduldiger, langfristiger Weg dorthin aussehen?

Realistische Erwartungen sind ein wichtiger Schutz vor Frustration – und eine zentrale Grundlage für langfristigen Erfolg.

7. Welche Gefühle löst das Wissen über die „körpereigenen Abwehrmechanismen" bei mir aus?

Was empfinden Sie, wenn Sie verstehen, dass Ihr Körper aktiv versucht, sein Gewicht zu halten? Fühlen Sie Erleichterung, weil es nicht allein an Ihrer Willenskraft liegt? Frustration über die biologischen Hürden? Oder vielleicht Hoffnung – durch das neue Verständnis?

Sich mit diesen Gefühlen auseinanderzusetzen, kann helfen, einen gesünderen und mitfühlenderen Umgang mit dem Thema Gewichtsmanagement zu entwickeln.

8. Wie kann ich künftig besser mit meinem Körper zusammenarbeiten?

Welche kleinen, nachhaltigen Veränderungen könnten Sie in Ihren Alltag einbauen, um Ihren Körper zu unterstützen – statt ihn zu überfordern? Welche Strategien würden Ihnen helfen, mit den beschriebenen biologischen Mechanismen zu kooperieren, anstatt gegen sie anzukämpfen?

Ein solcher Perspektivwechsel – weg vom ständigen Kampf hin zu einem partnerschaftlichen Umgang mit dem eigenen Körper – kann Ihre Herangehensweise an das Thema Gewichtsmanagement grundlegend verändern.

Notizen

Was sind „Abnehmspritzen" – Und wie wirken sie?

In den letzten Jahren sind sogenannte Abnehmspritzen zu einer möglichen Behandlungsoption für Menschen mit starkem Übergewicht oder Adipositas geworden. Dabei handelt es sich um Medikamente, die ursprünglich zur Behandlung von Typ-2-Diabetes entwickelt wurden. In medizinischen Studien wurde beobachtet, dass sie bei manchen Menschen auch zu einer Gewichtsabnahme führen können.

Diese Medikamente greifen in zentrale Steuerungsmechanismen des Körpers ein. Sie ahmen körpereigene Hormone nach, die an der Regulation von Appetit, Sättigung und Blutzucker beteiligt sind. Dadurch kann sich unter bestimmten Voraussetzungen das Essverhalten verändern.

Konkret handelt es sich bei den derzeit eingesetzten Wirkstoffen um sogenannte „GLP-1-Rezeptoragonisten". Sie wirken sowohl im Verdauungssystem als auch im Gehirn – also dort, wo Hunger- und Sättigungssignale entstehen und verarbeitet werden. Die Magenentleerung kann verlangsamt, das Hungergefühl vermindert werden – je nach individueller Reaktion. Solche Prozesse sind komplex und verlaufen nicht bei allen Menschen gleich.

In diesem Kapitel erfahren Sie, wie diese Medikamente im Körper wirken, welche Effekte beobachtet werden – und welche Voraussetzungen erfüllt sein müssen, damit sie überhaupt verordnet werden können. Sie lernen auch mögliche Grenzen der Wirksamkeit und Nebenwirkungen kennen. Denn: Diese Medikamente ersetzen keine Verhaltensänderung, und sie wirken nicht unabhängig vom sozialen, psychischen und körperlichen Umfeld. Ein langfristiger und nachhaltiger Umgang mit dem Körpergewicht ist immer vielschichtig – und lässt sich nicht allein medikamentös steuern.

Die verschiedenen Wirkstoffe

Abnehmspritzen enthalten Wirkstoffe, die körpereigenen Hormonen ähneln. In der Fachsprache gehören sie zur Gruppe der „Inkretin-Mimetika" – das bedeutet, sie ahmen die Wirkung bestimmter Verdauungshormone nach. Inkretine sind natürliche Hormone, die der Darm nach einer Mahlzeit ins Blut abgibt. Sie helfen dabei, den Blutzuckerspiegel zu regulieren, indem sie die Insulinproduktion anregen.

Zwei wichtige Vertreter dieser Hormone heißen GLP-1 und GIP. Die Wirkstoffe der zuerst entwickelten Abnehmspritzen ähneln dem körpereigenen Hormon GLP-1, das der Körper nach dem Essen freisetzt. Mediziner nennen diese Wirkstoffe „GLP-1-Analoga" oder „GLP-1-Rezeptoragonisten". Das bedeutet, sie binden an dieselben Stellen im Körper wie das natürliche Hormon und lösen dort ähnliche Wirkungen aus.

Später entwickelte Wirkstoffe wirken gleichzeitig auf mehrere Hormonsysteme, auf GLP-1 und GIP. Fachleute nennen sie aufgrund er zweifachen Wirkung „Dual"-Agonisten. Diese neueren Wirkstoffe können in manchen Fällen eine noch stärkere Gewichtsabnahme bewirken. Zu der Wirkungsweise erhalten Sie mehr Einblicke im Abschnitt „Der Wirkmechanismus".

Wir möchten an dieser Stelle ganz bewusst keine Ergebnisse aus klinischen Studien wiedergeben oder die Effektivität der Medikamente miteinander vergleichen.

Die derzeit zugelassenen Wirkstoffe zur Behandlung von Adipositas haben alle eines gemeinsam: Sie wirken nachweislich bei den meisten Menschen. Klinische Studien belegen, dass sie zu einem deutlichen

Gewichtsverlust führen können. Unterschiede zwischen den Wirkstoffen zeigen sich vor allem in der Stärke und Geschwindigkeit der Wirkung. Ein Trend lässt sich dabei erkennen: Wirkstoffe, die gleichzeitig an zwei Rezeptoren andocken, scheinen in kürzerer Zeit zu einem stärkeren Gewichtsverlust führen zu können.

Allerdings ist bei der Interpretation dieser Daten Vorsicht geboten: Ergebnisse einzelner Studien verschiedener Hersteller lassen sich nicht direkt miteinander vergleichen – zu unterschiedlich sind Patientengruppen, Studiendesigns und Rahmenbedingungen.

Wichtig ist außerdem, dass die Daten aus streng kontrollierten klinischen Studien in der Regel nicht den Behandlungsalltag „normaler Patienten" widerspiegeln. Studienteilnehmer erhalten intensive Betreuung, klare Vorgaben und eine engmaschige Kontrolle. Menschen, die ein Medikament im Rahmen einer ärztlichen Verordnung anwenden, haben jedoch ihr eigenes, oft komplexes Alltagsleben: Familie, Beruf, Stress, Begleiterkrankungen, unterschiedliche Ernährungs- und Bewegungsgewohnheiten. Unter diesen Bedingungen können die Ergebnisse anders ausfallen als in einer klinischen Studie.

Die Entwicklung weiterer Wirkstoffe schreitet schnell voran. Es gibt bereits Ansätze für Substanzen, die mehr als zwei Rezeptoren ansprechen, oder Wirkstoffe in Tablettenform. Das Angebot wird in den kommenden Monaten bzw. Jahren deutlich vielfältiger werden. Für Betroffene stellen sich daher weniger abstrakte Fragen zur generellen Wirksamkeit – diese ist gegeben –, sondern vielmehr ganz praktische: Wirkt dieses Medikament auch bei mir? Vertrage ich es gut? Und falls nicht, gibt es eine Alternative?

Wichtig bleibt: Adipositas ist eine chronische Erkrankung. Ziel der Behandlung ist nicht, in kürzester Zeit möglichst viel Gewicht zu verlieren, sondern einen nachhaltigen, gesunden Weg einzuschlagen. Die medikamentöse Therapie sollte dabei stets Hand in Hand gehen mit einer Anpassung der Ernährung und Lebensgewohnheiten – Schritt für Schritt und in einem Tempo, das auf Dauer tragfähig ist.

Vor diesem Hintergrund können und wollen wir uns nicht für oder gegen ein bestimmtes Präparat aussprechen. Entscheidend ist, dass das Präparat gewählt wird, das für den einzelnen Patienten am besten geeignet ist – idealerweise als Ergebnis einer sorgfältigen Abstimmung zwischen Arzt und Patient.

Der Wirkmechanismus

Um nachvollziehen zu können, wie Abnehmspritzen wirken, lohnt sich zunächst ein Blick auf die natürlichen Vorgänge im Körper.

Die Rolle der Darmhormone bei der Gewichtsregulation

Jedes Mal, wenn Sie essen, beginnt in Ihrem Darm eine Art Nachrichtensystem zu arbeiten. Ihr Darm produziert spezielle Botenstoffe – sogenannte Inkretine, eine besondere Klasse von Hormonen – die Ihrem Gehirn melden: „Hier kommt Nahrung an!“ Diese Botenstoffe sind wie kleine Brieftauben, die wichtige Nachrichten überbringen: Sie sagen Ihnen nicht nur, wann Sie satt sind, sondern beeinflussen auch, wie lange die Nahrung im Magen bleibt und wie der Körper den Blutzucker reguliert.

Eines dieser wichtigen Hormone, das nach dem Essen freigesetzt wird, heißt in der Fachsprache „Glucagon-like Peptide-1“ – kurz GLP-1.

GLP-1 hat mehrere wichtige Aufgaben:

- Sättigungssignal: Als Botschafter sendet es die wichtige Nachricht an Ihr Gehirn: „Sie haben genug gegessen.“

- Magenentleerung: Wie ein natürlicher Temporegler verlangsamt es die Entleerung Ihres Magens, sodass Sie länger das Gefühl haben, satt zu sein.
- Blutzucker-Steuerung: Es hilft Ihrem Körper, das Hormon Insulin freizusetzen, das den Blutzuckerspiegel reguliert – vergleichbar mit einem Türöffner, der Zucker in die Zellen lässt.
- Glukagonbremse: Es bremst ein anderes Hormon namens Glukagon, das den Blutzuckerspiegel erhöht. Glukagon funktioniert – vereinfacht gesagt – wie ein Zuckerspender, der bei Bedarf Zucker ins Blut abgibt.

Bei vielen Menschen mit Übergewicht funktioniert dieser hormonelle Nachrichtenweg oft nicht mehr richtig. Viele der ursprünglich gesendeten Botschaften erreichen ihr Ziel nicht oder nur abgeschwächt. Die Folge: Sie fühlen sich nicht richtig satt und essen mehr, als Ihr Körper eigentlich benötigt. Eine gestörte Signalübertragung kann mit ein Grund dafür sein, warum das Abnehmen trotz aller Vorsätze schwerfällt.

Ein weiteres Hormon, das nach dem Essen freigesetzt wird, heißt in der Fachsprache „Glucose-dependent Insulinotropic Polypeptide" – kurz GIP.

GIP hat unter anderem folgende Aufgaben:

- Insulinhilfe: Es verstärkt die Ausschüttung von Insulin, sobald Zucker aus der Nahrung ins Blut gelangt – vergleichbar mit einem Verstärker, der das Signal lauter macht.
- Fettstoffwechsel: GIP beeinflusst, wie der Körper Fette speichert und verwertet – wie ein Regler, der bestimmt, ob Energie eher gespeichert oder direkt genutzt wird.

- Blutzuckerkontrolle: Indem es die Wirkung von Insulin unterstützt, trägt GIP dazu bei, dass der Blutzuckerspiegel nach dem Essen nicht zu stark ansteigt.
- Teamplayer: GIP arbeitet eng mit GLP-1 zusammen. Gemeinsam steuern sie zentrale Prozesse wie Appetit, Sättigung und den Stoffwechsel.

Bei vielen Menschen mit Übergewicht oder Typ-2-Diabetes reagiert der Körper jedoch weniger empfindlich auf GIP. Die Folge: Die Insulinantwort fällt schwächer aus, und der Stoffwechsel gerät leichter aus dem Gleichgewicht. Das kann ein weiterer Grund sein, warum es schwieriger wird, den Blutzucker stabil zu halten oder Gewicht zu reduzieren.

Wie Abnehmspritzen die natürliche Hormonwirkung nachahmen

Abnehmspritzen enthalten Wirkstoffe, die als „Doppelgänger" eines natürlichen Darmhormons wirken. Sie sehen für den Körper so aus wie das echte Hormon und können daher ähnliche Effekte auslösen. Einfach ausgedrückt: Diese Wirkstoffe funktionieren wie ein Schlüssel, der in das passende Schloss (den sogenannten „Rezeptor") passt und dort die gewünschte Wirkung auslöst.

Ein großer Vorteil dieser künstlichen Hormone ist ihre längere Wirkdauer. Während das natürliche Darmhormon im Körper sehr schnell abgebaut wird – oft innerhalb weniger Minuten –, wurden die Wirkstoffe in den Abnehmspritzen so entwickelt, dass sie deutlich länger aktiv bleiben. Der Unterschied lässt sich mit einem kurzen Regenschauer im Vergleich zu einem langsamen, stetigen Nieselregen beschreiben: Die Gesamtmenge kann gleich sein, doch die Wirkung hält länger an.

Bei einigen dieser Medikamente genügt eine wöchentliche Injektion, um den Wirkstoff im Körper über einen längeren Zeitraum verfügbar zu halten. Dadurch soll eine möglichst gleichmäßige Wirkung über mehrere Tage hinweg erzielt werden.

Die Wirkungen der Abnehmspritzen

Die Wirkstoffe der verschiedenen Präparate sind unterschiedlich, weisen jedoch eine Reihe ähnlicher Effekte auf den menschlichen Körper auf.

Die folgenden Effekte können dabei beobachtet werden – je nach Person und individueller Reaktion:

Reduzierte Nahrungsaufnahme

Durch die Wirkung des Medikaments werden verstärkt Sättigungssignale an das Gehirn gesendet, wodurch Sie schneller ein Völlegefühl verspüren und insgesamt weniger essen. Der Körper reagiert so, als würde der Magen bereits früher ein „voll"-Signal senden – vergleichbar mit einem Füllstandsanzeiger, der schneller anschlägt als gewohnt.

Viele Patientinnen und Patienten berichten, dass sie deutlich kleinere Portionen zu sich nehmen und seltener Appetit auf Zwischenmahlzeiten haben.

Verlangsamte Magenentleerung

Der Wirkstoff trägt dazu bei, dass die Nahrung den Magen langsamer passiert. Vergleichbar mit einem Behälter, dessen Ausgang verengt ist, verbleibt die Nahrung länger im Magen – was zu einem anhaltenderen Sättigungsgefühl beitragen kann.

Möglicher Nebeneffekt: Diese verzögerte Magenentleerung gilt als ein möglicher Auslöser für Beschwerden wie Übelkeit oder Völlegefühl – insbesondere zu Beginn der Therapie, wenn sich der Körper noch an die veränderte Regulation gewöhnt.

Veränderte Vorlieben für Lebensmittel

Einige Anwenderinnen und Anwender berichten, dass sich ihre geschmacklichen Vorlieben im Verlauf der Behandlung verändern. Insbesondere das Verlangen nach fett- oder zuckerreichen Speisen scheint bei vielen Betroffenen nachzulassen. Menschen, die zuvor nur schwer auf Süßigkeiten oder Fast Food verzichten konnten, zeigen mitunter deutlich weniger Interesse an solchen Lebensmitteln.

Diese Veränderung kann dazu beitragen, langfristig günstigere Essgewohnheiten zu entwickeln – eine mögliche Voraussetzung für einen nachhaltigen therapeutischen Erfolg.

Veränderte Blutzuckerregulation

Die Wirkstoffe unterstützen den Körper dabei, den Blutzuckerspiegel auf niedrigerem Niveau zu stabilisieren. Ein stabiler Blutzuckerspiegel kann sich auch auf das Hungergefühl auswirken. Schwankungen im Blutzuckerhaushalt werden mit plötzlichem Heißhunger in Verbindung gebracht. Bildlich gesprochen lässt sich das mit einem Fahrzeug vergleichen, dessen Motor unregelmäßig mit Treibstoff versorgt wird – statt gleichmäßig zu laufen, beginnt er zu stottern.

Effekte auf das Belohnungssystem

Im menschlichen Gehirn gibt es einen Bereich, der als Belohnungszentrum funktioniert – ein Ort, an dem ein „kleines Feuerwerk" entfacht wird, wenn Sie etwas Angenehmes erleben. Bei manchen Menschen löst insbesondere süßes oder fettreiches Essen ein besonders intensives „Belohnungsfeuerwerk" aus.

Untersuchungen deuten darauf hin, dass Abnehmspritzen dieses Belohnungszentrum beeinflussen können. Sie scheinen eine übermäßige Reaktion auf bestimmte Reize – wie hochkalorisches Essen – abzuschwächen und auf ein ausgeglicheneres Maß zu bringen. Das könnte erklären, warum einige Betroffene berichten, dass ihr früher starkes Verlangen nach bestimmten Lebensmitteln deutlich nachgelassen hat.

Diese Veränderung zeigt sich anscheinend auch bei Menschen, die dazu neigen, aus emotionalen Gründen zu essen – zum Beispiel bei Stress, innerer Anspannung oder Traurigkeit.

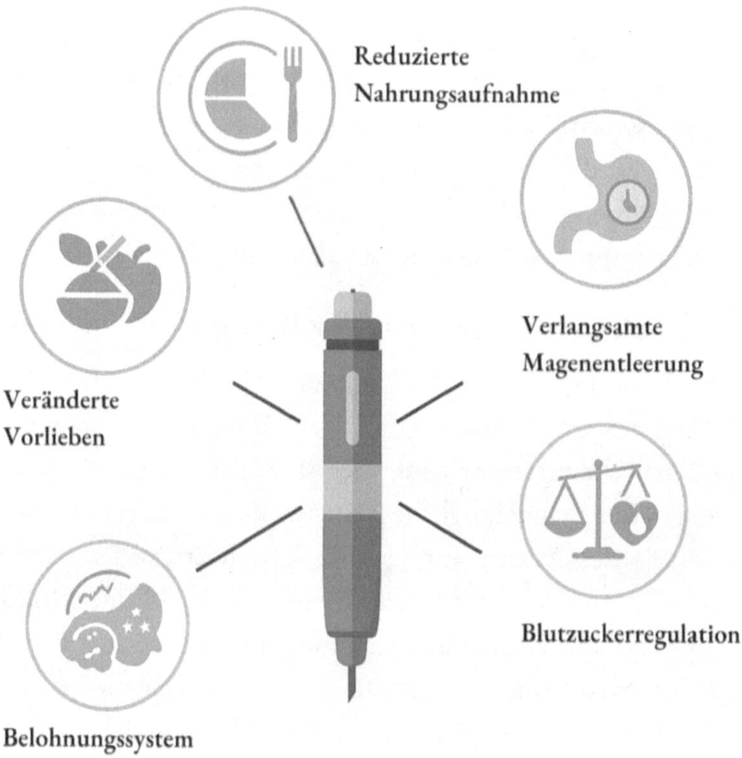

Abb. 4: Häufig berichtete Wirkungen von Abnehmspritzen

Was Sie über den Therapieverlauf wissen sollten

Die verschiedenen Wirkstoffe der zugelassenen Abnehmspritzen unterscheiden sich in der Geschwindigkeit und Intensität Ihres Wirkungseintritts bzw. ihrer Wirkungsdauer. Dennoch lassen sich übergreifende Merkmale und typische zeitliche Verläufe erkennen.

Die folgenden Informationen basieren auf wissenschaftlichen Daten aus den offiziellen Produktinformationen der in der EU zugelassenen Präparate sowie den dazu veröffentlichten wissenschaftlichen Studien. Sie bieten einen neutralen Überblick über den aktuellen Wissensstand zum Zeitpunkt der Veröffentlichung dieses Buches (siehe Impressum) und ersetzen keine individuelle ärztliche Beratung.

Grundlegende Merkmale der Therapie

Zu Beginn der Behandlung erfolgt ein langsamer Dosiseinstieg. Die Therapie startet mit einer niedrigen Dosis, die über mehrere Wochen schrittweise gesteigert wird. Ziel ist es, den Körper an den Wirkstoff zu gewöhnen und mögliche Nebenwirkungen zu verringern.

Bei vielen Anwenderinnen und Anwendern stellen sich im Verlauf der Therapie ein verringertes Hungergefühl und eine schnellere Sättigung ein. Diese Veränderungen führen häufig zu einer Reduktion der Nahrungsaufnahme und damit verbunden zu einem Gewichtsverlust. Der Effekt kann sich im weiteren Verlauf abschwächen, bleibt aber in der Regel bestehen, solange das Medikament angewendet wird.

Nach dem Absetzen der medikamentösen Behandlung ist eine erneute Gewichtszunahme möglich – vor allem, wenn Ernährung, Bewegung und Alltag nicht angepasst wurden. Eine rechtzeitige und nachhaltige Umstellung des Lebensstils sollte deshalb ein wesentlicher Teil der Behandlung sein.

Typische Therapieeffekte über die Zeit

In den ersten Wochen bemerken viele Menschen erste Anzeichen einer verminderten Nahrungsaufnahme. Diese Effekte verstärken sich mit der schrittweisen Dosissteigerung.

In den ersten drei bis vier Monaten entfaltet sich die volle Wirkung auf das Hunger- und Sättigungsempfinden. In dieser Phase tritt bei vielen Anwenderinnen und Anwendern die deutlichste Gewichtsabnahme auf. Die Zieldosis wird je nach Präparat über einen Zeitraum von etwa vier bis sechzehn Wochen erreicht.

Nach sechs bis zwölf Monaten setzt sich die Gewichtsabnahme in vielen Fällen fort, verläuft jedoch meist langsamer. Nicht selten stellt sich ein sogenanntes Plateau ein – das Gewicht stabilisiert sich vorübergehend, obwohl die Therapie weitergeführt wird.

Nach ein bis zwei Jahren zeigt sich, dass bei fortgesetzter Behandlung das erreichte Gewicht häufig gehalten werden kann. Bei einigen Präparaten wird auch nach einem Jahr noch eine weitere Gewichtsreduktion beobachtet. Der Zeitpunkt, an dem ein individuelles Plateau erreicht wird, ist unterschiedlich und hängt von vielen Faktoren ab – etwa vom Ausgangsgewicht, der Lebensweise oder begleitenden Erkrankungen.

Merke

Ein Wiederanstieg des Körpergewichts nach dem Ende der medikamentösen Behandlung tritt häufig auf – vor allem, wenn nicht bereits frühzeitig mit der Umstellung von Ernährung, Bewegung und Alltagsgewohnheiten begonnen wurde. Ohne begleitende und dauerhaft umgesetzte Lebensstilveränderungen kehrt das Gewicht oft zum Ausgangswert zurück – und steigt in manchen Fällen sogar darüber hinaus.

Zusätzliche medizinische Effekte

Klinische Studien dokumentieren neben der Gewichtsabnahme auch weitere medizinisch relevante Veränderungen. Diese Effekte treten jedoch nicht bei allen Patientinnen und Patienten auf und können individuell unterschiedlich ausgeprägt sein.

Mögliche Zusatzwirkungen betreffen Stoffwechsel, Erkrankungen, körperliches Wohlbefinden und Leistungsfähigkeit:

Blutzuckerspiegel
In Studien zeigte sich, dass die Behandlung zu einer Senkung des Blutzuckerspiegels führen kann – insbesondere bei Menschen mit Typ-2-Diabetes oder dessen Vorstufen.

Bei einem sogenannten Prädiabetes sind die Blutzuckerwerte zwar erhöht, liegen aber noch unterhalb der Schwelle einer manifesten Diabeteserkrankung. In einigen Fällen ist die Veränderung so deutlich, dass Betroffene ihre Diabetesmedikamente reduzieren oder ganz absetzen können.

Blutdruck
Bei einem Teil der Patientinnen und Patienten sinkt mit der Gewichtsabnahme auch der Blutdruck – oft in Richtung normaler Werte. Ein dauerhaft erhöhter Blutdruck (Hypertonie) steigert das Risiko für Herzinfarkt, Schlaganfall und andere Herz-Kreislauf-Erkrankungen erheblich.

Eine Senkung des Blutdrucks kann daher wesentlich zum Schutz von Herz und Gefäßen beitragen. Als Orientierung gilt: Pro Kilogramm verlorenem Körpergewicht kann der systolische Blutdruck im Durchschnitt um etwa 1 bis 2 mmHg sinken.

Blutfettwerte

Bei einigen Patientinnen und Patienten kann sich durch die Behandlung auch das Fettprofil im Blut verändern. Das sogenannte „schlechte“ LDL-Cholesterin, das sich an den Gefäßwänden ablagern kann, kann sinken. Gleichzeitig steigt möglicherweise der Anteil des „guten“ HDL-Cholesterins, das überschüssiges Cholesterin aus den Zellen und Blutgefäßen zur Leber transportiert. Dort wird es weiterverarbeitet und ausgeschieden. Durch diese Funktion kann HDL-Cholesterin vor Gefäßverengungen und Herz-Kreislauf-Erkrankungen schützen.

Herz-Kreislauf-Erkrankungen

Erste Studien deuten darauf hin, dass bestimmte Wirkstoffe der Abnehmspritzen das Risiko für Herzinfarkt und Schlaganfall senken könnten. Dieser Effekt wurde bislang vor allem bei Personen mit einem hohen Ausgangsrisiko beobachtet – etwa bei Menschen mit Adipositas und bereits bestehenden Herz-Kreislauf-Erkrankungen, meist ohne gleichzeitig bestehenden Diabetes.

Nach aktuellem Stand ist die beobachtete Risikosenkung mindestens teilweise auf die begleitende Gewichtsabnahme und deren Folgeeffekte – wie eine Senkung des Blutdrucks – zurückzuführen. Darüber hinaus gibt es Hinweise auf mögliche direkte Wirkungen der Medikamente auf das Herz-Kreislauf-System, etwa durch eine verbesserte Funktion von Blutgefäßen und Herz. Diese Zusammenhänge sind jedoch noch nicht abschließend geklärt und Gegenstand aktueller Forschung.

Gelenkbeschwerden

Gelenkschmerzen – insbesondere in Knien und Hüften – können sich im Zuge einer Gewichtsabnahme spürbar verringern. Viele Menschen mit Kniearthrose (Verschleiß im Kniegelenk) berichten von einer deutlichen Erleichterung im Alltag: Schmerzen beim Gehen und Treppensteigen nehmen ab, alltägliche Bewegungen fallen wieder leichter.

Der Grund liegt wahrscheinlich in der mechanischen Entlastung: Jedes verlorene Kilogramm reduziert den Druck auf die tragenden Gelenke. Diese geringere Belastung kann nicht nur Beschwerden lindern, sondern möglicherweise auch das Fortschreiten der Arthrose verlangsamen.

Mobilität und Fitness

Mit abnehmendem Körpergewicht fällt es vielen Menschen leichter, sich wieder regelmäßig zu bewegen und körperlich aktiv zu sein. Das kann einen positiven Kreislauf in Gang setzen: Mehr Bewegung steigert Ausdauer und Kraft – und erleichtert damit auch alltägliche Aktivitäten wie Treppensteigen oder längere Spaziergänge.

Regelmäßige körperliche Aktivität kann zudem dazu beitragen, den Therapieerfolg langfristig zu sichern – etwa indem sie den Muskelabbau während der Gewichtsreduktion begrenzt und die Gewichtsstabilisierung unterstützt. Darüber hinaus verbessert Bewegung auch Stoffwechselwerte und wirkt sich bei vielen Menschen positiv auf das allgemeine Wohlbefinden aus.

Schlaf bei Schlafapnoe

Eine Gewichtsabnahme kann sich positiv auf die Schlafqualität auswirken – insbesondere bei Menschen mit Schlafapnoe. Bei dieser Atemstörung kommt es während des Schlafs zu wiederholten Aussetzern der Atmung, oft begleitet von lautem Schnarchen und Tagesmüdigkeit. Durch das geringere Körpergewicht verringert sich der Druck auf die oberen Atemwege, sodass die Atemaussetzer seltener werden oder ganz verschwinden können. In der Folge verbessert sich häufig die Schlafqualität – der Schlaf wird tiefer und erholsamer, die Tagesmüdigkeit nimmt ab.

Wichtiger Hinweis

Trotz dieser möglicherweise auftretenden positiven Effekte der Abnehmspritzentherapie sollte niemand eigenmächtig Medikamente absetzen oder den Einsatz medizinischer Hilfsmittel – etwa Atemmasken bei Schlafapnoe – verändern oder beenden. Solche Entscheidungen gehören ausschließlich in die Hände der behandelnden Ärzte.

Woher kommt der Begriff „Abnehmspritze"?

Als „Abnehmspritzen" werden umgangssprachlich Medikamente bezeichnet, die Menschen mit starkem Übergewicht beim Abnehmen unterstützen können. Der Begriff hat sich im öffentlichen Sprachgebrauch und in den Medien fest etabliert – auch wenn er aus fachlicher Sicht verkürzt und nicht ganz präzise ist. Doch woher stammt diese Bezeichnung eigentlich?

Es gibt naheliegende Gründe für den Begriff „Abnehmspritze":

Der Zweck – Unterstützung beim Abnehmen

Diese Medikamente unterstützen Menschen mit Übergewicht oder Adipositas (krankhafte Fettsucht, Body-Mass-Index ab 30 kg/m^2) bei der Gewichtsreduktion. Ihre Wirkstoffe beeinflussen verschiedene Prozesse im Körper: Sie fördern die Insulinproduktion und helfen so, den Blutzuckerspiegel zu regulieren. Gleichzeitig wird die Magenentleerung verlangsamt, was zu einem länger anhaltenden Sättigungsgefühl führt. *Eine ausführlichere Erklärung der Wirkweise finden Sie im Kapitel „Der Wirkmechanismus".*

Darüber hinaus wirken sie auf das zentrale Nervensystem und dämpfen das Hungergefühl sowie das Verlangen nach energiereichen Lebensmitteln. Die Kombination dieser Effekte führt zu einer insgesamt geringeren Kalorienaufnahme – und damit zur gewünschten Gewichtsabnahme.

Die Anwendungsform – Injektion unter die Haut

Im Unterschied zu vielen anderen Medikamenten können die Wirkstoffe der aktuell in Deutschland zugelassenen Abnehmspritzen nicht in Form von Tabletten oder Kapseln verabreicht werden. Stattdessen werden sie mit einer feinen Nadel in das Fettgewebe unter der Haut injiziert – ähnlich wie bei der Insulintherapie. Typische Einstichstellen sind der Bauch, die Oberschenkel oder der Oberarm, also Körperregionen mit ausreichend Unterhautfettgewebe.

Warum eine Spritze und keine Tablette?

Die Frage liegt nahe: Warum sind diese Medikamente nicht einfach in Tablettenform verfügbar?

Die Antwort liegt in der chemischen Struktur der Wirkstoffe: Es handelt sich um Eiweißmoleküle (Proteine) oder ähnliche Substanzen. Würden sie geschluckt, würden sie – wie Nahrungseiweiße – durch die Verdauungsenzyme in Magen und Darm in ihre Einzelteile zerlegt. Der Wirkstoff würde dadurch abgebaut, bevor er im Körper seine Wirkung entfalten kann.

Nur durch die Injektion in das Unterhautfettgewebe gelangt der Wirkstoff in den Blutkreislauf, ohne zuvor zerstört zu werden – und kann dort gezielt wirken.

Ausblick – Tabletten und länger wirkende Spritzen

Tablettenbasierte Wirkstoffe zur Gewichtsreduktion befinden sich derzeit in der Entwicklung bzw. bereits im Zulassungsprozess. Ein erster oral einzunehmender Wirkstoff mit ähnlichem Wirkmechanismus wie die Abnehmspritzen wurde bereits zugelassen – bislang jedoch nur für die Behandlung von Typ-2-Diabetes. Zudem ist dieses

Präparat auf dem deutschen Markt derzeit aus zulassungs- und kostentechnischen Gründen nicht verfügbar (Stand: Veröffentlichung dieses Buches; siehe Impressum).

Parallel dazu werden weitere Wirkstoffe zum Spritzen mit längerer Wirkdauer entwickelt. Während die aktuell zugelassenen Präparate einmal wöchentlich verabreicht werden müssen, befinden sich Wirkstoffe in Entwicklung, die nur einmal monatlich oder noch seltener verabreicht werden müssten. Solche länger wirksamen Injektionen könnten die Anwendung erleichtern und sich positiv auf die Therapietreue auswirken. Klinische Studien zeigen hierzu positive Ergebnisse, die Wirkstoffe befinden sich allerdings noch in der Erprobung.

Wann die ersten Abnehm-Tabletten auch in Deutschland zugelassen und erhältlich sein werden, ist derzeit noch offen. Fachleute rechnen frühestens Ende 2025 oder im Laufe des Jahres 2026 mit einer möglichen Zulassung. Der genaue Zeitpunkt hängt von den Zulassungsverfahren für diese Medikamente und der Frage ab, ob und wie die Präparate von den Krankenkassen erstattet werden.

Bis dahin bleiben die wöchentlichen Injektionen die einzige zugelassene und verfügbare Darreichungsform dieser Medikamentengruppe in Deutschland.

Medizinische Einordnung der Abnehmspritzen

Obwohl der Begriff „Abnehmspritze“ umgangssprachlich und eingängig ist, möchten wir noch einmal betonen, dass es sich um verschreibungspflichtige Medikamente handelt. Eine korrekte Anwendung und regelmäßige ärztliche Begleitung sind entscheidend für eine sichere und wirksame Behandlung. Diese Medikamente sind keine frei verkäuflichen „Wundermittel“, sondern erfordern stets:

- eine sorgfältige medizinische Untersuchung vor Beginn der Therapie - ,

- regelmäßige Kontrollen durch die behandelnde Ärztin oder den behandelnden Arzt, und
- die Einbindung in ein ganzheitliches Behandlungskonzept, das auch Ernährung und Bewegung umfasst.

Für eine fundierte Entscheidung über eine mögliche Behandlung mit einer Abnehmspritze ist auch eine realistische Einschätzung der Möglichkeiten und Grenzen einer entsprechenden Therapie entscheidend.

Warum Abnehmspritzen kein Wundermittel sind

Für eine fundierte Entscheidung über die Anwendung dieser Medikamente ist eine realistische Einschätzung ihrer Möglichkeiten und Grenzen entscheidend.

Die Bedeutung von Lebensstilveränderungen

Unabhängig von der Wirksamkeit der Abnehmspritzen ersetzen sie nicht die Notwendigkeit, den eigenen Lebensstil nachhaltig zu verändern. Studien zeigen, dass die besten und insbesondere nachhaltigen Behandlungsergebnisse erzielt werden, wenn die medikamentöse Therapie mit weiteren Maßnahmen kombiniert wird.

Im Alltag besonders relevant sind dabei:

Angepasste Ernährung
Auch wenn Ihnen die Spritze hilft, weniger zu essen, ist die Qualität Ihrer Ernährung weiterhin wichtig. Eine ausgewogene, nährstoffreiche Ernährung mit ausreichend Eiweiß unterstützt die Gewichtsabnahme und hilft, die Muskelmasse zu erhalten.

Denken Sie daran: Die Spritze reduziert in erster Linie, wie viel Sie essen, nicht was Sie essen. Eine Pizza bleibt eine Pizza, auch wenn Sie statt drei nur ein Stück davon zu sich nehmen.

Regelmäßige Bewegung

Körperliche Aktivität unterstützt nicht nur das Abnehmen, sondern erhält auch die Muskulatur und fördert die allgemeine Gesundheit. Schon moderate Bewegung wie zügiges Gehen kann viel bewirken. Versuchen Sie, etwa 30 Minuten täglich aktiv zu sein – gern auch in drei Einheiten à zehn Minuten.

Ausreichender und erholsamer Schlaf

Guter Schlaf ist entscheidend für die Gewichtsregulation. Während der Nacht finden wichtige Stoffwechselprozesse statt, die unter anderem den Fettabbau fördern.

Erholsamer Schlaf zeigt sich nicht nur an der Anzahl der Stunden, sondern vor allem daran, wie Sie sich morgens fühlen: ausgeruht, klar im Kopf und bereit für den Tag.

Stressmanagement

Chronischer Stress kann das Abnehmen erschweren, unter anderem durch erhöhte Kortisolspiegel. Techniken wie Meditation, Atemübungen oder kurze Yogaeinheiten können helfen, das Stressniveau zu senken und das emotionale Gleichgewicht zu fördern.

Merke

Betrachten Sie die Abnehmspritze als ein unterstützendes Werkzeug – nicht als Ersatz. Sie funktioniert wie die elektrische Unterstützung eines E-Bikes beim Bergauffahren: Sie verändert die Bedingungen – aber treten müssen Sie trotzdem selbst.

Die Notwendigkeit einer langfristigen Gewichtsstrategie

Übergewicht – insbesondere in ausgeprägter Form – gilt heute als chronische Erkrankung. Entsprechend braucht es häufig eine langfristige Behandlungsstrategie. Auch eine Therapie mit Abnehmspritzen unterscheidet sich in diesem Punkt nicht grundsätzlich von anderen Maßnahmen: Ohne eine weiterführende Strategie nehmen viele Menschen nach dem Absetzen der Medikamente wieder teilweise oder vollständig zu, wenn die Ursachen für das Übergewicht weiterhin bestehen bleiben.

Bei Patientinnen und Patienten mit schwerer Adipositas kann eine langfristige oder dauerhafte Behandlung erforderlich sein. Das entspricht dem Vorgehen bei anderen chronischen Erkrankungen wie Bluthochdruck oder Diabetes. Derzeit liegen keine klaren Empfehlungen dazu vor, wann eine Therapie mit Abnehmspritzen beendet werden sollte. Vielmehr ist diese Behandlungsform – ähnlich wie andere chronische Therapien – in vielen Fällen als langfristig angelegt.

Alternativ kann eine gezielte Übergangsphase sinnvoll sein. In dieser Phase geht es darum, neu etablierte Verhaltensweisen wie eine ausgewogene Ernährung, mehr Bewegung oder bewusstes Stressmanagement in den Alltag zu integrieren und zu festigen. Ziel ist, dass diese Veränderungen auch ohne medikamentöse Unterstützung tragfähig bleiben.

Merke

Bevor eine medikamentöse Unterstützung beendet wird, sollten die neuen Gewohnheiten idealerweise stark genug sein, um das erreichte Gewicht eigenständig zu stabilisieren – wie tragende Strukturen, die eine Stützbandage ersetzen.

Wie sieht es mit der Kostenübernahme aus?

Die Realität ist für viele Betroffene ernüchternd: Abnehmspritzen gelten in Deutschland aktuell als Privatleistung. Was das für Sie bedeutet – und welche Wege es dennoch geben kann – erfahren Sie in diesem Abschnitt.

Werfen wir einen Blick auf die Regelungen zur Kostenübernahme: Gesetzliche Krankenkassen dürfen Medikamente zur Behandlung von „reinem" Übergewicht grundsätzlich nicht erstatten. Dies ist im Sozialgesetzbuch (SGB V, § 34) ausdrücklich festgelegt.

Diese Regelung gilt unabhängig davon:

- wie stark das Übergewicht ist,
- ob das Medikament nachweislich wirksam ist,
- oder ob es offiziell zugelassen ist.

Behandlungen von Übergewicht ohne zusätzliche medizinische Diagnosen werden gesetzlich als „Lifestyle-Behandlungen" eingestuft – und deshalb nicht von der gesetzlichen Krankenversicherung (GKV) übernommen.

Ausnahmen sind selten: In Einzelfällen – etwa bei sehr seltenen genetischen Formen der Adipositas – kann eine Kostenübernahme geprüft werden. Für die große Mehrheit der Betroffenen gilt jedoch (Stand: Veröffentlichung dieses Buches; siehe Impressum), dass die Kosten für die Therapie selbst getragen werden müssen.

Besonderheit bei Diabetes

Liegt zusätzlich zu Übergewicht oder Adipositas ein Typ-2-Diabetes vor, kann sich die Situation in Bezug auf die Kostenübernahme durch die gesetzliche Krankenversicherung (GKV) verändern. Medikamente, die für die Behandlung von Typ-2-Diabetes zugelassen sind, können dann von der GKV erstattet werden.

Entscheidend ist die medizinische Indikation, also der Grund, aus dem das Medikament verordnet wird – sowie die Zulassung des jeweiligen Präparats. Erfolgt die Verordnung zur Behandlung eines diagnostizierten Typ-2-Diabetes, übernimmt die GKV in der Regel die Kosten, sofern das Medikament für diesen Zweck zugelassen ist.

Wird das gleiche Präparat jedoch ausschließlich zur Gewichtsreduktion (ohne Diabetesdiagnose) eingesetzt, müssen die Kosten in der Regel selbst getragen werden.

Private Krankenversicherung

Bei einer privaten Krankenversicherung (PKV) kann eine Kostenübernahme für die Therapie mit Abnehmspritzen möglich sein – sofern die medizinische Notwendigkeit ärztlich begründet wird. Ob die Kosten erstattet werden, hängt vom individuellen Versicherungsvertrag und der Einschätzung durch die Ärztin oder den Arzt ab.

Wenn Sie privat versichert sind und eine Erstattung anstreben, sollten Sie vor Beginn der Behandlung Rücksprache mit Ihrer Versicherung halten. Klären Sie dabei, ob und unter welchen Bedingungen eine Kostenübernahme in Ihrem Fall erfolgen kann.

Diskussion um künftige Kostenübernahme

In der gesundheitspolitischen Debatte wird zunehmend die Frage gestellt, ob gesetzliche Krankenkassen künftig auch Medikamente zur Behandlung von Übergewicht erstatten sollten. Ein zentrales Argument dafür sind die hohen Folgekosten von Adipositas – etwa durch Herz-Kreislauf-Erkrankungen, Typ-2-Diabetes oder Gelenkprobleme.

Mehrere medizinische Fachgesellschaften und Patientenorganisationen sprechen sich daher dafür aus, moderne Adipositastherapien in den Leistungskatalog der GKV aufzunehmen. Eine gesetzliche

Regelung steht bislang jedoch aus – und ist nach aktuellem Stand nicht absehbar.

Was bedeutet das für Sie? Zum Zeitpunkt der Veröffentlichung dieses Buches (siehe Impressum) werden Medikamente, die ausschließlich zur Gewichtsreduktion verordnet werden, nicht von der gesetzlichen Krankenversicherung erstattet.

Persönliche Kostenplanung für die Therapiedauer

Da eine Therapie mit Abnehmspritzen in der Regel über mehrere Monate – teils sogar über Jahre – angelegt ist, empfiehlt sich eine frühzeitige und realistische Finanzplanung.

Berücksichtigen Sie dabei insbesondere folgende Punkte:

- Kalkulieren Sie die voraussichtlichen Gesamtkosten für den geplanten Behandlungszeitraum.
- Berücksichtigen Sie mögliche Dosiserhöhungen im Therapieverlauf – diese können mit steigenden Kosten verbunden sein.
- Planen Sie einen finanziellen Puffer für unvorhergesehene Ausgaben, etwa für ergänzende Behandlungen oder diagnostische Untersuchungen.

Führen Sie ein Therapiekostenbuch, in dem Sie alle Ausgaben rund um Ihre Behandlung festhalten – dazu gehören auch Fahrtkosten, Zubehör oder Beratungstermine. So behalten Sie jederzeit den Überblick und können Ihre Kosten zum Beispiel im Rahmen Ihrer Steuererklärung unter bestimmten Voraussetzungen als sogenannte außergewöhnliche Belastungen geltend machen.

Bitte beachten

Ob eine steuerliche Anerkennung möglich ist, hängt vom jeweiligen Einzelfall ab. Lassen Sie sich im Zweifel von einer Steuerberatung oder Ihrem zuständigen Finanzamt informieren.

Die Injektion im Alltag

Wie zuvor dargestellt, erfordert die Therapie mit gewichtsregulierenden Wirkstoffen derzeit eine Injektion unter die Haut (siehe Abschnitt „Warum eine Spritze und keine Tablette?“). Viele Menschen berichten jedoch, dass ihnen die Anwendung nach einer kurzen Eingewöhnung leichter fällt als zunächst angenommen.

Einfache Handhabung

Die gängigen Präparate sind als sogenannte Fertigpens erhältlich, die in Form und Handhabung einem Kugelschreiber ähneln. Die Nadel ist sehr fein, der Einstich wird von den meisten Nutzerinnen und Nutzern als kaum spürbar beschrieben. Die Injektion erfolgt subkutan – also in das Fettgewebe unter der Haut statt in den Muskel – und wird dadurch meist als weniger schmerzhaft empfunden.

Die Pens enthalten entweder eine vorgegebene Dosis oder ermöglichen eine einfache Dosierung per Drehmechanismus. Beides erleichtert die Anwendung im Alltag. Viele Menschen gewöhnen sich nach einigen Anwendungen gut an die Technik.

Unterstützung bei anfänglichen Bedenken

Trotz dieser technischen Vereinfachungen empfinden manche Menschen eine gewisse Hemmschwelle – besonders bei der ersten Injektion. Das ist völlig normal und nachvollziehbar.

Wenn Sie sich unsicher fühlen, kann Folgendes hilfreich sein:

- Bitten Sie medizinisches Fachpersonal oder Ihr Apothekenteam, Ihnen die erste Anwendung zu demonstrieren.
- Nutzen Sie Informationen und ggf. Schulungsvideos der Hersteller – entsprechende Hinweise finden Sie in der Gebrauchsinformation Ihrer Spritze.
- Führen Sie die ersten Injektionen gemeinsam mit einer vertrauten Person durch.
- Schon die ersten Versuche können dazu beitragen, mehr Sicherheit im Umgang mit der Anwendung zu gewinnen.

Die richtige Lagerung zu Hause und auf Reisen

Die Wirkstoffe in Abnehmspritzen sind empfindliche Eiweißmoleküle, die bei unsachgemäßer Lagerung ihre Wirksamkeit verlieren können. Eine korrekte Aufbewahrung ist deshalb entscheidend für die Stabilität und Sicherheit Ihrer Behandlung.

Lagerung zu Hause

Bewahren Sie die Spritzen im Kühlschrank bei einer Temperatur zwischen 2 °C und 8 °C auf.

Idealerweise sollten sie gelagert werden:

- im mittleren Fach des Kühlschranks (nicht in der Tür, da diese durch häufiges Öffnen stärkeren Temperaturschwankungen ausgesetzt ist),
- mit etwas Abstand zur Rückwand, um ein unbeabsichtigtes Gefrieren zu vermeiden,
- in der Originalverpackung und vor direkter Lichteinwirkung geschützt, auch innerhalb des Kühlschranks.

Praktischer Tipp

Richten Sie im Kühlschrank eine kleine Box oder ein separates Fach nur für Ihre Medikamente ein. So bleiben die Spritzen geschützt und sind leicht auffindbar.

Wichtige Lagerungshinweise je nach Präparat

Beachten Sie, dass die konkreten Lagerungsbedingungen je nach Präparat variieren können.

Die folgenden Unterschiede sollten Sie je nach Medikament im Blick behalten:

- Einige Medikamente dürfen nach dem Anbruch für eine begrenzte Zeit (meist 28 bis 30 Tage) auch bei Raumtemperatur gelagert werden – in der Regel unter 25 °C oder 30 °C.
- Bei bestimmten Produkten begrenzen die Hersteller die zulässige Zeit außerhalb des Kühlschranks sehr genau.
- Für bereits angebrochene Pens gelten häufig andere Lagerungsvorgaben als für verschlossene Packungen.

Wichtiger Hinweis

Lesen Sie für das von Ihnen verwendete Präparat immer die aktuelle Gebrauchsinformation. Dort finden Sie die exakten Temperaturangaben und Hinweise zur Lagerung. Bei Fragen wenden Sie sich bitte an Ihre Ärztin, Ihren Arzt oder Ihre Apotheke.

Lagerung auf Reisen

Wenn Sie auf Reisen sind oder Ihre Spritze über längere Zeit mitnehmen, sollten Sie auf eine durchgehende Kühlung Ihres Medikaments achten.

Dafür stehen verschiedene, speziell dafür entwickelte Hilfsmittel zur Verfügung:

Medikamenten-Kühltaschen
Sie sind für temperaturempfindliche Arzneimittel geeignet. Viele Modelle enthalten ein integriertes Thermometer, das Ihnen die aktuelle Innentemperatur anzeigt – so behalten Sie die Kontrolle über die Kühlung.

Eine regelmäßige Temperaturkontrolle ist besonders bei längeren Reisen oder großer Hitze wichtig, um sowohl zu hohe als auch zu niedrige Temperaturen – einschließlich eines möglichen Einfrierens – zu vermeiden.

Isolierte Behälter
Doppelwandige, isolierte Behälter oder spezielle Medikamentenbeutel mit passenden Kühlakkus helfen dabei, die Temperatur Ihrer empfindlichen Medikamente über mehrere Stunden hinweg stabil zu halten.

Sie schützen vor schneller Erwärmung oder Auskühlung und eignen sich besonders für den Transport oder die kurzfristige Lagerung unterwegs.

Kühlakkus
Verwenden Sie für den Transport kühlpflichtiger Medikamente ausschließlich spezielle Kühlakkus oder Kühlelemente, die für den Temperaturbereich von 2 bis 8 °C ausgelegt sind. Diese sollten vor

dem Transport im Kühlschrank – nicht im Gefrierfach – heruntergekühlt werden.

Herkömmliche Kühlakkus sind oft zu kalt und können das Medikament schädigen. Achten Sie darauf, dass kein direkter Kontakt zwischen dem Medikament und dem Kühlelement entsteht – und dass das Medikament keinesfalls einfriert.

Was tun bei falscher Lagerung?

Trotz aller Vorsicht kann es vorkommen, dass ein Medikament kurzfristig zu warm oder zu kalt gelagert wurde. In solchen Fällen ist es wichtig, umsichtig zu handeln und die Situation richtig einzuschätzen.

Kommt es zu Abweichungen bei der Lagerung, sollten Sie einige Punkte beachten:

- Überprüfen Sie das Präparat auf sichtbare Veränderungen – zum Beispiel Verfärbungen, Trübungen oder Partikel. In solchen Fällen darf die Spritze nicht mehr verwendet werden.
- Wenden Sie sich bei Unsicherheiten an Ihre behandelnde Ärztin, Ihren Arzt oder Ihre Apotheke. Sie können einschätzen, ob das Medikament noch sicher anwendbar ist oder entsorgt werden muss.
- Im Zweifel gilt stets: Verzichten Sie auf die Anwendung und holen Sie fachlichen Rat ein.

Für wen ist die Therapie geeignet?

Medizinische Indikationen

Abnehmspritzen sind verschreibungspflichtige Medikamente, die neben der gewünschten Wirkung auch Nebenwirkungen haben können. Wie bei jeder medizinischen Behandlung gilt: Arzt oder Ärztin und Patientin oder Patient sollten gemeinsam sorgfältig abwägen, ob der Nutzen die potenziellen Risiken überwiegt. Eine umfassende ärztliche Beratung zu Wirkmechanismus, Anwendungsweise und möglichen Risiken ist daher vor Beginn der Therapie unerlässlich.

Wichtig zu wissen: Die Spritzen ersetzen keine gesunde Ernährung und Bewegung, sondern sind Teil eines umfassenden Behandlungsplans. Sie sind nicht für alle Personen geeignet, die Gewicht verlieren möchten. Eine Verordnung erfolgt in der Regel nur dann, wenn bestimmte medizinische Voraussetzungen erfüllt sind.

Typische Voraussetzungen für eine Verordnung sind zum Beispiel:

Body-Mass-Index (BMI)

Die Präparate kommen typischerweise bei einem BMI ab 30 (Adipositas) zum Einsatz – oder bereits bei einem BMI zwischen 27 und 30, wenn gleichzeitig gewichtsbedingte Begleiterkrankungen wie Typ-2-Diabetes, Bluthochdruck oder Schlafapnoe vorliegen.

Vorgeschichte erfolgloser Abnehmversuche

Die Anwendung richtet sich an Personen, die aus medizinischer Sicht deutlich an Gewicht verlieren sollten, bei denen frühere Versuche mit

Ernährung, Bewegung oder anderen konventionellen Maßnahmen keine nachhaltige Gewichtsreduktion erzielt haben.

Weitere medizinische Gründe
Neben der Gewichtsabnahme können die Wirkstoffe auch positive Veränderungen auf andere Gesundheitsfaktoren haben – etwa auf Blutzuckerwerte, Blutdruck oder Risikofaktoren für Herz-Kreislauf-Erkrankungen.

Das individuelle Risiko oder das Vorliegen entsprechender Vorerkrankungen kann die Entscheidung für eine medikamentöse Therapie beeinflussen.

Diabetes Typ 2
Einige Wirkstoffe wurden ursprünglich zur Behandlung von Typ-2-Diabetes entwickelt. Den Unterschied zwischen der Zulassung einzelner Präparate bei reiner Gewichtsreduktion und bei gleichzeitig bestehendem Diabetes haben wir im vorherigen Kapitel bereits erläutert.

Wichtiger Hinweis

Die genauen Anwendungskriterien dieser Medikamente sind von Patient zu Patient unterschiedlich. Der behandelnde Arzt legt sie unter Berücksichtigung der persönlichen gesundheitlichen Situation des einzelnen Patienten fest.

Wer sollte keine Abnehmspritzen verwenden?

Auch wenn Abnehmspritzen für viele Menschen mit Übergewicht oder Adipositas infrage kommen können, ist ihre Anwendung nicht für alle geeignet. Wie bei jeder medizinischen Behandlung müssen bestimmte gesundheitliche Voraussetzungen erfüllt sein.

Es gibt somit Situationen, in denen diese Therapie nicht empfohlen wird – oder sogar ausgeschlossen ist:

- Schwangerschaft und Stillzeit: Diese Medikamente sollten während der Schwangerschaft oder in der Stillzeit nicht angewendet werden.
- Erkrankungen der Bauchspeicheldrüse: Menschen mit einer Pankreatitis (Entzündung der Bauchspeicheldrüse) in der Vorgeschichte sollten in der Regel auf diese Medikamente verzichten.
- Schwere Magenentleerungsstörungen: Da Abnehmspritzen die Magenentleerung verlangsamen, können sie bei bestehenden Magen-Darm-Erkrankungen problematisch sein, insbesondere bei stark eingeschränkter Magenbeweglichkeit.
- Bestimmte Schilddrüsenerkrankungen: Bei einer seltenen Form von Schilddrüsenkrebs (medulläres Schilddrüsenkarzinom) oder wenn diese Erkrankung familiär gehäuft auftritt, sollten diese Medikamente nicht angewendet werden.
- Schwere Nierenfunktionsstörung: Bei stark eingeschränkter Nierenleistung (Niereninsuffizienz) kann die Verabreichung problematisch sein oder eine Dosisanpassung erforderlich machen.
- Essstörungen: Menschen mit aktiven Essstörungen wie Magersucht (Anorexie) oder Ess-Brech-Sucht (Bulimie) sollten keine Therapie mit Abnehmspritzen erhalten.

Merke

Die Entscheidung für oder gegen die Therapie muss immer individuell und unter ärztlicher Aufsicht getroffen werden.

Wichtige Kommunikation mit Ihrem Arzt

Ihr behandelnder Arzt wird in einem ausführlichen Gespräch Ihre gesundheitliche Situation beurteilen und gemeinsam mit Ihnen besprechen, welches Präparat für Sie infrage kommt. Diese individuelle Prüfung ist ein zentraler Bestandteil der Therapieplanung – sie trägt dazu bei, die Behandlung bestmöglich an Ihre persönliche Situation anzupassen.

Wichtig ist, dass Sie dabei offen über Ihre Krankengeschichte, bestehende Erkrankungen sowie alle Medikamente sprechen, die Sie einnehmen – einschließlich nicht verschreibungspflichtiger Präparate oder Nahrungsergänzungsmittel. Nur so kann eine fundierte Entscheidung getroffen werden, die Ihre persönliche Situation berücksichtigt.

Sollten sich im Verlauf der Behandlung neue gesundheitliche Aspekte ergeben oder Nebenwirkungen auftreten, ist eine erneute Rücksprache mit Ihrem Arzt erforderlich, um die Therapie gegebenenfalls anzupassen.

Schwangerschaft und Abnehmspritze

Wenn Sie schwanger sind oder eine Schwangerschaft planen, ist besondere ärztliche Rücksprache erforderlich. Die Wirkstoffe der Abnehmspritzen greifen tief in den Stoffwechsel ein und beeinflussen nicht nur das Körpergewicht. Sie können auch Auswirkungen auf die Fruchtbarkeit haben und mögliche Risiken für eine Schwangerschaft mit sich bringen.

Bitte sprechen Sie frühzeitig mit Ihrem behandelnden Arzt, bevor Sie eine Therapie beginnen, fortsetzen oder beenden – insbesondere, wenn ein Kinderwunsch besteht oder eine Schwangerschaft nicht ausgeschlossen werden kann.

Keine Anwendung während einer Schwangerschaft

Wenn Sie schwanger sind, dürfen Sie Abnehmspritzen nicht anwenden. Diese Medikamente sind nicht für die Anwendung in der Schwangerschaft vorgesehen, weil es keine ausreichenden Erkenntnisse darüber gibt, wie sie sich auf das ungeborene Kind auswirken.

In Tierversuchen wurden Schäden bei der Entwicklung festgestellt, zum Beispiel körperliche Fehlbildungen oder eine erhöhte Zahl von Fehlgeburten. Auch eine Gewichtsabnahme an sich kann in der Schwangerschaft problematisch sein, da sie das Wachstum und die Entwicklung des Kindes beeinträchtigen kann.

Rechtzeitiges Absetzen vor geplanter Schwangerschaft

Wenn Sie eine Schwangerschaft planen, sollten Sie die Behandlung rechtzeitig beenden. Die Wirkstoffe aus den Abnehmspritzen wirken noch eine gewisse Zeit im Körper nach.

Deshalb wird empfohlen, die Anwendung mindestens zwei Monate vor dem ersten Versuch, schwanger zu werden, zu stoppen. Diese Empfehlung basiert auf den Richtlinien der Europäischen Arzneimittelbehörde (EMA).

Sichere Verhütung während der Behandlung

Wenn Sie im gebärfähigen Alter sind, sollten Sie während der Behandlung mit diesen Medikamenten eine verlässliche Methode zur Schwangerschaftsverhütung anwenden. Auch wenn in den Produktinformationen keine bekannten Wechselwirkungen mit hormonellen Verhütungsmitteln wie der Pille beschrieben sind, wird vorsorglich empfohlen, auf eine sichere Verhütung zu achten.

Sprechen Sie im Zweifel mit Ihrem behandelnden Arzt und Frauenarzt darüber, welche Methode für Sie persönlich geeignet ist.

Mögliche Erhöhung der Fruchtbarkeit

Beachten Sie, dass zuvor stark übergewichtige bzw. adipöse Frauen durch den Gewichtsverlust im Rahmen einer Therapie mit einer Abnehmspritze eine erhöhte Fruchtbarkeit erleben können. Dies kann zu ungeplanten Schwangerschaften führen. Ein möglicher Grund: Der natürliche Zyklus kann sich durch den Gewichtsverlust stabilisieren, zum Beispiel bei Frauen mit starkem Übergewicht oder einem sogenannten „Polyzystischen Ovarialsyndrom" (PCOS).

Vorgehen bei ungeplanter Schwangerschaft

Falls Sie während der Behandlung feststellen, dass Sie schwanger sind, sollten Sie die Anwendung der Abnehmspritze beenden und sofort das Gespräch mit Ihrem behandelnden Arzt bzw. Frauenarzt suchen.

Nach dem aktuellen Stand der medizinischen Erkenntnisse ist ein Schwangerschaftsabbruch in einer solchen Situation nicht grundsätzlich erforderlich. Allerdings liegen zur Anwendung dieser Medikamente in der Schwangerschaft nur begrenzte Erfahrungen vor, daher ist eine individuelle medizinische Einschätzung und engmaschige ärztliche Begleitung wichtig.

Ihr Arzt wird gemeinsam mit Ihnen alle relevanten Informationen abwägen und Sie bei den nächsten Schritten unterstützend begleiten.

Kriterien für oder gegen eine Therapie

Ob und wann der richtige Zeitpunkt für den Beginn einer Therapie mit einer Abnehmspritze ist, entscheiden Sie gemeinsam mit Ihrem Arzt. Eine fundierte Entscheidung entsteht aus einem offenen, vertrauensvollen Gespräch und einer sorgfältigen Abwägung aller medizinischen und persönlichen Aspekte.

Folgende Faktoren können in die Überlegung einbezogen werden:

- **Gesundheitliche Dringlichkeit:** Wenn Sie bereits unter übergewichtsbedingten Gesundheitsproblemen leiden oder sich diese verschlechtern, kann ein zeitnaher Therapiebeginn sinnvoll sein.
- **Psychische Bereitschaft:** Überprüfen Sie, ob Sie innerlich bereit sind, die Therapie mit notwendigen Veränderungen im Lebensstil zu verbinden. Realistische Erwartungen an Verlauf und Wirkung sind dabei hilfreich.
- **Stabilität der Lebenssituation:** Ein weitgehend geregelter Alltag erleichtert den Einstieg. In Phasen großer Belastung oder Veränderungen kann es schwerer sein, neue Gewohnheiten zu etablieren und aufrechtzuerhalten.
- **Finanzielle Überlegungen:** Beziehen Sie die Kosten in Ihre Entscheidung ein. Die Therapie kann mit längeren Behandlungszeiträumen verbunden sein – eine frühzeitige finanzielle Planung ist daher sinnvoll.
- **Unterstützendes Umfeld:** Ein stabiles soziales Netzwerk – Familie, Freunde oder Fachpersonen – kann helfen, am Ball zu bleiben. Unterstützung im Alltag wirkt sich häufig positiv auf Motivation und Durchhaltevermögen aus.

Psychische Aspekte der Entscheidungsfindung

Wichtiger Hinweis: In diesem Abschnitt geht es nicht um eine Empfehlung für oder gegen eine bestimmte Behandlung. Vielmehr möchten wir einige Gedanken und Gefühle aufgreifen, die viele Menschen rund um die Entscheidung für eine mögliche Therapie mit Abnehmspritzen erleben. Diese Reaktionen sind individuell sehr unterschiedlich und haben ihre eigene Berechtigung – unabhängig davon, ob Sie sich letztlich für oder gegen eine solche Behandlung entscheiden.

Die Entscheidung für eine medikamentöse Unterstützung betrifft nicht nur den Körper, sondern häufig auch die eigene Gefühlswelt. Viele Menschen empfinden dabei unterschiedliche, teils widersprüchliche Emotionen.

Vielleicht erkennen Sie sich in einigen dieser Gedanken und Gefühle wieder:

Hoffnung und Erwartung

Nach mehreren erfolglosen Abnehmversuchen kann eine neue Behandlungsoption nachvollziehbarerweise Hoffnung auslösen. Entscheidend ist, diese Zuversicht realistisch einzuordnen. Informationen über Wirksamkeit, Grenzen und mögliche Nebenwirkungen dieser Therapie-Option können helfen, Erwartungen zu sortieren und eine informierte Entscheidung zu treffen.

Zögern oder Scham

Manche Menschen erleben den Einsatz eines Medikaments als Eingeständnis, es „allein nicht geschafft zu haben". Andere fürchten, als jemand dazustehen, der den „einfachen Weg" geht. Solche Empfindungen sind verständlich – gerade in einer Gesellschaft, in der Übergewicht oft mit persönlichem Versagen verknüpft wird. Dabei zeigt die Forschung längst: Adipositas ist eine komplexe Erkrankung mit vielen Ursachen, nicht allein eine Frage der Willenskraft.

Sorge vor Abhängigkeit

Die Vorstellung, langfristig auf ein Medikament angewiesen zu sein, kann belastend sein – etwa aus Sorge vor Kontrollverlust oder Unselbstständigkeit. Die eingesetzten Wirkstoffe machen nicht körperlich abhängig. Es entsteht kein „Verlangen“ im klassischen Sinn.

Eine längerfristige Anwendung kann aus medizinischer Sicht dennoch sinnvoll oder notwendig sein – vergleichbar mit anderen chronischen Erkrankungen wie Bluthochdruck. Ob das für Sie persönlich infrage kommt, ist Teil der ärztlichen Beratung und individuellen Abwägung.

Gleichzeitig berichten manche Patienten von innerem Druck oder Unsicherheit beim Gedanken an ein mögliches Therapieende – insbesondere dann, wenn sie mit dem Medikament erfolgreich Gewicht verloren haben.

Die Sorge, ohne Unterstützung den neuen Zustand nicht aufrechterhalten zu können, ist verständlich und sollte offen angesprochen werden. Eine geplante und begleitete Übergangsphase kann helfen, das Vertrauen in die eigene Stabilität Schritt für Schritt zu stärken.

Umgang mit medizinischer Hilfe

Für viele Menschen ist es ungewohnt, bei der Behandlung von Übergewicht ein Medikament in Anspruch zu nehmen – auch weil diese Form der Unterstützung gesellschaftlich weniger selbstverständlich erscheint als bei anderen körperlichen Beschwerden.

Doch medizinische Hilfe ist kein Zeichen persönlicher Schwäche, sondern ein möglicher Teil einer individuellen Lösung. In vielen anderen Bereichen ist es selbstverständlich, körperliche Funktionen zu unterstützen – mit Sehhilfen, Inhalatoren, Blutdrucksenkern oder Insulin. Auch bei Adipositas kann eine medikamentöse Therapie ein unterstützender Baustein sein – nicht als Ersatz für den eigenen Einsatz, sondern als Ergänzung in einem komplexen Prozess.

Ob dieser Weg für Sie der richtige ist, entscheiden nicht andere – sondern Sie selbst, gut informiert und begleitet, zusammen mit Ihrem Arzt.

Zum Mitnehmen - Die wichtigsten Erkenntnisse

- **Abnehmspritzen wirken, indem sie natürliche Hormone nachahmen, die Hunger, Sättigung und Stoffwechsel regulieren.** Sie können zu geringerer Nahrungsaufnahme und veränderten Essgewohnheiten führen.
- **Sie ersetzen keine gesunde Lebensweise, sondern unterstützen deren Umsetzung.** Langfristige Erfolge zeigen sich, wenn die Therapie mit dauerhaften Veränderungen in Ernährung, Bewegung und Alltagsstruktur kombiniert wird.
- **Die Therapie richtet sich in der Regel an Menschen mit einem hohen Body-Mass-Index** (BMI ab 30 bzw. ab 27 mit Begleiterkrankungen), bei denen frühere Maßnahmen nicht zum gewünschten Erfolg geführt haben.
- **Eine Gewichtsreduktion mithilfe von Medikamenten ist kein Zeichen persönlicher Schwäche,** sondern kann Teil eines medizinisch begründeten Behandlungswegs sein.
- **Viele Menschen erleben im Entscheidungsprozess gemischte Gefühle, von Hoffnung bis zu Unsicherheit.** Diese Reaktionen sind normal und verdienen eine offene, ärztlich begleitete Auseinandersetzung.
- **Die Medikamente führen nicht zu körperlicher Abhängigkeit**, können aber emotionale Hürden beim Absetzen mit sich bringen, besonders nach einer Phase größeren Gewichtsverlustes.
- **Ohne langfristige Lebensstilveränderung ist ein Wiederanstieg des Gewichts nach Therapieende sehr wahrscheinlich.** Eine begleitete Übergangsphase kann helfen, das neue Gleichgewicht zu stabilisieren.

Reflexionsfragen

Nehmen Sie sich etwas Zeit, um über die folgenden Fragen nachzudenken. Anders als im ersten Kapitel stehen hier nicht das Verstehen, sondern das klare Abwägen und Vorbereiten im Mittelpunkt.

Die Fragen sollen Ihnen helfen, herauszufinden, ob eine Therapie mit Abnehmspritzen für Sie infrage kommt – und was es dabei zu bedenken gibt.

Sie müssen nicht alle Fragen sofort beantworten. Notieren Sie Ihre Gedanken in Ihrem eigenen Tempo. Ihre Antworten können Ihnen später bei Entscheidungen und im Gespräch mit Ihrem Arzt als Orientierung dienen.

1. Bin ich innerlich bereit für eine medikamentöse Unterstützung?

Überlegen Sie, wie es sich für Sie anfühlt, ein Medikament zur Gewichtsreduktion in Betracht zu ziehen. Empfinden Sie es als hilfreiche Unterstützung – oder löst es eher Zweifel oder unangenehme Gefühle aus? Was denken Sie über die regelmäßige Anwendung durch eine Injektion? Und sehen Sie die Therapie eher als medizinische Behandlung – oder fühlen Sie sich damit fremdbestimmt?

Diese Gedanken helfen Ihnen, Ihre Haltung gegenüber der Therapie klarer zu erkennen. Innere Widerstände sind nicht ungewöhnlich – aber wenn sie unausgesprochen bleiben, können sie später die Umsetzung erschweren.

2. Welche Erwartungen habe ich an die Therapie?

Machen Sie sich bewusst, mit welchen Vorstellungen Sie in die Behandlung gehen. Wie viel Gewicht möchten Sie verlieren – und in welchem Zeitraum? Welche Wirkung erhoffen Sie sich auf Ihr Essverhalten, Ihr Körpergefühl oder Ihre Gesundheit? Haben Sie sich mit möglichen Nebenwirkungen auseinandergesetzt? Und wie würden Sie reagieren, wenn die Effekte langsamer eintreten oder weniger stark ausfallen als erhofft?

Realistische Erwartungen sind ein wichtiger Schutz vor Enttäuschung. Studien geben nur Durchschnittswerte an – Ihr persönlicher Verlauf kann davon abweichen. Wenn Sie sich auf unterschiedliche Entwicklungen innerlich vorbereiten, bleiben Sie gelassener und flexibler im Umgang mit Herausforderungen.

3. Welche Bedenken und Ängste beschäftigen mich noch?

Überlegen Sie, welche Aspekte der Therapie Ihnen Sorgen bereiten. Sind es die Injektionen? Mögliche Nebenwirkungen? Die langfristigen Kosten? Oder geht es eher um emotionale Fragen – etwa die Angst, sich von einem Medikament abhängig zu fühlen? Haben Sie das Gefühl, ausreichend informiert zu sein? Und gibt es Gedanken oder Befürchtungen, die Sie bisher vielleicht nicht ausgesprochen haben?

Zweifel gehören zum Entscheidungsprozess dazu – und verdienen Aufmerksamkeit, nicht Verdrängung. Wenn Sie Ihre Bedenken ernst nehmen, können Sie sie besser einordnen. Das entlastet – und stärkt Ihre Sicherheit im weiteren Verlauf.

4. Wie bereite ich mich konkret auf die Therapie vor?

Denken Sie darüber nach, welche praktischen und persönlichen Vorbereitungen für Sie wichtig sind. Haben Sie schon überlegt, wie Sie die Anwendung der Spritze in Ihren Alltag integrieren können? Gibt es Menschen in Ihrem Umfeld, die Sie einbeziehen oder informieren möchten? Welche Formen professioneller Unterstützung – etwa Ernährungsberatung oder psychologische Begleitung – könnten hilfreich sein? Und haben Sie bereits Gedanken, wie es nach der Therapie weitergehen könnte?

Eine gute Vorbereitung schafft Struktur und gibt Sicherheit – besonders, wenn es später schwierig wird. Wenn Sie frühzeitig planen, können Sie Belastungen besser abfedern und Ihre Erfolgschancen erhöhen.

5. Ist jetzt der richtige Zeitpunkt für den Therapiebeginn?

Werfen Sie einen ehrlichen Blick auf Ihre aktuelle Lebenssituation: Haben Sie gerade ausreichend Stabilität im Alltag, um eine neue Behandlung gut zu integrieren? Oder stehen größere Veränderungen bevor – etwa ein Umzug, berufliche Umbrüche oder familiäre Belastungen? Können Sie sich im Moment auf regelmäßige Arzttermine, eine begleitende Lebensstiländerung und die Medikamentenanwendung einlassen?

Der richtige Zeitpunkt ist ein wichtiger Faktor für den Erfolg. Manchmal ist es hilfreich, bewusst zu planen und sich erst dann auf die Therapie einzulassen, wenn die äußeren und inneren Bedingungen es zulassen.

6. Wie sieht mein konkreter nächster Schritt aus?

Überlegen Sie, was Sie als Nächstes tun möchten. Möchten Sie einen ärztlichen Beratungstermin vereinbaren – und wenn ja, was brauchen Sie dafür? Haben Sie alle wichtigen Unterlagen, zum Beispiel frühere Befunde oder Laborwerte? Möchten Sie sich vorher noch weiter informieren oder eine zweite Meinung einholen? Oder brauchen Sie noch etwas Zeit, um Ihre Entscheidung reifen zu lassen?

Ein konkreter nächster Schritt kann helfen, den Übergang von der Überlegung zur Umsetzung zu gestalten. Auch wenn Sie sich noch nicht sicher sind: Ein grober Zeitrahmen gibt Orientierung – und bringt Sie in Ihrem Prozess einen Schritt weiter.

7. Erfülle ich die Voraussetzungen für eine Therapie?

Schauen Sie sich die Punkte der folgenden Checkliste genau an. Welche treffen auf Ihre persönliche Situation zu? Wo haben Sie noch offene Fragen – oder das Gefühl, sich intensiver damit auseinandersetzen zu müssen? Gibt es Themen, die Sie mit Ihrem Arzt besprechen möchten, bevor Sie eine Entscheidung treffen?

Die Checkliste ist kein Test, sondern ein Werkzeug zur ehrlichen Selbsteinschätzung. Je offener Sie mit sich selbst sind, desto besser können Sie gemeinsam mit Ihrem Arzt eine fundierte Entscheidung treffen.

Checkliste - Selbsteinschätzung Therapieoption

Diese Checkliste bietet eine erste Orientierung – sie ersetzt nicht das Gespräch mit Ihrem Arzt, kann aber bei der Vorbereitung Ihrer Entscheidung hilfreich sein.

Medizinische Voraussetzungen

☐ Mein BMI liegt über 30 (oder über 27 mit Begleiterkrankungen wie Diabetes, Bluthochdruck).
☐ Ich habe wiederholt versucht, durch Ernährung und Bewegung Gewicht zu reduzieren.
☐ Konventionelle Methoden zur Gewichtskontrolle haben bei mir nicht zu langfristigem Erfolg geführt.
☐ Ich habe keine bekannten Ausschlussgründe (Schwangerschaft, bestimmte Vorerkrankungen).

Persönliche Bereitschaft

☐ Ich bin bereit, meine Ernährung langfristig umzustellen.
☐ Ich möchte mir sowohl das Medikament als auch regelmäßige ärztliche Kontrollen zeitlich und finanziell ermöglichen.
☐ Ich habe realistische Erwartungen an die Gewichtsabnahme.
☐ Ich bin innerlich bereit für eine medikamentöse Unterstützung.

Praktische Voraussetzungen

☐ Ich kann mir die Therapiekosten über längere Zeit (z.B. 10–12 Monate) leisten.
☐ Ich habe ein Unterstützungsnetzwerk (Familie, Freunde, Fachleute).
☐ Meine aktuelle Lebenssituation ist stabil genug für eine Therapie.
☐ Ich traue mir zu, die regelmäßigen Injektionen durchzuführen.

Notizen

Wissenswerte Besonderheiten der Therapie

Wenn Sie sich für eine Behandlung mit einer Abnehmspritze entschieden haben, beginnt etwas Neues für Sie und Ihren Körper. Die grundlegenden Informationen zur Wirkweise wurden bereits in Kapitel 2 erläutert. In diesem Kapitel geht es darum, welche Besonderheiten diese Therapie im Alltag mit sich bringen kann.

Behandelt werden unter anderem der Einfluss auf die Verdauung, mögliche Beschwerden oder Nebenwirkungen sowie Situationen, die besondere Vorsicht erfordern – etwa vor Operationen, Magen- oder Darmspiegelungen oder bei bildgebenden Verfahren. Auch der Umgang mit Medikamenten, der Einfluss von Alkohol sowie soziale oder hormonelle Aspekte, etwa in den Wechseljahren, spielen eine Rolle.

Ziel dieses Kapitels ist es, Sie über mögliche Veränderungen während der Therapie zu informieren – damit Sie gut vorbereitet sind und bei Bedarf angemessen reagieren können. Dazu finden Sie an mehreren Stellen praktische Checklisten, die helfen, das Wichtigste im Blick zu behalten und sich gezielt auf bestimmte Situationen vorzubereiten.

Jeder Mensch reagiert anders auf eine Therapie. Nicht alle erleben die gleichen Begleiterscheinungen, und deren Ausprägung kann stark variieren. Nutzen Sie daher die folgenden Informationen als Orientierung – nicht als Liste von Beschwerden, mit denen zwangsläufig zu rechnen ist.

Wie die Abnehmspritze Ihre Verdauung beeinflusst

Eine der Wirkungen der Abnehmspritze betrifft den Magen: Die Entleerung verläuft langsamer als gewöhnlich. Was bedeutet das konkret? Stellen Sie sich Ihren Magen wie einen Behälter vor, der sich normalerweise in einem bestimmten Rhythmus entleert und die aufgenommene Nahrung an den Darm weiterleitet. Durch die Behandlung verzögert sich dieser Vorgang deutlich – die Nahrung verbleibt länger im Magen.

Dies ist ein Teil des beabsichtigten therapeutischen Effekts und trägt dazu bei, das Sättigungsgefühl zu verlängern. Gleichzeitig können dadurch Veränderungen im Verdauungsempfinden entstehen, die im Alltag spürbar werden.

Frühes Sättigungsgefühl

Möglicherweise verspüren Sie bereits nach wenigen Bissen ein ausgeprägtes Völlegefühl. Dies hängt mit der verzögerten Magenentleerung zusammen und tritt bei vielen Menschen im Rahmen der Therapie auf. Essensmengen, die Ihnen zuvor als normal erschienen, können nun bereits als zu viel empfunden werden.

Praktischer Tipp

Passen Sie Ihre Essgewohnheiten an, indem Sie langsamer essen und kleinere Portionen wählen. Es kann hilfreich sein, die Nahrungsaufnahme auf mehrere kleine Mahlzeiten über den Tag zu verteilen, anstatt drei größere Hauptmahlzeiten zu verzehren. Auf diese Weise lässt sich der veränderten Verdauung besser Rechnung tragen.

Verändertes Hungergefühl

Die Abnehmspritze beeinflusst auch das zentrale Nervensystem, insbesondere die Steuerung von Hunger- und Sättigungssignalen. Viele Patientinnen und Patienten berichten, dass sie während der Behandlung insgesamt weniger Appetit haben und Heißhungerattacken seltener vorkommen. Diese Veränderung ist therapeutisch beabsichtigt – kann aber manchmal dazu führen, dass Sie bewusst darauf achten müssen, regelmäßig zu essen, um Ihren Körper zuverlässig mit allen wichtigen Nährstoffen zu versorgen.

Praktischer Tipp

Auch wenn Sie keinen Hunger verspüren: Planen Sie regelmäßige, kleine Mahlzeiten ein und achten Sie dabei auf eine nährstoffreiche Zusammensetzung. Eine ausreichende Zufuhr von Eiweiß, Vitaminen und Mineralstoffen ist wichtig, um langfristig einem Nährstoffmangel vorzubeugen.

Völlegefühl und Übelkeit

Die verzögerte Entleerung des Magens kann vor allem zu Beginn der Behandlung zu einem ausgeprägten Völlegefühl oder Übelkeit führen. Solche Beschwerden treten insbesondere dann auf, wenn der Magen als „übervoll" wahrgenommen wird – auch bei kleineren Portionen. Der Körper benötigt in der Regel etwas Zeit, um sich an die veränderten Verdauungsprozesse zu gewöhnen. Bei vielen Patientinnen und Patienten bessern sich diese Symptome im Verlauf der Therapie von selbst oder verschwinden ganz.

Um diese Phase möglichst gut zu überstehen, kann eine angepasste Ernährung hilfreich sein. Verzichten Sie möglichst auf fettreiche, stark gewürzte oder sehr zuckerhaltige Speisen, da sie die Beschwerden zusätzlich verstärken können. Empfehlenswert sind stattdessen leicht verdauliche Lebensmittel, zum Beispiel gegartes Gemüse, reifes Obst oder fettarme Eiweißquellen wie Hühnerfleisch oder Joghurt.

Achten Sie außerdem auf eine ruhige, bewusste Essweise. Wenn Sie langsam essen und gründlich kauen, entlasten Sie Ihren Verdauungstrakt und unterstützen Ihren Körper dabei, sich an die neue Situation anzupassen.

Veränderte Darmtätigkeit

Im Zusammenhang mit der verlangsamten Magenentleerung kann sich auch die Aktivität des Darms verändern. Verstopfung zählt zu den häufigeren Begleiterscheinungen, da die Nahrung insgesamt langsamer durch den Verdauungstrakt transportiert wird. In einigen Fällen kann es auch zu Durchfall kommen – insbesondere bei fettreichen Mahlzeiten, da der Körper bestimmte Nahrungsbestandteile unter der Therapie anders verarbeitet.

Praktischer Tipp

Achten Sie auf eine ausreichende Flüssigkeitszufuhr – idealerweise 1,5 bis 2 Liter Wasser oder ungesüßten Tee pro Tag. Erhöhen Sie den Ballaststoffanteil Ihrer Ernährung schrittweise, zum Beispiel durch Vollkornprodukte, Hülsenfrüchte, Gemüse oder Leinsamen.

Die Rolle der Gallenblase

Die veränderte Verdauung wirkt sich auch auf ein Organ aus, das häufig wenig Beachtung findet: die Gallenblase. Sie sammelt Gallenflüssigkeit, die für die Fettverdauung benötigt wird. Während der Behandlung mit der Abnehmspritze entleert sich die Gallenblase seltener – zum einen, weil die Magenentleerung verlangsamt ist, zum anderen, weil häufig weniger Fett aufgenommen wird.

In seltenen Fällen kann dies dazu führen, dass die Gallenflüssigkeit eindickt – vergleichbar mit Sirup statt Wasser – und sich feste Bestandteile ablagern. Es entstehen sogenannte Gallensteine (Cholelithiasis). Diese können wiederum eine Entzündung der Gallenblase (Cholezystitis) auslösen.

Praktischer Tipp

Achten Sie darauf, weiterhin eine moderate Menge gesunder Fette über die Ernährung aufzunehmen – zum Beispiel in Form von Olivenöl, Nüssen oder Avocados. Eine regelmäßige Fettzufuhr kann die natürliche Entleerung der Gallenblase unterstützen und einem Gallenstau vorbeugen. Wenn Sie bereits früher Probleme mit Gallensteinen hatten, lassen Sie sich ärztlich beraten, ob begleitende Kontrolluntersuchungen während der Behandlung sinnvoll sind.

Anpassungsstrategien für Ihre Ernährung im Alltag

Die mit der Therapie verbundenen Veränderungen im Verdauungssystem betreffen nicht nur mögliche Beschwerden, sondern wirken sich häufig auch auf das gewohnte Essverhalten im Alltag aus. Portionsgrößen, Lebensmittelwahl oder Essgewohnheiten, die bislang gut vertragen wurden, können sich unter der Behandlung anders anfühlen oder weniger bekömmlich sein.

Deshalb kann es sinnvoll sein, die eigene Ernährung aufmerksam zu beobachten und schrittweise an die veränderten Bedürfnisse des Körpers anzupassen. Die folgenden praktischen Strategien sollen Sie dabei unterstützen – alltagstauglich, orientierend und ohne starre Vorgaben.

Checkliste – Alltagsstrategien Ernährung

☐ **Mahlzeitenrhythmus anpassen**
Verteilen Sie Ihre Nahrungsaufnahme auf mehrere kleinere Portionen über den Tag, anstatt wenige große Mahlzeiten zu sich zu nehmen.

☐ **Lebensmittel gezielt auswählen**
Führen Sie ein Ernährungstagebuch, um zu erkennen, welche Speisen Sie gut vertragen und welche Beschwerden auslösen. So entsteht nach und nach Ihr persönlicher Verträglichkeitsplan.

☐ **Flüssigkeitszufuhr bewusst gestalten**
Trinken Sie ausreichend Wasser oder ungesüßten Tee – idealerweise 1,5 bis 2 Liter pro Tag. Achten Sie darauf, vor allem zwischen den Mahlzeiten zu trinken, um den Magen während des Essens nicht zusätzlich zu belasten.

☐ **Essverhalten anpassen**
Nehmen Sie sich Zeit für jede Mahlzeit, essen Sie langsam und kauen Sie gründlich. Das unterstützt die Verdauung und kann das Sättigungsgefühl fördern.

☐ **Bewegung regelmäßig einplanen und durchführen**
Integrieren Sie täglich leichte körperliche Aktivität – zum Beispiel einen kurzen Spaziergang nach dem Essen, um die Verdauung zu unterstützen.

Die genannten Empfehlungen können Ihnen helfen, Ihre Ernährung an die veränderten Bedingungen schrittweise anzupassen. Dennoch reagiert jeder Körper unterschiedlich auf die Behandlung – und nicht alle Effekte lassen sich allein durch Änderungen im Alltag beeinflussen.

Geben Sie Ihrem Körper Zeit – er kann sich im Verlauf der Therapie an die veränderten Stoffwechselbedingungen anpassen. Viele der anfänglichen Beschwerden lassen mit der Zeit nach oder verschwinden ganz. Sollten Verdauungsprobleme jedoch anhalten oder besonders belastend sein, wenden Sie sich an Ihre behandelnde Ärztin oder Ihren Arzt.

Gemeinsam lässt sich klären, ob und in welcher Form eine Anpassung der Behandlung sinnvoll ist. Bei ausgeprägter Verstopfung kann zeitweise der Einsatz bestimmter Abführmittel (Laxantien) erwogen werden – auch dies sollte nur in ärztlicher Absprache erfolgen.

Mögliche Beschwerden und Nebenwirkungen

Wie bei jeder medizinischen Behandlung kann es auch im Rahmen einer Therapie mit Abnehmspritzen zu unerwünschten Wirkungen kommen. Nicht alle Patientinnen und Patienten sind davon betroffen, und Ausmaß sowie Art möglicher Beschwerden können individuell sehr unterschiedlich sein. Die folgende Übersicht soll Ihnen helfen, typische Begleiterscheinungen frühzeitig zu erkennen und einzuordnen.

Bevor Sie mit diesem Kapitel beginnen, beachten Sie bitte die folgenden Hinweise:

- Besprechen Sie alle Beschwerden oder Nebenwirkungen, die im Rahmen Ihrer Behandlung mit der Abnehmspritze auftreten, mit Ihrem Arzt. Bei ausgeprägten Begleiterscheinungen sollten Sie nicht bis zum nächsten regulären Termin warten, sondern frühzeitig ärztlichen Rat einholen.

- Die Anwendung von Abnehmspritzen sollte stets unter ärztlicher Aufsicht erfolgen, da Nebenwirkungen individuell sehr unterschiedlich ausfallen können – auch schwerwiegende Komplikationen sind möglich.
- Ausführliche Informationen zu möglichen Nebenwirkungen finden Sie in der Packungsbeilage Ihrer Abnehmspritze. Bei Fragen oder Unsicherheiten wenden Sie sich bitte an Ihren Arzt oder Apotheker.

Wenn Sie eine Therapie mit einer Abnehmspritze durchführen, können – wie bei allen Medikamenten – Nebenwirkungen auftreten, über die Sie informiert sein sollten.

Dieses Kapitel stellt solche Beschwerden vor, die als mögliche Nebenwirkungen für alle derzeit zugelassenen Präparate beschrieben werden. Bitte beachten Sie, dass die für Ihr konkretes Medikament geltenden Nebenwirkungen in der jeweiligen Packungsbeilage vollständig aufgeführt sind. Bei Fragen oder Unsicherheiten wenden Sie sich an Ihren Arzt oder Apotheker.

Die folgenden Informationen sollen Ihnen helfen, Beschwerden besser einzuordnen und im Alltag damit umzugehen. Der Umgang mit Nebenwirkungen sollte grundsätzlich in Absprache mit Ihrem Arzt erfolgen. Er ist Ihr erster Ansprechpartner, wenn es darum geht, Beschwerden medizinisch zu bewerten und das weitere Vorgehen festzulegen. Ob unterstützende Maßnahmen, eine Anpassung der Therapie oder ein möglicher Abbruch infrage kommen, muss individuell entschieden werden.

Die folgenden Informationen sollen Ihnen helfen, Nebenwirkungen besser einzuordnen. Zudem erhalten Sie Hinweise, wie Sie mit auftretenden Beschwerden sinnvoll umgehen können – damit Sie auch bei unerwarteten Reaktionen die Kontrolle über Ihre Behandlung behalten.

Einige Beschwerden treten vor allem zu Beginn der Behandlung auf und lassen mit der Zeit nach, wenn sich der Körper an das Medikament und die veränderten Essgewohnheiten angepasst hat. Gerade in den ersten Wochen sind solche Reaktionen nicht ungewöhnlich. Mit etwas Geduld und geeigneten Maßnahmen kann sich die Verträglichkeit im weiteren Verlauf verbessern – sofern überhaupt Nebenwirkungen auftreten.

Magen-Darm-Beschwerden

Übelkeit

Viele Patienten berichten in den ersten Wochen der Behandlung über Übelkeit. Diese tritt häufig auf und kann sich mit fortschreitender Gewöhnung an das Medikament abschwächen. Der Effekt steht im Zusammenhang mit dem Wirkmechanismus der Abnehmspritze: Sie verlangsamt die Magenentleerung und beeinflusst das Sättigungsgefühl.

Erbrechen

Auch Erbrechen kann vor allem zu Beginn der Therapie auftreten, klingt jedoch in vielen Fällen rasch ab. Hält es länger an oder tritt wiederholt auf, sollten Sie Ihren Arzt informieren. In Verbindung mit anhaltender Übelkeit kann Erbrechen den Flüssigkeitshaushalt belasten – achten Sie daher besonders auf eine ausreichende Zufuhr von Wasser oder ungesüßtem Tee.

Durchfall

Zu den möglichen Reaktionen des Verdauungstrakts gehört auch Durchfall. Der Stuhl kann weicher werden, und die Häufigkeit der

Toilettengänge zunehmen. Achten Sie in diesem Fall besonders auf eine ausreichende Flüssigkeitszufuhr.

Verstopfung
Bei einigen Patienten kommt es zu Verstopfung. Die verlangsamte Darmtätigkeit kann dazu führen, dass der Stuhlgang seltener erfolgt und die Konsistenz des Stuhls fester wird.

Völlegefühl
Ein anhaltendes Völlegefühl tritt häufig auf und steht meist im Zusammenhang mit der verzögerten Magenentleerung. Sollte es länger bestehen oder mit weiteren Beschwerden einhergehen, sprechen Sie mit Ihrem Arzt.

Checkliste – Linderung Magen-Darm-Symptome

☐ Essen Sie kleinere Portionen und verteilen Sie die Mahlzeiten über den Tag. Bevorzugen Sie leicht verdauliche, nicht zu fettreiche Speisen.

☐ Trinken Sie über den Tag verteilt ausreichend Flüssigkeit, vermeiden Sie jedoch größere Mengen während der Mahlzeiten.

☐ Bei starker Übelkeit kann Ingwer in Form von Tee oder Kapseln lindernd wirken.

☐ Vermeiden Sie den Kontakt mit starken Gerüchen, insbesondere von Speisen, da diese Übelkeit verstärken können.

☐ Erhöhen Sie bei Verstopfung die Ballaststoffzufuhr schrittweise, trinken Sie ausreichend und bewegen Sie sich regelmäßig.

- ☐ Meiden Sie bei Blähungen Hülsenfrüchte, Kohlgemüse und andere schwer verdauliche Speisen – insbesondere zu Beginn der Behandlung.
- ☐ Legen Sie sich bei Sodbrennen nicht direkt nach dem Essen hin und vermeiden Sie stark säurehaltige Speisen.

Wichtiger Hinweis

Bei anhaltendem oder starkem Erbrechen sollten Sie Ihren Arzt kontaktieren, da es sonst zu einem behandlungsbedürftigen Flüssigkeits- und Mineralstoffverlust (Elektrolytmangel) kommen kann. Elektrolyte sind lebenswichtige Mineralstoffe wie Natrium, Kalium und Magnesium, die der Körper für zentrale Funktionen wie Herzschlag, Muskelarbeit und Nervenleitung benötigt. Ein ausgewogenes Verhältnis dieser Stoffe ist wichtig, damit der Organismus stabil und funktionsfähig bleibt.

Appetit- und Geschmacksveränderungen

Ein verringertes Hungergefühl oder nachlassender Appetit ist ein erwünschter Teil der Therapie, kann aber auch als belastend erlebt werden – besonders, wenn Essen bislang eine wichtige Genussquelle war.

Manche Lebensmittel – insbesondere süße oder fettige Speisen – schmecken anders oder wirken weniger ansprechend. Einige Patienten berichten, dass sie plötzlich eine Abneigung gegenüber Nahrungsmitteln entwickeln, die ihnen zuvor sehr vertraut und lieb waren.

Praktische Tipps

Probieren Sie verschiedene Gewürze oder Zubereitungsarten aus, um neue Geschmacksreize zu setzen. Entdecken Sie neue, nährstoffreiche Lebensmittel, die Sie bislang vielleicht nicht auf dem Speiseplan hatten und die Ihnen jetzt besser schmecken. Achten Sie auf regelmäßige Mahlzeiten, auch wenn das Hungergefühl schwächer ist – so sichern Sie die kontinuierliche Versorgung mit wichtigen Nährstoffen.

Stoffwechsel- und ernährungsbedingte Reaktionen

Niedriger Blutzucker (Hypoglykämie)

Vor allem bei Diabetikern, die zusätzlich blutzuckersenkende Medikamente einnehmen, kann es zu einem übermäßigen Abfall des Blutzuckerspiegels kommen. Typische Anzeichen sind Schwitzen, Zittern, Herzrasen, Konzentrationsstörungen, Heißhunger und in schweren Fällen Bewusstlosigkeit.

Sprechen Sie mit Ihrem Arzt über eine mögliche Anpassung Ihrer Medikation, wenn Sie betroffen sind. Bewusstseinsveränderungen oder Bewusstlosigkeit gelten als medizinische Notfälle und erfordern sofortige ärztliche Hilfe.

Gallensteine

Eine rasche Gewichtsabnahme – unabhängig von der Methode – kann die Bildung von Gallensteinen begünstigen. Auch unter der Behandlung mit Abnehmspritzen ist dieses Risiko erhöht.

Achten Sie daher auf eine regelmäßige, moderate Zufuhr gesunder Fette, um die Entleerung der Gallenblase zu unterstützen.

Viele Gallensteine verursachen zunächst keine Beschwerden, können jedoch zu Komplikationen führen, wenn sie den Abfluss der Galle behindern.

Flüssigkeitsmangel (Dehydration)

Durch Übelkeit, Erbrechen oder Durchfall kann es zu einem erhöhten Flüssigkeitsverlust kommen. Gleichzeitig trinken viele Patienten weniger, weil mit dem abnehmenden Appetit oft auch das Durstgefühl nachlässt.

Achten Sie daher bewusst auf eine ausreichende Flüssigkeitszufuhr von mindestens 1,5 bis 2 Litern pro Tag – auch dann, wenn Sie keinen Durst verspüren. Eine zu geringe Flüssigkeitsaufnahme kann zu Kreislaufproblemen, Konzentrationsstörungen oder Kopfschmerzen führen.

Reaktionen an der Einstichstelle

Rötungen, Juckreiz oder Schwellungen

An der Injektionsstelle kann es zu Hautreaktionen kommen. Diese lokalen Beschwerden sind meist mild ausgeprägt und klingen in der Regel innerhalb weniger Tage ab.

Blaue Flecken (Hämatome)

Durch die Injektion kann es zu kleinen Blutergüssen unter der Haut kommen, die als blaue Flecken sichtbar werden. Diese bilden sich üblicherweise innerhalb von 1 bis 2 Wochen zurück und gelten als unbedenklich. Langsames Spritzen und sanfter Druck auf die Einstichstelle nach Entfernen der Nadel können helfen, Hämatome zu verringern.

Auswirkungen auf das Nervensystem

Leichte bis mittelschwere Kopfschmerzen

Kopfschmerzen gehören zu den häufiger berichteten Beschwerden, insbesondere in den ersten Wochen nach Therapiebeginn. Sie können mit der Umstellung des Stoffwechsels, einer veränderten Flüssigkeitsaufnahme oder schwankendem Blutzucker in Zusammenhang stehen.

Achten Sie darauf, ausreichend zu trinken und Mahlzeiten möglichst regelmäßig einzunehmen. Sollten die Kopfschmerzen zunehmen oder ungewohnt stark ausfallen, sprechen Sie mit Ihrem Arzt.

Schwindel

Ein kurzzeitiges Schwindelgefühl kann insbesondere beim raschen Aufstehen aus dem Sitzen oder Liegen auftreten. In solchen Fällen spricht man von lagebedingtem Schwindel (orthostatische Hypotonie), der auf Kreislaufanpassungen oder einen vorübergehenden Blutdruckabfall zurückzuführen sein kann. Auch ein niedriger Blutzuckerspiegel kann Schwindel auslösen.

Wenn Sie häufiger betroffen sind, versuchen Sie, Bewegungswechsel langsam durchzuführen und ausreichend zu trinken. Wiederkehrender oder anhaltender Schwindel sollte ärztlich abgeklärt werden.

Schlafstörungen

Einige Patienten berichten über Ein- oder Durchschlafstörungen im Verlauf der Behandlung. Die Ursachen können vielfältig sein – etwa hormonelle Umstellungen, veränderte Essenszeiten oder eine allgemein erhöhte Reizempfindlichkeit des Körpers. Auch unregelmäßige Tagesabläufe, spätes Essen oder ein übermäßiger Medienkonsum am Abend können die Schlafqualität zusätzlich beeinträchtigen.

Schlafstörungen sollten ernst genommen werden, da sie sich auf Wohlbefinden, Konzentration, Stimmung sowie den Verlauf der Therapie auswirken können.

Führen Sie ein Schlafprotokoll, wenn die Beschwerden häufiger auftreten, und besprechen Sie die Situation gegebenenfalls mit Ihrem Arzt.

Müdigkeit und Erschöpfung

Ein anhaltendes Gefühl von körperlicher oder mentaler Erschöpfung kann insbesondere in der Anfangsphase der Therapie auftreten. Dies kann mit der Umstellung des Stoffwechsels zusammenhängen, aber auch mit einer reduzierten Energiezufuhr infolge geringerer Nahrungsaufnahme.

Hinzu kommt, dass viele Patienten in dieser Zeit ihre gewohnten Tagesstrukturen verändern – etwa durch kleinere, ungewohnte Mahlzeiten oder veränderte Schlafgewohnheiten. Das kann zusätzlich das körperliche Gleichgewicht belasten.

Achten Sie in dieser Phase besonders auf ausreichend Schlaf, regelmäßige Bewegung an der frischen Luft und eine ausgewogene, nährstoffreiche Ernährung. Kurze Ruhepausen können helfen, die Energiereserven zu stabilisieren.

Wenn die Erschöpfung anhält oder zunimmt, kann eventuell auch ein medizinisch abzuklärender Zusammenhang bestehen – etwa ein Mangel an Eisen, Vitamin B12 oder anderen Mikronährstoffen. In einigen Fällen können auch begleitende Medikamente oder bestehende Vorerkrankungen eine Rolle spielen.

Sollten Sie über längere Zeit deutlich beeinträchtigt sein, sprechen Sie mit Ihrem Arzt über mögliche Ursachen und Unterstützungsmaßnahmen.

Praktische Tipps

Um Müdigkeit und Erschöpfung entgegenzuwirken, kann es hilfreich sein, auf eine ausreichende Proteinzufuhr zu achten – sie unterstützt den Erhalt der Muskelmasse während der Gewichtsabnahme. Auch moderate Bewegung, etwa ein täglicher Spaziergang an der frischen Luft, kann Kreislauf und Stimmung stabilisieren. Planen Sie kleine Pausen gezielt ein, bevor Überforderung entsteht – kurze Entlastungsmomente im Alltag können vorbeugend wirken. Achten Sie zudem auf feste Abendroutinen und eine ruhige Schlafumgebung, um die Qualität Ihres Schlafs zu fördern.

Frühe Nebenwirkungen

Die meisten der oben beschriebenen Nebenwirkungen treten vor allem zu Beginn der Behandlung auf. Viele Patienten berichten, dass insbesondere Magen-Darm-Beschwerden mit der Zeit nachlassen, wenn sich der Körper an das Medikament gewöhnt hat. Diese Anpassungsphase kann mehrere Wochen bis Monate dauern.

Insbesondere die Übelkeit folgt bei vielen Patienten einem typischen Verlauf, beginnend mit:

- einer ausgeprägten Phase in den ersten ein bis zwei Wochen nach Therapiebeginn oder einer Dosiserhöhung,
- einer allmählichen Abnahme über die darauffolgenden Wochen,
- und bei einem Teil der Patienten einem vollständigen Abklingen innerhalb von zwei bis drei Monaten.

Später auftretende Nebenwirkungen

Langfristige Erfahrungen mit einer über mehrere Jahre andauernden Anwendung liegen bislang nur begrenzt vor, da diese Wirkstoffe erst seit vergleichsweise kurzer Zeit in Form von Abnehmspritzen breit eingesetzt werden.

Zudem zeigt sich in der klinischen Anwendung außerhalb von Studien, dass viele Patienten die Behandlung in der Praxis nicht über so lange Zeiträume fortführen, wie es in wissenschaftlichen Untersuchungen vorgesehen ist – etwa in Studien, die auch über ein Jahr hinausgehen.

Die folgenden Nebenwirkungen können im weiteren Verlauf der Therapie – also nach mehreren Wochen oder Monaten der Anwendung – auftreten:

Muskelverlust

Im Verlauf einer längeren Gewichtsabnahme kann es – wie bei jeder Diät – zu einem unerwünschten Abbau von Muskelmasse kommen. Dabei handelt es sich vermutlich nicht um eine direkte Wirkung des Medikaments, sondern um eine mögliche Folge der verringerten Energie- und Nährstoffzufuhr infolge veränderten Essverhaltens.

Um dem vorzubeugen, ist eine ausreichende Eiweißzufuhr im Rahmen der Therapie wichtig. Ergänzend unterstützt regelmäßige körperliche Aktivität den Erhalt der Muskelmasse – insbesondere gezieltes Krafttraining kann dabei helfen, bestehende Muskulatur zu erhalten oder sogar wieder aufzubauen.

Nährstoffmangel

Aktuelle Studien und klinische Erfahrungen deuten darauf hin, dass Mangelernährung im Rahmen der Behandlung mit Abnehmspritzen eher selten auftritt und nicht als typische Begleiterscheinung gilt. Ein erhöhtes Risiko besteht jedoch dann, wenn die Nahrungsaufnahme dauerhaft stark eingeschränkt wird und gleichzeitig keine ausreichende Zufuhr von Vitaminen und Mineralstoffen erfolgt.

In Einzelfällen kann es durch häufige Nebenwirkungen wie Übelkeit, Erbrechen oder Appetitlosigkeit zu einer deutlich verminderten Nahrungsaufnahme kommen. Halten solche Beschwerden an, sollte besonders auf mögliche Mangelzustände geachtet werden. Auch Personen mit bereits einseitiger oder unzureichender Ernährung vor Therapiebeginn gelten als potenziell gefährdeter.

Eine bewusste, ausgewogene Ernährung sowie regelmäßige ärztliche Kontrollen – etwa durch Blutuntersuchungen – können helfen, Mangelerscheinungen frühzeitig zu erkennen und zu vermeiden. Eine ernährungsmedizinische Beratung ist in vielen Fällen empfehlenswert, insbesondere zu Beginn der Behandlung.

Psychische Aspekte

Veränderungen im Essverhalten und in der Appetitwahrnehmung können sich auch auf die psychische Verfassung auswirken. Manche Anwender berichten von einer veränderten Beziehung zum Essen – mit sowohl positiven als auch belastenden Aspekten. So kann etwa der durch die Behandlung reduzierte Appetit auch mit einem Verlust an Genuss oder sozialen Erlebnissen rund ums Essen verbunden sein, was emotional herausfordernd sein kann.

Einzelfallberichte beschreiben in seltenen Fällen das Auftreten von Angst- oder Zwangssymptomen sowie von ungesundem Essverhalten, zum Beispiel stark restriktivem Essen oder wiederkehrenden Essanfällen nach Absetzen der Therapie. Besonders bei Personen mit bereits belasteter Essgeschichte oder bestehenden psychischen Vorerkrankungen kann es zu einer Verstärkung solcher Muster kommen.

In wissenschaftlichen Studien wurde bislang kein gesicherter Zusammenhang zwischen der Anwendung von Abnehmspritzen und einem erhöhten Risiko für Depressionen oder suizidale Gedanken festgestellt. Da die Wirkstoffe jedoch erst seit relativ kurzer Zeit breit angewendet werden, ist das Wissen über potenzielle psychische Langzeitfolgen noch nicht abschließend gesichert.

Wenn Sie während der Behandlung Stimmungsschwankungen, Ängste, anhaltende Niedergeschlagenheit oder Veränderungen Ihres Essverhaltens bemerken, sprechen Sie frühzeitig mit Ihrem behandelnden Arzt. In manchen Fällen kann auch begleitende psychologische oder psychotherapeutische Unterstützung sinnvoll sein – vor allem, wenn bereits zuvor psychische Belastungen oder eine Essstörung bestanden.

Gewöhnung an den Wirkstoff

Bislang gibt es keine wissenschaftlichen Belege dafür, dass es im Verlauf der Behandlung zu einer echten Toleranzentwicklung gegenüber den Wirkstoffen kommt – also dass der Körper unempfindlicher gegenüber den Wirkstoffen wird und die Wirkung aus pharmakologischen Gründen bei Anwendern nachlässt. Anders als bei manchen anderen Medikamenten ist ein durchgängiger Wirkverlust nicht typisch.

Dennoch wird beobachtet, dass die individuelle Wirksamkeit im Therapieverlauf schwanken kann. Manche Patienten berichten, dass der Effekt mit der Zeit nachlässt. In der wissenschaftlichen Literatur wird dies in der Regel nicht als klassische Toleranz gewertet, sondern als multifaktoriell bedingte Entwicklung – etwa durch Veränderungen des Lebensstils, der Ernährung, körperliche Anpassungsvorgänge oder individuelle Unterschiede im Stoffwechsel.

Auch Gewöhnungseffekte, Veränderungen der Alltagsroutinen oder ein sich wieder stärker einstellendes Hungergefühl können eine Rolle spielen. Ebenso kann es den Effekt beeinflussen, wenn die Therapie nicht mehr regelmäßig oder konsequent durchgeführt wird.

Solche Veränderungen sind nicht zwangsläufig ein Hinweis auf eine abnehmende Medikamentenwirkung, sondern spiegeln häufig komplexe Wechselwirkungen zwischen Therapie und Alltag wider.

Sollte der Effekt im weiteren Verlauf spürbar nachlassen, kann es sinnvoll sein, gemeinsam mit dem behandelnden Arzt zu prüfen, ob eine Dosisanpassung oder eine Überarbeitung des gesamten Behandlungs- und Lebensstilkonzepts angezeigt ist.

In diesen Fällen sollten Sie sofort ärztliche Hilfe suchen

Auch wenn bestimmte Nebenwirkungen vergleichsweise häufig auftreten und in der Regel harmlos verlaufen, gibt es Situationen, in denen Sie unverzüglich ärztliche Hilfe in Anspruch nehmen sollten. Ihr Arzt kann beurteilen, ob es sich um eine ernsthafte Reaktion handelt und gegebenenfalls Anpassungen an Ihrer Therapie vornehmen.

Einige Symptome können auf seltene, aber schwerwiegende Komplikationen hinweisen – insbesondere dann, wenn sie plötzlich, ungewohnt stark oder in Kombination mit Kreislauf- oder Bewusstseinsveränderungen auftreten. Die folgende Übersicht soll Ihnen helfen, solche Warnzeichen frühzeitig zu erkennen und angemessen zu reagieren.

Wichtiger Hinweis

Die folgende Auflistung ist nicht abschließend. Wenn Sie Beschwerden haben, die Sie beunruhigen oder sich ungewohnt anfühlen, wenden Sie sich in jedem Fall an Ihren Arzt. Zögern Sie nicht, auch bei vermeintlich „kleineren“ Symptomen Rücksprache zu halten – eine frühzeitige Abklärung kann helfen, Risiken zu vermeiden und die Behandlung sicher fortzusetzen.

Manche Symptome erscheinen anfangs harmlos, entwickeln sich aber rasch oder betreffen mehrere Organsysteme gleichzeitig. Gerade bei neuen oder nicht eindeutig zuzuordnenden Symptomen kann es hilfreich sein, typische Muster im Blick zu haben – besonders, wenn sich Ihr Allgemeinzustand spürbar verändert.

Besonders bei Atemnot, Bewusstseinsveränderungen oder anhaltendem Flüssigkeitsverlust ist eine sofortige ärztliche Abklärung erforderlich. Zögern Sie nicht, im Zweifel den Notarzt zu verständigen.

Die folgenden Beschwerden können auf akute, behandlungsbedürftige Komplikationen hinweisen:

Schwere allergische Reaktionen

Zu den möglichen Anzeichen zählen Hautausschlag, starker Juckreiz sowie Schwellungen – insbesondere im Gesicht, an den Lippen oder im Rachenraum – und Atembeschwerden.

Treten Atemnot oder Schwellungen im Hals- und Rachenbereich auf, kann es sich um einen medizinischen Notfall handeln. In diesem Fall wählen Sie bitte sofort den Notruf.

Anhaltende starke Bauchschmerzen

Dazu zählen intensive, krampfartige oder stechende Schmerzen im Bauchraum, die über mehrere Stunden anhalten und nicht von selbst nachlassen.

Solche Beschwerden können auf ernsthafte Komplikationen hinweisen – zum Beispiel auf Gallensteine (kristallartige Ablagerungen in der Gallenblase), einen Darmverschluss oder andere akute Erkrankungen des Verdauungstrakts.

Hartnäckige „Verstopfung"

Bleibt der Stuhlgang über mehrere Tage aus – trotz ausreichender Flüssigkeitszufuhr, ballaststoffreicher Ernährung und Bewegung – kann das ein Warnzeichen sein.

Treten zusätzlich starke Bauchschmerzen, Übelkeit oder Erbrechen auf, kann dies auf einen Darmverschluss hindeuten: eine Blockade im Verdauungstrakt, bei der die Nahrung nicht mehr normal weitertransportiert werden kann.

Bauchspeicheldrüsenentzündung (Pankreatitis)

Die Bauchspeicheldrüse liegt hinter dem Magen und ist unter anderem für die Produktion wichtiger Verdauungsenzyme zuständig.

Kommt es zu einer akuten Entzündung, treten plötzlich sehr starke, gürtelförmig in den Rücken ausstrahlende Schmerzen im Oberbauch auf. Sie werden häufig als messerstichartig beschrieben und lassen sich auch durch einen Wechsel der Körperposition nicht lindern. Häufig kommen Übelkeit und Erbrechen hinzu.

Unterzuckerung (Hypoglykämie)

Bei einer Unterzuckerung fällt der Blutzuckerspiegel gefährlich ab. Typische Anzeichen sind Zittern, kalter Schweiß, Konzentrationsstörungen, Verwirrtheit oder Bewusstseinsstörungen. Besonders gefährdet sind Diabetiker, die neben der Abnehmspritze zusätzlich blutzuckersenkende Medikamente einnehmen.

Im Akutfall hilft die schnelle Einnahme von Traubenzucker oder zuckerhaltigen Getränken. Bei Bewusstlosigkeit muss umgehend der Notarzt verständigt werden.

Anhaltendes Erbrechen

Wiederholtes, starkes Erbrechen über mehr als 24 Stunden kann dazu führen, dass Sie keine Flüssigkeit mehr bei sich behalten.

In der Folge kann es zu einem bedrohlichen Flüssigkeitsmangel kommen, der den Elektrolythaushalt stört – also das Gleichgewicht wichtiger Mineralstoffe wie Natrium und Kalium, die unter anderem für Herzrhythmus und Nervenfunktion entscheidend sind.

Starke Kopfschmerzen oder Schwindel
Ungewöhnlich starke Kopfschmerzen, die sich deutlich von Ihren bisherigen Beschwerden unterscheiden, oder anhaltender Schwindel mit Gleichgewichtsstörungen können Hinweise auf eine Durchblutungsstörung oder eine andere neurologische Beeinträchtigung sein.

Psychische Veränderungen
Plötzlich auftretende oder sich verstärkende depressive Verstimmungen, Angstzustände, Selbstmordgedanken oder auffällige Veränderungen im Verhalten sollten ernst genommen werden – auch wenn ein direkter Zusammenhang mit der Behandlung bislang nicht eindeutig nachgewiesen ist.

Psychische Aspekte im Umgang mit Nebenwirkungen

Wie Sie Nebenwirkungen erleben, wird nicht nur vom Körper beeinflusst – auch Ihre Gedanken, Erwartungen und Gefühle spielen dabei eine Rolle.

Die folgenden Überlegungen können Ihnen helfen, mit belastenden Symptomen besser umzugehen und den Überblick zu behalten:

Erwartungshaltung und Wahrnehmung
Wer gut informiert ist, kann sich innerlich auf mögliche Beschwerden einstellen – das schafft Sicherheit und reduziert Verunsicherung im Akutfall. Gleichzeitig ist es hilfreich, die Aufmerksamkeit nicht ständig auf mögliche Symptome zu richten, denn das kann das Empfinden unnötig verstärken.

Zwischen Durchhalten und Selbstfürsorge

Manche Nebenwirkungen sind nur leicht ausgeprägt oder verschwinden nach kurzer Zeit wieder. In solchen Fällen kann es helfen, geduldig zu bleiben. Dennoch gilt: Wenn Beschwerden länger anhalten oder Sie stark beeinträchtigen, ist es wichtig, diese ernst zu nehmen und ärztliche Unterstützung zu suchen.

Das große Ganze im Blick behalten

Leicht ausgeprägte Nebenwirkungen lassen sich oft besser ertragen, wenn Sie auch die positiven Veränderungen Ihrer Therapie wahrnehmen – etwa erste Fortschritte beim Gewicht, ein gestärktes Körpergefühl oder mehr Energie im Alltag. Solche persönlichen Entwicklungen können helfen, milde Beschwerden in einem größeren Zusammenhang zu sehen und gelassener damit umzugehen.

Wichtig zum Schluss

Diese Informationen sollen Sie nicht dazu ermutigen, Nebenwirkungen einfach hinzunehmen oder auszuhalten. Wie bei jedem Medikament können auch bei der Abnehmspritze Nebenwirkungen auftreten. Ein gutes Vorwissen kann Ihnen jedoch helfen, mögliche Reaktionen besser einzuordnen und gezielter damit umzugehen. Denken Sie daran: Jeder Mensch reagiert unterschiedlich auf eine Behandlung. Was für Sie persönlich der richtige Weg ist, entscheiden Sie gemeinsam mit Ihrem behandelnden Arzt. Sprechen Sie offen über Ihre Erfahrungen – und zögern Sie nicht, bei Unklarheiten oder Unsicherheiten nachzufragen. Ihre Gesundheit und Ihr Wohlbefinden stehen immer an erster Stelle.

Operationen und Untersuchungen während der Therapie

Ärztliche Untersuchungen und Eingriffe gehören zum Leben und werden daher manchmal auch während der Anwendung der Abnehmspritze notwendig. In diesem Abschnitt erfahren Sie, worauf Sie in solchen Situationen achten sollten, welche Vorbereitungen wichtig sein können und wann es erforderlich ist, das medizinische Personal über Ihre Therapie zu informieren.

Vor Untersuchung und OP Ärzte informieren

Das Wichtigste vorweg: Informieren Sie alle behandelnden Ärzte darüber, dass Sie eine Abnehmspritze verwenden – also nicht nur den Hausarzt, sondern auch Fachärzte, Narkoseärzte und alle, die an einer Untersuchung oder einem Eingriff beteiligt sind.

Gerade vor Operationen, ambulanten Maßnahmen oder Narkosen ist es entscheidend, dass das medizinische Team über Ihre Therapie Bescheid weiß. Nur so lassen sich mögliche Risiken realistisch einschätzen und die Abläufe entsprechend anpassen.

Die Wirkstoffe der Abnehmspritzen verlangsamen häufig die Magenentleerung – unter Vollnarkose kann dadurch das Risiko steigen, dass Mageninhalt in die Lunge gelangt. Auch bei der Vorbereitung auf Magen- oder Darmspiegelungen oder bei Untersuchungen mit Kontrastmitteln kann diese Wirkung relevant sein.

Deshalb ist es wichtig, dass Ihre Ärzte über die laufende Behandlung informiert sind, damit sie bei Planung und Durchführung medizinischer Maßnahmen entsprechend berücksichtigt werden kann. Mehr dazu lesen Sie weiter unten in diesem Abschnitt.

Praktische Tipps

Führen Sie eine aktuelle Liste aller Medikamente, die Sie einnehmen – einschließlich Ihrer Abnehmspritze mit genauer Dosierung und Anwendungshäufigkeit. Notieren Sie darin sowohl verschreibungspflichtige Medikamente als auch rezeptfreie Präparate, pflanzliche Mittel und Nahrungsergänzungen. Nehmen Sie diese Liste zu jedem Arzttermin mit – insbesondere vor Operationen oder Untersuchungen – und zeigen Sie sie dem behandelnden Team. So tragen Sie aktiv zu Ihrer Sicherheit bei.

Besonderheiten vor einer Operation

Die Abnehmspritze verlangsamt die Verdauung – das kann bei Operationen, insbesondere unter Vollnarkose, ein Risiko darstellen. Während einer tiefen Narkose sind wichtige Schutzreflexe des Körpers außer Kraft gesetzt. Sie können zum Beispiel nicht mehr husten, wenn Mageninhalt in die Luftröhre gelangt.

Deshalb ist es entscheidend, dass der Magen vor dem Eingriff vollständig entleert ist. Gelangt Mageninhalt in die Lunge (man spricht von Aspiration), kann das schwerwiegende Komplikationen verursachen.

Stellen Sie sich vor, Sie verschlucken sich an einem Stück Brot – aber können nicht husten, um Ihre Atemwege zu befreien. Genau das könnte passieren, wenn Ihr Magen durch die Wirkung der Abnehmspritze noch nicht vollständig entleert ist.

Üblicherweise gilt eine Nüchternzeit von vier bis sechs Stunden. Unter der Therapie kann es jedoch sinnvoll sein, diese Zeit vorsorglich zu verlängern – abhängig vom Eingriff und in Absprache mit dem Arzt.

Wichtige Hinweise

Weisen Sie Ihre behandelnden Ärzte unbedingt darauf hin, dass Sie eine Abnehmspritze verwenden. Nur so können mögliche Wechselwirkungen mit Narkose- oder Schmerzmitteln berücksichtigt und die Therapie entsprechend angepasst werden. Halten Sie sich genau an die Zeiten, zu denen Sie nichts mehr essen oder trinken dürfen. Diese Vorgaben erhalten Sie vom Narkosearzt. Da die Abnehmspritze die Verdauung verlangsamt, braucht Ihr Magen unter Umständen mehr Zeit zur Entleerung als üblich. Sprechen Sie mit Ihrem Chirurgen und dem Narkosearzt darüber, ob Sie die Abnehmspritze vor dem Eingriff eventuell vorübergehend absetzen sollten. Die Entscheidung hängt vom geplanten Eingriff und Ihrer individuellen Gesundheitssituation ab.

Besonderheiten nach einer Operation

Auch nach einem Eingriff kann die Therapie mit einer Abnehmspritze bestimmte Abläufe im Körper beeinflussen.

Damit Ihre Genesung gut verläuft, sollten Sie auf einige Punkte besonders achten:

Wundheilung

Nach einem Eingriff durchläuft Ihr Körper verschiedene Heilungsphasen. Besonders in den ersten Tagen (der sogenannten Entzündungsphase) ist eine gute Versorgung mit Eiweiß, Vitaminen und Mineralstoffen wichtig – auch wenn das Hungergefühl durch die Abnehmspritze vermindert ist. In der darauffolgenden Regenerationsphase unterstützt eine eiweiß- und nährstoffreiche Ernährung den Heilungsprozess zusätzlich.

Ernährung nach dem Eingriff

Steigern Sie die Nahrungsaufnahme langsam und in kleinen Portionen. Bedenken Sie, dass sich der Magen durch die Abnehmspritze langsamer entleert – eine zu große oder hastig eingenommene Mahlzeit kann Übelkeit oder Völlegefühl auslösen. Häufige, kleine proteinreiche Mahlzeiten alle zwei bis drei Stunden können helfen, die Versorgung sicherzustellen.

Flüssigkeitsaufnahme

Trinken Sie ausreichend – aber möglichst zeitlich versetzt zu den Mahlzeiten. Etwa 30 Minuten vor oder nach dem Essen ist ideal, um den Magen nicht zusätzlich zu belasten.

Schmerzmittel und andere Medikamente

Einige Schmerzmittel können Übelkeit verstärken – dieser Effekt kann durch die Abnehmspritze zunehmen. Auch andere Medikamente, etwa Antibiotika, können aufgrund der verlangsamten Verdauung verzögert oder verändert aufgenommen werden. Sprechen Sie mit Ihrem Arzt über mögliche Alternativen oder Anpassungen.

Bewegung und Kreislauf

Versuchen Sie – soweit medizinisch vertretbar – sich möglichst früh nach der Operation wieder zu mobilisieren. Leichte Bewegung unterstützt die Durchblutung, beugt Thrombosen und Lungenkomplikationen vor und fördert die Genesung. Die Anwendung der Abnehmspritze steht dem nicht im Weg.

Beobachtung und Rückmeldung

Melden Sie Ihrem Arzt neu auftretende oder ungewöhnlich starke Beschwerden frühzeitig – zum Beispiel Fieber, anhaltendes Erbrechen, zunehmende Übelkeit, Störungen der Wundheilung oder starke Schmerzen. Besonders nach einer Operation ist eine genaue Beobachtung wichtig, da manche Nebenwirkungen durch die Therapie verstärkt werden können.

Individuelle Anpassung
Je nach Art des Eingriffs – etwa bei Operationen im Bauchraum, bei Gelenkeingriffen oder plastisch-chirurgischen Maßnahmen – können unterschiedliche Empfehlungen gelten. Ihr behandelnder Arzt berücksichtigt dies bei der weiteren Planung.

Spezielle Hinweise für Magen- und Darmspiegelungen

Bei einer **Magenspiegelung (Gastroskopie)** untersucht ein Arzt Ihren Magen und die Speiseröhre mit einem dünnen, biegsamen Schlauch, der durch den Mund eingeführt wird.

Während einer Abnehmspritzen-Therapie gibt es dabei ein paar Besonderheiten:

- Die Abnehmspritze verlangsamt die Verdauung – selbst wenn Sie nichts mehr essen, kann sich noch längere Zeit Nahrung im Magen befinden. Das kann die Untersuchung erschweren und das Ergebnis weniger aussagekräftig machen.
- Informieren Sie den Arzt, der die Untersuchung durchführt, unbedingt vorab über Ihre Therapie. Nur so kann er dies bei Planung und Durchführung berücksichtigen.
- In manchen Fällen kann es sinnvoll sein, die Nüchternzeit vor der Untersuchung zu verlängern oder die letzte Dosis der Abnehmspritze anzupassen. Besprechen Sie dies frühzeitig mit Ihrem behandelnden Arzt.

Bei einer **Darmspiegelung (Koloskopie)** untersucht der Arzt Ihren Darm mit einem dünnen, biegsamen Schlauch mit Kamera. Der Arzt führt diesen Untersuchungsschlauch über den After ein und kann so Ihren Darm von innen betrachten.

Wenn Sie die Abnehmspritze nutzen, sollten folgende Punkte besonders beachtet werden:

- Die Reinigung des Darms kann unter der Therapie mit einer Abnehmspritze mehr Zeit in Anspruch nehmen als üblich. Der Grund: Die Verdauung wird durch das Medikament deutlich verlangsamt. Sprechen Sie mit Ihrem Arzt darüber, ob eine verlängerte oder angepasste Vorbereitung erforderlich ist.
- Halten Sie sich genau an die Einnahmehinweise für die Abführmittel. Bei Patienten unter dieser Therapie wird häufig empfohlen, die Mittel in kleineren Portionen über einen längeren Zeitraum einzunehmen – das kann helfen, Übelkeit oder Völlegefühl zu vermeiden.
- Trinken Sie nach der Untersuchung ausreichend – am besten Wasser oder ungesüßten Tee, wie vom medizinischen Personal empfohlen. Durch die Darmreinigung verliert der Körper viel Flüssigkeit, die unbedingt ersetzt werden sollte.

Bildgebende Verfahren und Laboruntersuchungen

Für Untersuchungen wie Röntgen, Ultraschall, CT (Computertomographie) oder MRT (Magnetresonanztomographie) müssen Sie die Therapie mit der Abnehmspritze in der Regel nicht unterbrechen. Informieren Sie dennoch den Arzt, der die Untersuchung durchführt, über Ihre Behandlung – insbesondere dann, wenn ein Kontrastmittel verabreicht werden soll.

Die Abnehmspritze kann einzelne Blutwerte beeinflussen – vor allem:

- Blutzuckerwerte,
- Blutfettwerte,
- Leberwerte,
- gelegentlich auch Schilddrüsenwerte.

Teilen Sie dem Laborarzt oder dem behandelnden Arzt mit, dass Sie eine Abnehmspritze verwenden. So können Ihre Werte im richtigen Zusammenhang interpretiert werden.

Notfallsituationen

Im Notfall zählt jede Sekunde – und damit die schnelle Verfügbarkeit von Informationen. Wenn Sie plötzlich ärztliche Hilfe benötigen, ist es entscheidend, dass die Ärzte auch von Ihrer Therapie mit einer Abnehmspritze wissen.

Tragen Sie deshalb eine aktuelle Medikamentenliste bei sich – zum Beispiel im Geldbeutel oder gemeinsam mit dem Personalausweis. Zwar sind Medikamente heute in vielen Fällen auch in der elektronischen Patientenakte hinterlegt – doch im Notfall hat es sich als deutlich schneller und verlässlicher erwiesen, wenn diese Information unmittelbar zur Hand ist.

Ihre Sicherheit hat auch in Notfallsituationen oberste Priorität. Damit Sie im Fall der Fälle gut vorbereitet sind, soll Ihnen die folgende Checkliste dabei helfen, die wichtigsten Punkte rechtzeitig im Blick zu behalten.

Checkliste – Vorbereitung auf Notfallsituation

Informationen zur Abnehmspritze

☐ Name des Medikaments und genaue Dosierung notieren
☐ Datum der letzten Injektion oder Injektionsplan vermerken
☐ verschreibenden Arzt mit Kontaktdaten dokumentieren
☐ Kopie des Beipackzettels bei wichtigen Dokumenten aufbewahren

Vollständige Medikamentenliste

☐ alle verschreibungspflichtigen Medikamente auflisten
☐ rezeptfreie Präparate und Nahrungsergänzungsmittel ergänzen
☐ pflanzliche Mittel und andere Substanzen hinzufügen
☐ Allergien und Unverträglichkeiten vermerken
☐ andere Erkrankungen (z.B. Diabetes, Bluthochdruck) notieren

Physische Dokumente

☐ Medikamentenliste im Geldbeutel/ beim Personalausweis
☐ kompakter Notfallzettel mit wichtigsten Informationen
☐ Medikamentenarmband als sichtbare Alternative (optional)

Digitale Vorbereitung (z.B. auf dem Smartphone)

☐ Foto der Medikamentenliste speichern
☐ Notfall-App mit medizinischen Daten einrichten
☐ Notfallkontakte hinterlegen
☐ Kontaktdaten von Haus- und Fachärzten abspeichern

Vertrauenspersonen informieren

☐ Partner/Familie über Abnehmspritze-Therapie informieren
☐ Notfallkontakte entsprechend aufklären
☐ Bei Bedarf am Arbeitsplatz Kollegen einbeziehen

Regelmäßige Aktualisierung

- ☐ Medikamentenliste bei Änderungen sofort anpassen
- ☐ Kontaktdaten der Ärzte regelmäßig überprüfen
- ☐ Notfallzettel bei Dosisänderungen neu erstellen

Wechselwirkung mit anderen Medikamenten

Die Abnehmspritze kann die Wirkung anderer Medikamente beeinflussen – und umgekehrt. Deshalb ist es wichtig, dass alle behandelnden Ärzte wissen, welche Medikamente Sie einnehmen.

Informieren Sie sie auch über Ihre Therapie mit der Abnehmspritze. Nur so lassen sich unerwünschte Wechselwirkungen vermeiden und die bestmögliche Wirkung Ihrer gesamten Behandlung erreichen.

Was man unter Wechselwirkungen versteht

Wenn Sie mehrere Arzneimittel gleichzeitig einnehmen, können sich diese gegenseitig beeinflussen – das bezeichnet man als Wechselwirkung. Ein Medikament kann dabei die Wirkung eines anderen verstärken, abschwächen oder verändern.

Stellen Sie sich das wie zwei Musikinstrumente vor: Eine Geige klingt auf eine bestimmte Weise – ein Klavier auch. Spielen beide zusammen, entsteht ein anderer Klang als bei jedem Instrument für sich. So ähnlich „klingen" auch Medikamente im Körper: Sie können sich gegenseitig beeinflussen – im guten wie im ungünstigen Sinne.

Bei der Anwendung einer Abnehmspritze ist besondere Aufmerksamkeit geboten, da sie mehrere Körperfunktionen beeinflusst, die auch durch andere Medikamente verändert werden – oder für deren Aufnahme im Körper entscheidend sind.

Je nach Wirkstoff und Einnahmeumständen können Medikamente auf unterschiedliche Weise beeinflusst werden. Die folgenden Beispiele zeigen, wie sich das in der Praxis auswirken kann:

Langsamere Verdauung

Die Abnehmspritze verlangsamt die Magenentleerung. Dadurch gelangen andere Medikamente später ins Blut. Bildlich gesprochen ist das wie ein Paketbote, der im Stau steht und deshalb später ankommt. Besonders relevant ist das bei Medikamenten, die schnell wirken sollen – zum Beispiel bei bestimmten Schmerzmitteln oder Blutdrucksenkern mit zeitgesteuerter Wirkung.

Veränderte Nahrungsaufnahme

Wenn Sie durch die Abnehmspritze weniger essen, kann manchen Medikamenten ihr „Transportmittel" fehlen. Einige Wirkstoffe benötigen Nahrung – insbesondere Fett – damit sie vom Körper gut aufgenommen werden können.

Direkte Wechselwirkungen

Manche Medikamente beeinflussen sich unmittelbar – wie zwei Farbstoffe, die sich beim Mischen gegenseitig verändern oder aufheben. Auch bei der Abnehmspritze kann es vorkommen, dass andere Medikamente stärker oder schwächer wirken als erwartet.

Wichtiger Hinweis

Als Anwender einer Abnehmspritze sollten Sie wissen, dass es grundsätzlich zu Wechselwirkungen mit anderen Medikamenten kommen kann. Informieren Sie deshalb bei jedem Arztbesuch, dass Sie eine Abnehmspritze verwenden. Auch Ihr Apotheker kann Sie beraten, ob Ihre weiteren Medikamente mit der Abnehmspritze zusammenpassen. Bringen Sie zu medizinischen Terminen immer eine aktuelle Liste Ihrer Medikamente mit – das hilft, mögliche Risiken frühzeitig zu erkennen.

Medikamentengruppen und mögliche Wechselwirkungen

Die Abnehmspritze kann sich mit bestimmten Medikamenten gegenseitig beeinflussen. Auf den nächsten Seiten erfahren Sie, bei welchen Arzneimitteln das besonders relevant ist – und worauf Sie achten sollten.

Für jede wichtige Medikamentengruppe erklären wir, wie es zu Wechselwirkungen kommen kann und welche Maßnahmen Sie gemeinsam mit Ihrem Arzt besprechen können, um Komplikationen zu vermeiden.

Diese Informationen sollen Sie dabei unterstützen, beim nächsten Arztbesuch gezielt nachzufragen und gut vorbereitet zu sein.

Diabetesmedikamente

Wenn Sie Diabetes haben und bereits Medikamente gegen hohen Blutzucker einnehmen, ist besondere Aufmerksamkeit gefragt. Durch die Wirkung der Abnehmspritze kann der Blutzucker zusätzlich sinken – und in Kombination mit anderen blutzuckersenkenden Medikamenten kann es dadurch zu einem stärkeren Abfall kommen.

Das lässt sich mit zwei Personen vergleichen, die gleichzeitig Wasser aus einem Eimer schöpfen – der Blutzucker sinkt dadurch schneller als gewohnt.

Die Folge kann eine Unterzuckerung sein, die sich zum Beispiel durch Schwitzen, Zittern, Schwindel oder Verwirrtheit bemerkbar macht.

Ein erhöhtes Risiko besteht vor allem dann, wenn zusätzlich Insulin oder bestimmte blutzuckersenkende Tabletten (z. B. Sulfonylharnstoffe) eingenommen werden. Ohne diese Kombination ist das Risiko für eine schwere Unterzuckerung bei der Therapie mit einer Abnehmspritze in der Regel sehr gering.

Wichtige Hinweise für Diabetiker

Wenn Sie Insulin spritzen oder Sulfonylharnstoffe einnehmen, kann eventuell eine Anpassung der Dosierung erforderlich sein. Besprechen Sie dies mit Ihrem Hausarzt oder Diabetologen. Kontrollieren Sie Ihren Blutzucker regelmäßig, um zu niedrige Werte rechtzeitig zu erkennen. Halten Sie schnell wirksame Kohlenhydrate wie Traubenzucker bereit, um bei einer Unterzuckerung rasch reagieren zu können. Sprechen Sie mit Ihrem Arzt über einen Glukagon-Notfallpen. Dieses Medikament wird bei starker Unterzuckerung eingesetzt. Lassen Sie sich und Ihre Angehörigen zeigen, wie er angewendet wird, damit im Ernstfall jeder helfen kann.

Gerinnungshemmende Medikamente (Antikoagulanzien)

Wenn Sie eine Abnehmspritze anwenden und gleichzeitig blutverdünnende Medikamente einnehmen, ist die Art des Gerinnungshemmers entscheidend. Die Wirkweise und das Risiko möglicher Wechselwirkungen hängen stark vom jeweiligen Medikament ab.

Vitamin-K-Antagonisten beeinflussen die Blutgerinnung auf andere Weise als sogenannte „direkte orale Antikoagulanzien" (DOAK), was bei der Kombination mit einer Abnehmspritze berücksichtigt werden sollte.

Daher ist es wichtig, dass Ihre behandelnden Ärzte über beide Therapien Bescheid wissen, um Dosierung und Kontrolle gegebenenfalls anpassen zu können.

Die wichtigsten Unterschiede betreffen die folgenden Wirkstoffgruppen:

Vitamin-K-Antagonisten

Bei Wirkstoffen wie Warfarin oder Phenprocoumon ist besondere Aufmerksamkeit erforderlich. Während der Behandlung mit einer Abnehmspritze verändern sich häufig Essverhalten, Nahrungsaufnahme und Körpergewicht. Genau diese Faktoren können die Wirkung von Vitamin-K-Antagonisten beeinflussen und zu Schwankungen der Blutgerinnungswerte führen.

Lassen Sie daher regelmäßig Ihre INR-Werte kontrollieren – besonders zu Beginn der Therapie oder bei Dosisanpassungen der Abnehmspritze.

Informieren Sie Ihren Arzt auch über größere Gewichtsveränderungen, damit die Dosierung Ihrer blutverdünnenden Medikamente bei Bedarf angepasst werden kann.

Direkte orale Antikoagulanzien (DOAK)

Bei diesen neueren gerinnungshemmenden Medikamenten sind Wechselwirkungen mit Abnehmspritzen in der Regel seltener. DOAK wirken weitgehend unabhängig von der Ernährung und werden auch durch Gewichtsveränderungen weniger stark beeinflusst.

Ihr Arzt oder Apotheker kann Ihnen sagen, ob Ihr blutverdünnendes Medikament zu dieser Wirkstoffgruppe gehört.

Sprechen Sie vor Beginn der Therapie mit einer Abnehmspritze mit Ihrem Arzt über alle Medikamente, die Sie einnehmen. Er kann beurteilen, ob Anpassungen oder zusätzliche Kontrollen erforderlich sind.

Schilddrüsenmedikamente

L-Thyroxin und ähnliche Medikamente zur Behandlung einer Schilddrüsenunterfunktion werden üblicherweise morgens nüchtern mit einem Glas Wasser eingenommen. Anschließend sollten Sie mindestens 30 Minuten warten, bevor Sie essen, andere Medikamente einnehmen oder etwas anderes als Wasser trinken. Bestimmte Nahrungsmittel oder Getränke – etwa Kaffee – können die Aufnahme in den Körper verringern.

Abnehmspritzen können die Magenentleerung verzögern, außerdem verändern sich im Verlauf der Therapie oft die Essgewohnheiten. Beides kann beeinflussen, wie gut Ihr Körper das Schilddrüsenmedikament aufnimmt – insbesondere dann, wenn es nicht mit ausreichendem Abstand zur nächsten Mahlzeit eingenommen wird.

Eine Anpassung der Dosis ist nicht in jedem Fall erforderlich, kann aber sinnvoll sein – vor allem bei deutlichen Gewichtsveränderungen, neuen Essgewohnheiten oder wenn typische Beschwerden auftreten. In solchen Fällen ist eine ärztliche Kontrolle ratsam.

Antibiotika

Bei Antibiotika ist die korrekte Einnahme besonders wichtig. Manche Antibiotika müssen Sie mit Nahrung einnehmen, andere auf nüchternen Magen.

Abnehmspritzen verändern die Geschwindigkeit der Magenentleerung und führen oft zu einer verringerten Nahrungsaufnahme. Diese Veränderungen können die Aufnahme und Wirksamkeit von Antibiotika beeinflussen.

Wenn ein Antibiotikum mit einer Mahlzeit eingenommen werden soll, kann eine zu geringe Nahrungsmenge dazu führen, dass der Wirkstoff schlechter aufgenommen wird. Umgekehrt kann bei Präparaten, die einen leeren Magen erfordern, die verzögerte Magenentleerung dazu führen, dass der Wirkstoff verspätet in den Darm gelangt – wo er gegebenenfalls verzögert oder geringer aufgenommen wird.

Wenn Ihnen während Ihrer Therapie mit einer Abnehmspritze Antibiotika verschrieben werden, besprechen Sie mit Ihrem Arzt, ob Einnahmezeit oder Dosierung angepasst werden sollten.

Schmerzmittel und Entzündungshemmer

Bestimmte Schmerzmittel können die Magenschleimhaut reizen – besonders Wirkstoffe aus der Gruppe der sogenannten „nichtsteroidalen Antirheumatika" (NSAR). Dazu zählen verschiedene Medikamente, die teilweise rezeptfrei in niedriger Dosierung erhältlich sind. Auch andere Schmerzmittel können diese Reizwirkung haben.

Solche Präparate sollten Sie grundsätzlich mit Nahrung einnehmen. Die Nahrung bildet dabei eine Schutzschicht zwischen dem Medikament und der empfindlichen Magenschleimhaut.

Während einer Therapie mit einer Abnehmspritze essen viele Menschen jedoch deutlich weniger. Diese reduzierte Nahrungsaufnahme kann den schützenden Effekt abschwächen und das Risiko für Magenbeschwerden erhöhen.

Achten Sie darauf, NSAR stets mit etwas Nahrung einzunehmen – auch wenn Sie nur wenig Appetit haben.

Sprechen Sie mit Ihrem Arzt über magenschonendere Alternativen, wenn während der Behandlung Magenprobleme auftreten.

Hormonelle Verhütungsmittel – „Die Pille"

Für viele Frauen und Paare stellt sich die Frage, ob es Wechselwirkungen zwischen einer Abnehmspritze und hormonellen Verhütungsmitteln geben kann. In den meisten Fällen beeinträchtigt die Abnehmspritze die Wirksamkeit der Pille nicht direkt.

Dennoch gibt es einige indirekte Einflüsse, die Sie kennen sollten:

- Laut Herstellerangaben und bisherigen Studien bestehen keine Hinweise, dass die Pille durch Abnehmspritzen grundsätzlich weniger wirksam ist. Eine Dosisanpassung ist in der Regel nicht erforderlich.
- Kommt es innerhalb von 3–4 Stunden nach der Einnahme der Pille zu Erbrechen oder anhaltendem Durchfall – mögliche Nebenwirkungen der Abnehmspritze –, kann die Aufnahme beeinträchtigt sein.
- Auch die durch die Abnehmspritze verzögerte Magen- und Darmtätigkeit kann die Wirkung der Pille unter Umständen beeinflussen. Es gibt Einzelfallberichte über ungewollte Schwangerschaften trotz regulärer Einnahme.

Wichtige Hinweise

Informieren Sie Ihren Frauenarzt, wenn Sie eine Abnehmspritze verwenden oder eine solche Therapie planen. So kann Ihre persönliche Situation sicher beurteilt werden. Sprechen Sie offen über Ihre Verhütungssituation, insbesondere wenn Sie ergänzende Methoden in Betracht ziehen. Verwenden Sie bei Erbrechen oder Durchfall vorsorglich eine Barrieremethode (z. B. Kondome), um die Verhütungssicherheit nicht zu gefährden. Beachten Sie die Hinweise im Beipackzettel Ihrer Pille, insbesondere zum Vorgehen bei Einnahmeproblemen.

Alkohol während der Abnehmspritzen-Therapie

Eine der häufigsten Fragen in der ärztlichen Beratung betrifft den Umgang mit Alkohol während der Behandlung. Verständlicherweise möchten viele wissen, ob gelegentlicher Alkoholkonsum – etwa ein Glas Wein zum Essen oder bei gesellschaftlichen Anlässen – weiterhin möglich ist.

Diese Unsicherheit ist berechtigt: Die Kombination von Alkohol und Abnehmspritze kann sowohl den Therapieerfolg beeinflussen als auch zu spezifischen Wechselwirkungen führen.

In diesem Abschnitt erhalten Sie sachliche Informationen, die Ihnen helfen sollen, fundierte Entscheidungen zu treffen. Dabei betrachten wir sowohl die allgemeinen Effekte von Alkohol auf den Stoffwechsel beim Abnehmen als auch die spezifischen Besonderheiten in Verbindung mit Ihrer Medikation.

Warum Alkohol und Abnehmen nicht zusammenpassen

Schon unabhängig von der Anwendung einer Abnehmspritze kann Alkoholkonsum den Gewichtsverlust erschweren. Das liegt an mehreren biologischen Mechanismen.

Im Folgenden finden Sie die wichtigsten Gründe, warum Alkohol das Abnehmen zusätzlich behindern kann.

Hoher Kaloriengehalt

Alkohol liefert rund 7 Kalorien pro Gramm – fast so viel wie Fett (9 Kalorien pro Gramm). Ein Glas Wein (200 ml) enthält etwa 160 Kalorien, ein Bier (500 ml) rund 200. Diese „leeren Kalorien“ liefern keine Nährstoffe und sättigen kaum – können die tägliche Kalorienzufuhr jedoch, abhängig von der Trinkmenge, deutlich erhöhen.

Gestörte Fettverbrennung

Alkohol wird vom Körper wie ein Zellgift behandelt – sein Abbau hat oberste Priorität. Solange Alkohol im Blut ist, stellt der Körper die Fettverbrennung nahezu vollständig ein, um sich auf den Entgiftungsprozess zu konzentrieren. Statt gespeicherte Fettreserven zu nutzen, wird bevorzugt der Alkohol als Energiequelle verwertet.

Zusätzlich beeinflusst Alkohol den Hormonhaushalt – etwa durch die Erhöhung des Stresshormons Kortisol oder eine verminderte Ausschüttung von Wachstumshormonen. Beides kann sich negativ auf den Fettstoffwechsel und die nächtliche Regeneration auswirken. Auch eine schlechtere Schlafqualität durch Alkohol trägt dazu bei, dass der Körper weniger effektiv Fett abbaut und sich schlechter erholt.

Gesteigerte Kalorienaufnahme

Alkohol steigert das Hungergefühl und schwächt die Impulskontrolle. Viele Menschen essen unter Alkoholeinfluss mehr – und greifen häufiger zu kalorienreichen, ungesunden Lebensmitteln. Der bekannte Heißhunger nach dem Trinken ist keine Einbildung, sondern eine gut erklärbare körperliche Reaktion auf den Alkohol.

Alkohol bringt wichtige Hormone aus dem Gleichgewicht, die auch an der Gewichtsregulation beteiligt sind. Besonders betroffen sind drei Schlüsselhormone, die zentrale Aufgaben im Stoffwechsel übernehmen: Insulin transportiert Zucker aus dem Blut in die Zellen, Leptin signalisiert dem Gehirn ein Sättigungsgefühl, und Kortisol – das zentrale Stresshormon – beeinflusst unter anderem die Energieverwertung und den Fettstoffwechsel.

Wer regelmäßig viel Alkohol trinkt, riskiert, dass diese Steuermechanismen aus dem Takt geraten: Die Insulinempfindlichkeit nimmt ab – der Blutzucker wird schlechter verarbeitet. Das Sättigungsgefühl durch Leptin wird abgeschwächt, sodass das natürliche

„Stopp"-Signal beim Essen ausbleibt. Gleichzeitig steigt der Kortisolspiegel – als stünde der Körper dauerhaft unter Stress.

Durch diese hormonelle Schieflage neigt der Körper zur Gewichtszunahme. Wer abnehmen möchte, hat es oft deutlich schwerer – weil die gestörte Hormonregulation den Effekt der Therapie geradezu ausbremst.

Spezielle Wechselwirkungen bei Alkoholkonsum

Wenn Sie eine Abnehmspritze verwenden, können zu den allgemeinen Auswirkungen von Alkohol auf den Stoffwechsel zusätzliche, therapiebezogene Wechselwirkungen dazukommen.

Einige dieser Effekte betreffen vor allem die Verträglichkeit und Wirksamkeit der Behandlung – andere können die Sicherheit Ihrer Therapie beeinflussen.

Die folgenden Punkte geben Ihnen einen Überblick, worauf Sie besonders achten sollten.

Verstärkte Magen-Darm-Beschwerden

Alkohol reizt die Magenschleimhaut und kann die typischen Nebenwirkungen der Abnehmspritze – wie etwa Übelkeit – verstärken. Da beide Substanzen die Magenentleerung verzögern, kann es zusätzlich zu anhaltendem Völlegefühl und verstärkten Beschwerden kommen.

Mögliche Unterzuckerung

Sowohl Alkohol als auch die Abnehmspritze können den Blutzuckerspiegel senken. Wenn beides kombiniert wird – besonders bei Menschen mit Diabetes und bei gleichzeitiger Einnahme weiterer blutzuckersenkender Medikamente – steigt das Risiko für eine Unterzuckerung. Deshalb ist es wichtig, auf Anzeichen von Unterzuckerung zu achten und im Zweifel ärztlichen Rat einzuholen.

Erhöhtes Risiko für Flüssigkeitsmangel
Alkohol wirkt harntreibend und entzieht dem Körper Flüssigkeit. Wenn gleichzeitig Nebenwirkungen wie Erbrechen oder Durchfall auftreten, kann es zu einem ausgeprägten Flüssigkeitsmangel kommen – mit möglichen Folgen wie Kreislaufproblemen oder einer Belastung der Nieren.

Beeinträchtigte Medikamentenwirkung
Alkohol kann sowohl die Wirkung der Abnehmspritze als auch die Wirkung anderer Medikamente beeinträchtigen. Durch seine vielfältigen Effekte auf den Körper erhöht Alkohol das Risiko für verstärkte Nebenwirkungen und nicht vorhersehbare Wechselwirkungen – besonders dann, wenn mehrere Medikamente gleichzeitig eingenommen werden.

Deshalb ist es wichtig, während der Behandlung mit Alkohol zurückhaltend zu sein und mögliche Risiken im persönlichen Gespräch mit dem behandelnden Arzt abzuklären.

Auswirkungen von Alkohol auf den Therapieerfolg

Wie bereits erläutert, wirkt Alkohol auf vielfältige Weise auf den Körper – und einige dieser Effekte können die Wirkung Ihrer Behandlung mit der Abnehmspritze deutlich beeinträchtigen.

Im Folgenden fassen wir die wichtigsten Effekte noch einmal übersichtlich zusammen.

Hormonelle Effekte
Alkohol bringt zentrale Stoffwechselhormone wie Insulin, Leptin und Kortisol aus dem Gleichgewicht. Das kann zu vermehrter Fetteinlagerung, verstärktem Appetit und einer schlechteren Regulation des Blutzuckers führen – alles Faktoren, die das Abnehmen deutlich erschweren.

Verlangsamte Fettverbrennung
Während der Alkoholabbau Priorität hat, schaltet der Körper die Fettverbrennung fast vollständig ab. Energie wird bevorzugt aus Alkohol gewonnen – die Fettreserven bleiben unangetastet.

Verborgene Kalorienfallen
Alkohol liefert zusätzliche Kalorien, die kaum sättigen – kann aber die durch die Abnehmspritze erzielte tägliche Kalorienreduktion unbemerkt wieder ausgleichen. Ein Glas hier und da summiert sich schnell zu mehreren hundert Kalorien pro Woche.

Schwächung der Willenskraft
Unter Alkoholeinfluss fällt es oft schwerer, an den eigenen Zielen festzuhalten. Entscheidungen für gesunde Mahlzeiten oder Bewegung werden häufiger verschoben – gerade in Phasen, in denen ein alternativer Umgang mit Nahrungsmitteln erlernt werden soll, eine besondere Herausforderung.

Schlechter Schlaf
Alkohol beeinträchtigt die Schlafqualität, was sich ungünstig auf den Hormonhaushalt auswirken kann – insbesondere auf jene Hormone, die Hunger, Appetit und Fettverbrennung steuern. Die Folge: Gesteigerter Appetit und erschwerte Gewichtsregulation trotz Therapie.

Merke

Idealerweise sollten Sie während der Therapie vollständig auf Alkohol verzichten. Doch auch eine deutliche Reduktion des Alkoholkonsums kann sich bereits positiv auf den Therapieeffekt auswirken und Ihre Gewichtsabnahme deutlich unterstützen.

Soziale Situationen ohne Alkohol souverän meistern

Viele Menschen fragen sich, wie sie gesellschaftliche Anlässe bewältigen können, wenn Alkohol bisher selbstverständlich dazugehört hat. Mit der richtigen Vorbereitung und innerer Klarheit lässt sich der Umgang damit meist besser gestalten, als zunächst befürchtet.

Hier einige alltagstaugliche Strategien:

- **Beziehen Sie Ihr Umfeld ein:** Informieren Sie enge Freunde oder Familienmitglieder über Ihre Therapie. Wer Bescheid weiß, reagiert meist verständnisvoll.
- **Übernehmen Sie die Rolle als Fahrer:** Wenn Sie selbst fahren und eventuell auch noch Dritte mitnehmen, erwartet in der Regel niemand, dass Sie Alkohol trinken – eine einfache und sozial akzeptierte Lösung.
- **Wählen Sie alkoholfreie Alternativen:** Viele Lokale bieten heute spannende alkoholfreie Cocktails oder besondere Getränke, die optisch ansprechend und geschmacklich überzeugend sind.
- **Verlagern Sie den Fokus:** Richten Sie Ihre Aufmerksamkeit auf andere Aspekte des Abends – gute Gespräche, gemeinsame Aktivitäten oder das Essen stehen oft ohnehin im Vordergrund.

Langfristige Perspektive mit weniger Alkohol

Die Zeit der Therapie mit einer Abnehmspritze kann auch eine Gelegenheit sein, das eigene Verhältnis zu Alkohol neu zu betrachten. Viele Patienten berichten, dass sie – auch ganz unabhängig von der Therapie mit einer Abnehmspritze – dauerhaft weniger trinken möchten, weil sie sich insgesamt wohler fühlen.

Das kann ein zusätzlicher Gewinn für Ihre langfristige Gesundheit und Ihr Gewicht sein.

Denken Sie daran: Das Ziel Ihrer Therapie ist nicht nur die Zahl auf der Waage, sondern eine nachhaltige Verbesserung Ihres Wohlbefindens. Ein bewusster Umgang mit Alkohol in dieser Phase kann eine zusätzliche Investition in Ihre Gesundheit – und in Ihre künftige Lebensqualität – sein.

Besondere Aspekte für Frauen 40+

Die Therapie mit einer Abnehmspritze kann für Frauen ab 40 Chancen – aber auch Herausforderungen mit sich bringen. Besonders hormonelle Veränderungen während der sogenannten Wechseljahre können dabei eine Rolle spielen.

In diesem Abschnitt erfahren Sie, wie Sie die Behandlung gezielt auf die Bedürfnisse Ihres Körpers in dieser Lebensphase abstimmen können – und was Sie dabei beachten sollten.

Die Rolle der Hormone bei der Gewichtsregulation

Hormone sind Botenstoffe – sie funktionieren wie Nachrichten in einem internen Kommunikationssystem Ihres Körpers. Sie werden an einem Ort gebildet, gelangen über die Blutbahn zu verschiedenen Zielzellen und beeinflussen dort wichtige Prozesse. Dazu gehören unter anderem der Energieverbrauch, die Fettverteilung und das Hungergefühl.

Mit zunehmendem Alter verändert sich das hormonelle Gleichgewicht im Körper – insbesondere während und nach den Wechseljahren. Diese Veränderungen können sich auf den Stoffwechsel und das Körpergewicht auswirken. Manche Prozesse verlangsamen sich, andere treten stärker in den Vordergrund. Dies kann beispielsweise bewirken, dass der Körper insgesamt sensibler auf Stress oder auf Veränderungen bei der Ernährung reagiert.

Im Folgenden finden Sie eine Übersicht über einige hormonelle Veränderungen, die auch für die Gewichtsregulation eine Rolle spielen können.

Östrogen

Dieses zentrale weibliche Geschlechtshormon nimmt in den Wechseljahren deutlich ab. Ein sinkender Östrogenspiegel kann beeinflussen, wo der Körper Fett bevorzugt einlagert – bei manchen Frauen verlagert sich die Fettverteilung vom Unterkörper mehr in Richtung Bauchregion, von der sogenannten „Birnenform" zur „Apfelform".

Progesteron

Auch dieses wichtige Hormon sinkt in den Wechseljahren. Dadurch kann es zu einer stärkeren Wassereinlagerung im Gewebe kommen, was sich als „aufgeschwemmtes" Gefühl bemerkbar machen kann. Manche Frauen berichten zusätzlich über vermehrte Blähungen.

Schilddrüsenhormone

Die Schilddrüse wirkt wie der „Gashebel" des Körpers – sie reguliert, wie schnell der Stoffwechsel abläuft. Mit zunehmendem Alter verlangsamt sich diese Aktivität bei vielen Menschen, wodurch der sogenannte Grundumsatz – also die Energie, die der Körper in Ruhe verbraucht – sinken kann.

Das bedeutet: Selbst bei gleichbleibender Ernährung und Bewegung wird mitunter weniger Energie verbrannt, was eine Gewichtszunahme begünstigen kann. Eine regelmäßige Kontrolle der Schilddrüsenfunktion kann dabei helfen, solche Veränderungen frühzeitig zu erkennen.

Insulin

Dieses Hormon wirkt wie ein Türöffner – es hilft dabei, Zucker aus dem Blut in die Körperzellen zu schleusen, wo er als Energie genutzt werden kann. Mit zunehmendem Alter reagieren die Körperzellen oft weniger empfindlich auf Insulin – vergleichbar mit einer Tür, deren Schloss schwergängiger geworden ist.

Diese sogenannte Insulinresistenz führt dazu, dass Zucker länger im Blut bleibt und überschüssige Energie eher in Fett umgewandelt wird. Besonders im Bauchbereich kann sich dadurch vermehrt Fett ansammeln – auch wenn sich an Ernährung oder Bewegung scheinbar wenig verändert hat.

Kortisol

Der Spiegel dieses Stresshormons kann in den Wechseljahren erhöht sein – etwa infolge von Schlafstörungen, Hitzewallungen oder anhaltender innerer Unruhe. Ein dauerhaft erhöhter Kortisolspiegel gilt als möglicher Faktor für eine verstärkte Fetteinlagerung im Bauchbereich, da der Körper unter Stress vermehrt Energiereserven speichert.

Zudem kann Kortisol den Blutzuckerspiegel beeinflussen und das Hungergefühl verstärken – was sich ebenfalls auf das Gewicht auswirken kann.

Diese hormonellen Veränderungen können mit dazu beitragen, dass viele Frauen nach dem 40. Lebensjahr trotz unveränderter Ernährungs- und Bewegungsgewohnheiten zunehmen – und dass das Abnehmen oft schwieriger ist als in jüngeren Jahren.

Auch wenn die hormonelle Regulierung komplexer ist als hier vereinfacht dargestellt, soll dieser Abschnitt einen ersten Eindruck davon vermitteln, wie hormonelle Anpassungsvorgänge während der Wechseljahre das Gewicht beeinflussen können.

Abnehmspritze und Wechseljahre – Besondere Aspekte

Gerade in den Wechseljahren erleben viele Frauen Veränderungen, die sich auch auf das Körpergewicht auswirken können. Eine begleitende Therapie mit der Abnehmspritze kann in dieser Lebensphase unterschiedliche Wirkungen entfalten – je nach individueller Ausgangslage.

Mögliche positive Effekte dabei können sein:

Gewichtsstabilisierung trotz hormoneller Veränderungen
Die medikamentöse Unterstützung kann dazu beitragen, einer durch hormonelle Umstellungen begünstigten Gewichtszunahme entgegenzuwirken.

Gerade in einer Lebensphase, in der viele Frauen trotz unveränderter Lebensgewohnheiten an Gewicht zunehmen, kann das als entlastend empfunden werden – vor allem dann, wenn frühere Abnehmversuche wenig Wirkung gezeigt haben.

Veränderungen des Stoffwechsels
Ein Gewichtsverlust kann sich günstig auf die Insulinempfindlichkeit auswirken – was wiederum bestimmte Stoffwechselvorgänge beeinflussen kann.

Insbesondere bei bestehenden Vorstufen einer Insulinresistenz (z. B. Prädiabetes) lässt sich mitunter eine messbare Verbesserung der Blutzuckerwerte beobachten.

Linderung einzelner Beschwerden
Einige Frauen berichten, dass sich einiger der typischen Wechseljahresbeschwerden – wie etwa Hitzewallungen oder nächtliches Schwitzen – im Verlauf einer Gewichtsabnahme abgeschwächt haben. Ob dies direkt mit der Therapie zusammenhängt oder eher auf

den allgemeinen Gesundheitszustand zurückzuführen ist, lässt sich nicht eindeutig sagen.

Möglich ist, dass sich durch den veränderten Stoffwechsel auch das Temperaturempfinden und das körperliche Gleichgewicht stabilisieren. Solche Effekte sind individuell verschieden und wissenschaftlich bislang nur unzureichend untersucht.

Gesundheitliche Nebeneffekte

Eine Gewichtsreduktion in dieser Lebensphase kann dazu beitragen, das Risiko für bestimmte Erkrankungen – wie Typ-2-Diabetes, Bluthochdruck oder Fettstoffwechselstörungen – zu reduzieren. Ob und in welchem Maße das zutrifft, hängt von verschiedenen individuellen Faktoren ab.

Je nach individueller Ausgangslage kann auch eine Entlastung von Gelenken, eine Verbesserung des Schlafs oder eine stabilere Stimmungslage beobachtet werden – diese Effekte sind jedoch nicht spezifisch für die Spritzentherapie, sondern können allgemein bei erfolgreicher Gewichtsabnahme beobachtet werden.

Neben möglichen positiven Effekten können auch bestimmte Herausforderungen auftreten – je nach individueller Situation:

Veränderter Flüssigkeits- und Elektrolythaushalt

Wechseljahresbeschwerden wie Hitzewallungen und Nachtschweiß können bereits zu einem erhöhten Flüssigkeitsverlust führen. Kommen dann noch Nebenwirkungen wie Übelkeit oder Durchfall hinzu, kann sich das Risiko für eine sogenannte Dehydratation (Wassermangel) erhöhen.

Dabei verliert der Körper nicht nur Wasser, sondern auch Elektrolyte – das sind Mineralstoffe wie Natrium, Kalium, Kalzium und Magnesium. Diese sind unter anderem wichtig für die Funktion von Nerven, Muskeln und den Kreislauf.

Es empfiehlt sich speziell in dieser Lebensphase, auf eine ausreichende Wasserzufuhr in Höhe von etwa 1,5 bis 2 Litern täglich zu achten, zusätzlich wasserreiche Lebensmittel zu bevorzugen und bei Symptomen einer Dehydratation – wie Schwindel, Kopfschmerzen oder Verwirrtheit – zeitnah ärztlichen Rat einzuholen.

Verstärkter Muskelabbau

Mit zunehmendem Alter und sinkenden Hormonspiegeln nimmt die Muskelmasse häufig ab. Im Rahmen einer Gewichtsabnahme kann sich dieser Prozess verstärken – insbesondere dann, wenn die Eiweißzufuhr zu gering ist oder körperliche Bewegung fehlt.

Ein gezieltes Krafttraining und eine eiweißreiche Ernährung können dazu beitragen, den Muskelabbau zu verlangsamen oder auch langfristig dazuzugewinnen.

Rückgang der Knochendichte

In den Wechseljahren führt der sinkende Östrogenspiegel häufig dazu, dass die Knochen an Festigkeit verlieren. Wird dann zusätzlich Gewicht reduziert oder fehlen dem Körper wichtige Nährstoffe wie Kalzium oder Vitamin D, kann der Knochenabbau begünstigt werden.

Regelmäßige Bewegung – besonders solche, die die Knochen gezielt belastet – sowie eine ausgewogene Ernährung sind wichtige Schutzfaktoren. Sie sind ein Signal für den Körper, Knochenmasse zu erhalten oder aufzubauen – und helfen so, Osteoporose vorzubeugen.

Geeignete Aktivitäten sind zum Beispiel Krafttraining, zügiges Gehen oder Walking, Joggen, Yoga, Tai-Chi, Pilates oder auch Tanzen. Schwimmen stärkt ebenfalls Muskeln und Gelenke, auch wenn es insgesamt eine geringere Belastung auf die Knochen im Vergleich zu den anderen sogenannten „Gewicht tragenden" Übungen hat. Deshalb eignet sich Schwimmen besonders gut als gelenkschonende Ergänzung.

Wechselwirkungen mit der Hormonersatztherapie (HET)
Falls Sie eine HET erhalten, sollten potenzielle Wechselwirkungen mit der Abnehmspritze frühzeitig ärztlich besprochen werden. Dabei ist es hilfreich, wenn Ihre behandelnden Ärzte – etwa Gynäkologe und Hausarzt – über alle laufenden Behandlungen informiert sind, um die Dosierung gegebenenfalls anpassen zu können.

Das gilt insbesondere, wenn Sie die HET in Tablettenform anwenden. Da hierbei der Wirkstoff zunächst über den Magen-Darm-Trakt aufgenommen und verstoffwechselt wird, können mögliche Wechselwirkungen mit der Abnehmspritze nicht ausgeschlossen werden.

Strategien für Frauen 40+ in der Therapie

Mit gezielten Strategien können Sie Ihre Therapie mit der Abnehmspritze unterstützen und gleichzeitig auf die besonderen Bedürfnisse Ihres Körpers in dieser Lebensphase eingehen.

Angepasste Ernährung

Was Sie essen, hat großen Einfluss darauf, wie Ihr Körper auf die Therapie reagiert – und auf Ihre Gesundheit insgesamt.

Folgende Aspekte können dabei eine besondere Rolle spielen:

Proteinreiche Ernährung
Um dem natürlichen Muskelabbau im Alter entgegenzuwirken, ist eine ausreichende Proteinzufuhr wichtig. Als grober Richtwert gelten etwa 1,2–1,5 Gramm Eiweiß pro Kilogramm Körpergewicht pro Tag. Für eine Frau mit 70 kg wären das rund 84–105 Gramm täglich. Zum

Vergleich: 100 g Hähnchenbrust enthalten etwa 25 g Protein, ein Becher Magerquark (250 g) rund 30 g.

Weitere eiweißreiche Lebensmittel sind Fisch, Eier, Hülsenfrüchte, Milchprodukte, Tofu oder Nüsse. Versuchen Sie, zu jeder Mahlzeit eine Eiweißquelle einzuplanen – das unterstützt sowohl Muskelerhalt als auch Sättigung.

Kalziumreiche Lebensmittel

Für eine stabile Knochengesundheit ist eine gute Kalziumversorgung wichtig. Empfehlenswert sind z. B. fettarme Milchprodukte wie Joghurt, Quark oder Käse, mit Kalzium angereicherte Pflanzendrinks (z. B. Soja- oder Haferdrinks), grünes Gemüse wie Brokkoli sowie Nüsse – insbesondere Mandeln. Auch kalziumreiches Mineralwasser kann einen Beitrag leisten.

Vitamin D

Dieses Vitamin ist notwendig, damit Kalzium aus der Nahrung im Körper aufgenommen und in die Knochen eingebaut werden kann. Vor allem in den sonnenarmen Monaten, wenn der Körper weniger Vitamin D selbst bildet, kann eine Ergänzung sinnvoll sein – idealerweise nach ärztlicher Rücksprache.

Lebensmittel mit östrogenähnlicher Wirkung

Einige pflanzliche Lebensmittel enthalten sogenannte „Phytoöstrogene“ – Stoffe, die dem körpereigenen Östrogen ähneln. Dazu zählen z. B. Sojaprodukte, Leinsamen oder andere Hülsenfrüchte. Bei manchen Frauen können sie dazu beitragen, Wechseljahresbeschwerden wie Hitzewallungen abzumildern.

Die Wirkung ist individuell unterschiedlich – nicht jede Frau reagiert darauf gleich. Wenn Sie unsicher sind, lassen Sie sich dazu ärztlich oder ernährungsmedizinisch beraten.

Angepasste Bewegung

Bewegung spielt eine zentrale Rolle für den Erfolg der Therapie – nicht nur zur Gewichtsregulation, sondern auch für Muskeln, Knochen, Gelenke und das allgemeine Wohlbefinden. Wichtig ist dabei nicht die Höchstleistung, sondern eine regelmäßige, zu Ihnen passende Aktivität.

Im Folgenden finden Sie einige empfehlenswerte Bewegungsformen:

Krafttraining

Zwei- bis dreimal pro Woche gezieltes Krafttraining ist besonders wichtig, um sowohl dem altersbedingten als auch dem therapiebedingten Muskelabbau entgegenzuwirken. Durch regelmäßige Übungen – zum Beispiel Kniebeugen, Liegestütze oder Training an Geräten – können Sie Ihre Muskelkraft erhalten und gleichzeitig Ihre Leistungsfähigkeit im Alltag verbessern.

Auch Alltagsbewegungen wie Treppensteigen oder das Tragen von Einkaufstaschen können zur Kräftigung der Muskulatur beitragen.

Übungen mit dem eigenen Körpergewicht

Übungen mit dem eigenen Körpergewicht – wie Kniebeugen oder Liegestütze – stärken die Muskulatur und fördern gleichzeitig die Knochengesundheit. Gewicht tragende Ausdauer-Aktivitäten wie Gehen, Tanzen oder leichtes Joggen belasten das Skelett auf gesunde Weise und können dazu beitragen, Knochensubstanz zu erhalten oder aufzubauen.

Gelenkschonende Aktivitäten

Wenn Sie bereits Gelenkprobleme haben, sind Bewegungsformen wie Schwimmen oder Radfahren besonders gut geeignet. Diese Sportarten entlasten die Gelenke, fördern aber trotzdem Ihre Ausdauer, Beweglichkeit und Fitness.

Schwimmen eignet sich besonders gut als ergänzende Bewegungseinheit – auch wenn der Effekt auf die Knochendichte geringer ist als bei Übungen mit tragender Belastung. Deshalb empfiehlt sich eine Kombination mit Aktivitäten, die gezielt die Knochenstruktur anregen.

Regelmäßigkeit statt Intensität
Konsistente, moderate Bewegung – also regelmäßige, nicht zu anstrengende Aktivitäten – bringt langfristig oft mehr gesundheitliche Vorteile als gelegentliche, sehr intensive Trainingseinheiten.

Ihr Körper profitiert besonders dann, wenn Bewegung zur festen Gewohnheit wird – sei es durch tägliche Spaziergänge, kurze Übungseinheiten zu Hause oder regelmäßige Termine für Sport oder Gruppenaktivitäten.

Wichtig ist, dass Sie eine Form der Bewegung finden, die sich in Ihren Alltag integrieren lässt und Ihnen guttut – körperlich wie emotional.

Hormonbalance im Blick behalten

In den Wechseljahren verändert sich die hormonelle Situation oft schrittweise – und nicht immer vorhersehbar. Um die Therapie mit der Abnehmspritze gut darauf abzustimmen, ist es hilfreich, auch die Hormonlage im Blick zu behalten.

Folgende Hinweise können dabei unterstützen:

Regelmäßige Hormonchecks
Lassen Sie in individuell passenden Abständen Ihre Hormonspiegel kontrollieren – etwa Schilddrüsenhormone oder Sexualhormone.

Gerade in einer Phase hormoneller Umstellung kann das helfen, frühzeitig auf Veränderungen zu reagieren.

Wenn Sie Hormone in Tablettenform einnehmen, lässt sich so auch überprüfen, ob der gewünschte Wirkspiegel erreicht wird – oder ob die Aufnahme in den Körper durch die Abnehmspritze möglicherweise beeinflusst wird.

Offene Kommunikation mit Ihren Ärzten

Informieren Sie Ihre betreuenden Ärztinnen und Ärzte – insbesondere Gynäkologe und Hausarzt – über alle laufenden Behandlungen, inklusive der Abnehmspritze. So lassen sich potenzielle Wechselwirkungen oder Dosierungsfragen besser einschätzen. Es kann hilfreich sein, sich auftretende Beschwerden oder Veränderungen vor dem Arztbesuch zu notieren.

Hormonersatztherapie (HET) und Abnehmspritze

Wenn Sie eine HET erhalten, besprechen Sie mögliche Anpassungen gemeinsam mit Ihrem Arzt, denn Gewichtsveränderungen und die durch die Abnehmspritze veränderte Verdauung können die passende Dosierung beeinflussen.

Ziel ist es, beide Behandlungsformen so aufeinander abzustimmen, dass sie sich im Hinblick auf die gesundheitlichen Ziele ergänzen und mögliche Wechselwirkungen vermieden werden.

Während hormonelle Pflaster oder Spiralen meist gleichmäßig wirken, kann es bei oral eingenommenen Hormonen zu Beeinträchtigungen der Aufnahme des Wirkstoffs kommen. In solchen Fällen ist eine regelmäßige Überprüfung der Dosierung und Anpassung, bei Bedarf, sinnvoll.

Psychosoziale Unterstützung

Neben körperlichen Veränderungen bringen Wechseljahre und eine gezielte Gewichtsreduktion oft auch emotionale und soziale Herausforderungen mit sich. Das kann von veränderten Rollen im Alltag – etwa durch eine neue familiäre Situation, berufliche Veränderungen oder ein verändertes Selbstbild – bis hin zu neuen Anforderungen an die eigene Gesundheit und das soziale Umfeld reichen.

Manche Frauen erleben in dieser Phase auch berufliche Umorientierungen, sei es durch den Wunsch nach neuen Herausforderungen, eine angepasste Arbeitsbelastung oder veränderte Prioritäten im Hinblick auf Gesundheit und Lebensqualität.

Die folgenden Anregungen können helfen, seelisches Wohlbefinden und soziale Stabilität während der Therapie zu stärken:

Umgang mit parallelen Veränderungen

Wechseljahre und Gewichtsabnahme bedeuten oft gleichzeitige körperliche, hormonelle und emotionale Anpassungen. Diese können sich gegenseitig verstärken und herausfordernder machen.

In solchen Phasen kann fachliche Unterstützung – etwa durch Ärzte, Therapeuten oder Ernährungsberater – helfen, die Veränderungen einzuordnen und passende Strategien zu entwickeln.

Selbstfürsorge-Routinen

Wenn es Ihnen zusagt, integrieren Sie stressreduzierende Praktiken wie Meditation, Yoga oder progressive Muskelentspannung in Ihren Alltag. Auch kurze, regelmäßige Pausen oder bewusstes Atmen können helfen, das Stressniveau zu senken.

Solche Routinen unterstützen Körper und Geist dabei, in Balance zu bleiben, und können das allgemeine Wohlbefinden fördern.

Gleichgesinnte finden

Der Austausch mit anderen Frauen, die sich in einer ähnlichen Lebenssituation befinden, kann sehr entlastend und unterstützend wirken. Das kann über Selbsthilfegruppen, Onlineforen, Kursangebote oder persönliche Kontakte geschehen.

Scheuen Sie sich nicht, Hilfe anzunehmen – ob professionell oder im privaten Kreis. Gemeinsam lassen sich Herausforderungen oft leichter angehen und motivierende Impulse setzen.

Langfristige Gesundheitsperspektive

Für Frauen in der Lebensmitte kann eine Therapie mit der Abnehmspritze eine Möglichkeit sein, einer übermäßigen altersbedingten Gewichtszunahme entgegenzuwirken und damit verbundene Gesundheitsrisiken zu verringern.

Gleichzeitig ist es wichtig, die Behandlung als Teil einer umfassenden und auf Dauer angelegten Gesundheitsstrategie zu verstehen – einer Strategie, die auch Knochengesundheit, Muskelerhalt, hormonelles Gleichgewicht und allgemeines Wohlbefinden berücksichtigt.

Diese Lebensphase bietet oft die Gelegenheit, gesundheitliche Weichen bewusst neu zu stellen und so eine stabile Grundlage für ein aktives Leben bis ins höhere Alter zu schaffen.

In diesem Rahmen kann die Therapie mit einer Abnehmspritze eine ergänzende Unterstützung sein – vorausgesetzt, sie wird mit einer nachhaltigen Anpassung des Lebensstils kombiniert und auf die individuellen Bedürfnisse in dieser besonderen Lebensphase abgestimmt.

Zum Mitnehmen - Die wichtigsten Erkenntnisse

- **Veränderte Verdauung:** Die Abnehmspritze verlangsamt die Magenentleerung. Dies kann zu einem früheren Sättigungsgefühl führen, aber auch Begleiterscheinungen wie Übelkeit oder Verstopfung mit sich bringen. Anpassungen bei Mahlzeitengrößen, Essensrhythmus und Lebensmittelauswahl können helfen, diese Veränderungen gut zu bewältigen.
- **Nebenwirkungsmanagement:** Häufige Nebenwirkungen wie Übelkeit, Verdauungsbeschwerden und Müdigkeit treten meist vorübergehend auf und lassen mit der Zeit nach. Mit gezielten Strategien – etwa kleineren Mahlzeiten, ausreichender Flüssigkeitszufuhr und angepasster Ernährung – lässt sich das Wohlbefinden in der Regel deutlich verbessern.
- **Operationen oder Magen-Darm-Untersuchungen:** Bei geplanten Eingriffen ist es wichtig, alle beteiligten Ärzte über die Therapie zu informieren. Eine verlangsamte Magenentleerung kann bei Operationen und Untersuchungen wie Magen- oder Darmspiegelungen längere Nüchternzeiten oder eine angepasste Vorbereitung erforderlich machen.
- **Wechselwirkungen mit anderen Medikamenten:** Die Abnehmspritze kann die Aufnahme und Wirkung anderer Medikamente beeinflussen. Besonders relevant ist dies bei Diabetes-Medikamenten, blutverdünnenden Mitteln, Schilddrüsenpräparaten und hormonellen Verhütungsmitteln. Eine offene Kommunikation mit Ärzten und Apothekern trägt wesentlich zu einer sicheren Anwendung bei.

- Frauen in der Mitte des Lebens: Hormonelle Veränderungen in und nach den Wechseljahren können Stoffwechsel und Gewichtsregulation beeinflussen. Eine Therapie mit der Abnehmspritze kann hier unterstützend wirken, erfordert aber besondere Aufmerksamkeit für Muskelerhalt, Knochengesundheit und hormonelles Gleichgewicht.

Reflexionsfragen

Nach all den Informationen zu den Besonderheiten der Therapie ist es nun ein guter Zeitpunkt, einen Moment innezuhalten und zu reflektieren, welche Bedeutung diese Inhalte für Sie persönlich haben. Nehmen Sie sich bewusst Zeit, die folgenden Fragen zu beantworten – möglichst schriftlich. Ihre Antworten können Ihnen als persönlicher Leitfaden für die nächsten Wochen der Therapie dienen und helfen, individuell auf die Besonderheiten der Behandlung vorbereitet zu sein.

Sie können Ihre Notizen auch zu Ihrem nächsten Arztbesuch mitnehmen, um gezielt Fragen zu stellen oder mögliche Bedenken frühzeitig zu besprechen.

1. Veränderungen der Verdauung

Welche Veränderungen habe ich bereits bei meiner Verdauung bemerkt – oder rechne ich damit? Welche konkreten Anpassungen könnte ich in meinem Essverhalten einplanen, um damit besser umzugehen?

Denken Sie zum Beispiel darüber nach, wie Sie bisher auf Magenreizungen reagiert haben oder wie gut Sie bestimmte Nahrungsmittel vertragen. Haben Sie in der Vergangenheit bereits Probleme mit Übelkeit oder Verstopfung gehabt? Diese Erfahrungen können Ihnen Hinweise geben, worauf Sie während der Therapie besonders achten sollten.

So können Sie frühzeitig erkennen, welche Ernährungs- und Verhaltensweisen Ihnen guttun – und Beschwerden gezielt vorbeugen.

2. Umgang mit Nebenwirkungen

Welche möglichen Nebenwirkungen machen mir am meisten Sorgen? Welche vorbeugenden Strategien möchte ich bereits zu Beginn der Therapie einsetzen?

Überlegen Sie, welche Nebenwirkungen für Ihren Alltag am einschränkendsten wären. Wenn Sie beispielsweise Sorge vor Übelkeit haben, können bewährte Hausmittel hilfreich sein. Bei der Befürchtung von Verstopfung lässt sich durch ballaststoffreiche Ernährung und ausreichende Flüssigkeitszufuhr oft vorbeugen.

Praktische Ideen für ein persönliches „Notfall-Set":

- *Ingwertee oder Ingwerbonbons bei Übelkeit*
- *Ein Elektrolytgetränk für den Fall von länger anhaltendem Durchfall*
- *Leichte, gut verträgliche Snacks für unterwegs*
- *Eine Liste mit Symptomen, bei denen ärztlicher Rat wichtig ist (siehe entsprechende Stellen in diesem Ratgeber)*

Ein gut vorbereitetes Notfall-Set gibt Sicherheit und erleichtert es, im Fall von Beschwerden schnell zu reagieren.

3. Medizinische Behandlungen

Welche Ärzte sollte ich über meine Therapie informieren? Stehen in nächster Zeit medizinische Untersuchungen an, bei denen besondere Vorbereitungen sinnvoll sind?

Erstellen Sie eine Liste aller Ärzte, die Sie regelmäßig aufsuchen. Dazu gehören in der Regel der Hausarzt, der Gynäkologe, der Zahn-

arzt sowie gegebenenfalls weitere Fachärzte wie Endokrinologe, Kardiologe oder Orthopäde. Überprüfen Sie Ihren Kalender für die kommenden drei Monate: Sind Vorsorgeuntersuchungen, Operationen oder andere geplante Eingriffe dabei? Notieren Sie sich, bei welchen Terminen Sie den behandelnden Arzt über Ihre Abnehmspritzen-Therapie informieren möchten.

Eine aktuelle und vollständige Information aller behandelnden Ärzte trägt dazu bei, Ihre Therapie sicher und gut abgestimmt fortzuführen.

4. Wechselwirkungen von Medikamenten

Welche Medikamente nehme ich regelmäßig ein – und könnten einige davon mit der Abnehmspritze in Wechselwirkung treten? Mit welchem Arzt sollte ich dies besprechen?

Erstellen Sie eine vollständige Liste aller Medikamente und Präparate, die Sie derzeit einnehmen – einschließlich rezeptfreier Mittel, Nahrungsergänzungen und pflanzlicher Präparate. Besonders wichtig sind Arzneien zur Blutzuckerregulation, für die Schilddrüse oder im Rahmen einer Hormontherapie. Bringen Sie diese Liste zu Ihrem nächsten Arzttermin mit, um mögliche Wechselwirkungen gezielt anzusprechen.

Checkliste für Ihre Medikamentenübersicht:

- *Name des Medikaments/Präparats*
- *Dosierung und Einnahmezeitpunkt*
- *Grund der Einnahme*
- *Verschreibender Arzt (bei verschreibungspflichtigen Medikamenten)*

Eine aktuelle und vollständige Medikamentenübersicht hilft Ihrem Arzt, mögliche Wechselwirkungen frühzeitig zu erkennen und die Therapie entsprechend anzupassen.

5. Hormonelle Aspekte – insbesondere für Frauen in der Lebensmitte

Bemerke ich bereits hormonelle Veränderungen in meinem Körper? Welche zusätzlichen Maßnahmen könnte ich ergreifen, um meine Knochen- und Muskelgesundheit zu fördern?

Notieren Sie mögliche Anzeichen hormoneller Veränderungen – etwa unregelmäßige Monatsblutungen, Hitzewallungen, Stimmungsschwankungen oder eine veränderte Fettverteilung am Körper. Diese Informationen können für Ihren Arzt hilfreich sein, um Ihre Therapie gezielt anzupassen.

Zur Förderung Ihrer Knochen- und Muskelgesundheit könnten Sie folgende Maßnahmen in Betracht ziehen:

- *Sanftes, aber regelmäßiges Krafttraining in den Wochenplan integrieren.*
- *Kalziumreiche Lebensmittel wie Brokkoli, Mandeln oder Milchprodukte bewusst einbauen.*
- *Vitamin-D-Status überprüfen lassen, besonders in den lichtarmen Monaten.*
- *Proteinzufuhr anpassen, zum Beispiel über Magerquark, Hülsenfrüchte oder mageres Fleisch.*
- *Knochendichtemessung erwägen, vor allem bei familiärer Vorbelastung für Osteoporose.*

6. Persönliche Unterstützung

Wer in meinem Umfeld sollte über meine Therapie informiert sein, um mich bestmöglich zu unterstützen? Welche Informationen sind dabei wirklich wichtig?

Überlegen Sie, wer in Ihrem Alltag eine wichtige Rolle spielt und wie diese Personen Ihnen konkret helfen könnten. Eine bewusste Auswahl und gezielte Information kann dafür sorgen, dass Sie im Alltag ent-

lastet werden und sich sicherer fühlen. Mögliche Unterstützer sind zum Beispiel:

- *Ihr Partner oder Ihre Partnerin, besonders im Hinblick auf gemeinsame Mahlzeiten, Einkaufsgewohnheiten und Tagesroutinen*
- *Familienmitglieder oder enge Freunde, mit denen Sie regelmäßig essen oder Zeit verbringen*
- *Arbeitskollegen, mit denen Sie Ihre Pausen gestalten*
- *Eine feste Vertrauensperson, die im Notfall Bescheid weiß oder Sie zum Arzt begleiten kann*

Diese Personen müssen nicht alle medizinischen Details kennen. Oft reicht es, wenn sie über Ihre wichtigsten Ziele, mögliche Nebenwirkungen und besondere Rücksichtnahmen informiert sind. So können sie Ihnen gezielt und ohne Überforderung zur Seite stehen.

7. Umgang mit den eigenen Erwartungen

Welche realistischen Veränderungen erwarte ich in den ersten Wochen der Therapie – und wie kann ich mich mental auf mögliche Anpassungsschwierigkeiten vorbereiten?

Überlegen Sie, welche Verbesserungen Sie sich von der Therapie erhoffen – nicht nur in Bezug auf das Gewicht, sondern auch auf Gesundheit, Energielevel und allgemeines Wohlbefinden. Um sich mental vorzubereiten, können Sie:

- *Ein persönliches Therapietagebuch führen, in dem Sie täglich Erfahrungen, Beobachtungen und Gefühle festhalten.*
- *Kleine, nicht gewichtsbezogene Fortschritte definieren, z. B.: „Ich habe heute keinen Heißhunger verspürt" oder „Ich bin dreimal diese Woche spazieren gegangen".*
- *Selbstfürsorge-Aktivitäten fest einplanen, die Sie einsetzen können, wenn Nebenwirkungen oder Umstellungsphasen belastend werden*

(z. B. ein Spaziergang, eine warme Dusche, ein Gespräch mit einer vertrauten Person).

- *Eine kurze Motivationsliste erstellen, die Sie daran erinnert, warum Sie sich für die Therapie entschieden haben.*

Die ersten Wochen der Therapie mit einer Abnehmspritze können eine besondere Herausforderung sein, da sich Ihr Körper an die Veränderungen gewöhnt. Realistische Erwartungen und Geduld mit sich selbst können Ihnen helfen, motiviert zu bleiben.

Notizen

Vorbereitung auf die Therapie

Mit der Entscheidung für eine Therapie mit einer Abnehmspritze verfolgen Sie in der Regel das Ziel, Ihr Körpergewicht zu reduzieren. Dies kann sich positiv auf Ihre Gesundheit und Ihr allgemeines Wohlbefinden auswirken. Eine sorgfältige Vorbereitung erhöht die Wahrscheinlichkeit, dass Sie mit der Therapie gute Ergebnisse erzielen.

Grundsätzlich gilt: Eine Abnehmspritze ist ein medizinisches Hilfsmittel, kein Wundermittel. Langfristig werden Sie den erzielten Gewichtsverlust nur halten, wenn Sie Ihre Essgewohnheiten dauerhaft anpassen und Ihre Einstellung zu Nahrungsmitteln bewusst hinterfragen.

Zur Vorbereitung auf Ihre Therapie gehört auch, einen Eindruck davon zu bekommen, welche Veränderungen und Erfahrungen während der Behandlung möglich sind. Dieses Wissen kann Ihnen helfen, den Verlauf bewusster zu gestalten und sich gut auf unterschiedliche Situationen einzustellen.

Was Sie während der Therapie erwartet

Sie werden in den kommenden Wochen voraussichtlich verschiedene Veränderungen spüren. Das Medikament reduziert Ihr Hungergefühl und lässt Sie früher ein Sättigungsgefühl wahrnehmen. Dadurch haben Sie die Möglichkeit, Ihre Beziehung zum Essen neu zu gestalten und dauerhaft gesündere Essgewohnheiten zu entwickeln. Für den Verlauf Ihrer Behandlung ist nicht nur die körperliche Umstellung entscheidend, sondern auch Ihre mentale und emotionale Haltung.

Dieses Kapitel zeigt Ihnen, wie Sie sich gut auf den Start Ihrer Therapie vorbereiten können. Sie erhalten Informationen zu emotionalen und mentalen Faktoren sowie zu praktischen Fragen: Welche Veränderungen können im Alltag auftreten? Wie kann Sie Ihr Umfeld unterstützen? Wie wenden Sie das Medikament korrekt an? Auch wichtige Fragen zu Kosten und Abrechnung werden behandelt.

Lesen Sie die folgenden Abschnitte aufmerksam durch und überlegen Sie, welche Punkte für Sie persönlich besonders wichtig sind. Da jeder Mensch anders reagiert, werden auch Sie Ihre eigenen, individuellen Erfahrungen mit dieser Therapie machen. Die Informationen und Tipps dienen Ihnen als Leitfaden, den Sie an Ihre persönliche Situation anpassen können.

Gedanken und Gefühle zu Beginn der Therapie

Wenn Sie sich für eine Behandlung mit einer Abnehmspritze entscheiden, können ganz unterschiedliche Gefühle auftreten – von Hoffnung und Erleichterung bis hin zu Unsicherheit oder Scham. Solche Reaktionen sind normal und verdeutlichen, welche Bedeutung dieser Schritt für Sie hat.

In den nächsten Abschnitten unterstützen wir Sie dabei, sich mental und emotional auf diese neue Phase Ihrer Behandlung einzustellen. Dabei stehen drei Aspekte im Vordergrund: ein offener Umgang mit der Situation, ein wertschätzender Blick auf sich selbst sowie realistische Ziele für Ihre Therapie.

Ziele realistisch setzen

Ein wichtiger Teil Ihrer mentalen Vorbereitung ist es, realistische Ziele zu formulieren. Die Abnehmspritze kann Ihre Gewichtsabnahme unterstützen. Studien zeigen, dass die meisten Menschen mit diesen Medikamenten innerhalb von sechs bis zwölf Monaten etwa 10–15 % ihres Ausgangsgewichts verlieren. Manche erreichen mehr, andere weniger. Was bedeutet das in Zahlen? Bei einem Startgewicht von 100 kg entspricht das einem durchschnittlichen Gewichtsverlust von etwa 10 bis 15 kg.

Denken Sie daran: Gewichtsabnahme ist eher ein Marathon als ein Sprint. Ihr Körpergewicht verändert sich schrittweise. Planen Sie daher eine längere Therapie ein – mit Phasen des Fortschritts, aber auch mit Zeiten ohne Gewichtsverlust oder gelegentlichen leichten Gewichtszunahmen. Betrachten Sie diese nicht als Rückschlag, sondern als normale Etappen im Verlauf Ihrer Therapie.

Die eigene Motivation verstehen

Bevor Sie mit der Therapie beginnen, nehmen Sie sich bewusst Zeit, über Ihre persönlichen Beweggründe nachzudenken. Warum möchten Sie abnehmen? Vielleicht streben Sie gesundheitliche Verbesserungen an – etwa ein geringeres Risiko für Diabetes oder eine Entlastung Ihrer Gelenke. Oder Sie wünschen sich mehr Energie für den Alltag mit Ihrer Familie. Auch mehr Wohlbefinden und ein besseres Körpergefühl können wichtige Antriebe sein.

Ganz gleich, was Ihre Gründe sind: Sie bilden die Basis für Ihre Motivation während der gesamten Behandlung. Je klarer Sie Ihre Motivation für sich selbst benennen, desto leichter wird es, auch bei Herausforderungen dranzubleiben.

Schreiben Sie Ihre Beweggründe auf und bewahren Sie sie an einem Ort auf, den Sie täglich sehen. An schwierigen Tagen kann diese Erinnerung Ihnen neue Kraft geben.

Praxistipp

Dokumentieren Sie Ihre persönlichen Gründe für die Behandlung schriftlich. Bewahren Sie diese Notizen griffbereit auf – als individuelle Erinnerung für Momente, in denen Sie zusätzliche Motivation benötigen.

Mit Unsicherheiten umgehen

Vor dem Start einer neuen Behandlung sind Ängste, Unsicherheiten und Zweifel normal. Vielleicht fragen Sie sich: „Was, wenn es nicht funktioniert?" oder „Werden die Nebenwirkungen zu stark sein?"

Wenn frühere Abnehmversuche nicht zum gewünschten Ergebnis geführt haben, könnte die Sorge vor einer weiteren Enttäuschung entstehen. Unterdrücken Sie solche Gedanken nicht, sondern erkennen und akzeptieren Sie sie bewusst. Sprechen Sie offen mit Ihrem Arzt über Ihre Bedenken.

Gut zugängliche und verständliche Informationen zu Ihrer Therapie können viele Fragen bereits im Vorfeld klären und unnötige Sorgen verringern.

Auch der Austausch mit Menschen, die bereits Erfahrungen mit der Abnehmspritzen-Therapie gemacht haben, kann hilfreich sein. In Gesprächen erfahren Sie, wie andere mit ähnlichen Fragen und Gefühlen umgegangen sind – und welche praktischen Tipps sie für den Therapiebeginn weitergeben konnten.

Mit sich selbst freundlich umgehen

Beim Abnehmen verläuft der Weg zum Ziel selten geradlinig – Rückschläge gehören dazu. Eine wichtige Fähigkeit für Ihren persönlichen Therapieverlauf ist der freundliche und verständnisvolle Umgang mit sich selbst, die Entwicklung von Selbstmitgefühl. Behandeln Sie sich so, wie Sie einen guten Freund behandeln würden – mit Geduld und Respekt.

Selbstmitgefühl fällt oft leichter, wenn Sie sich bewusst machen, dass Übergewicht und Adipositas durch ein vielschichtiges Zusammenspiel verschiedener Faktoren entstehen – und nicht allein eine Frage fehlender Willenskraft oder mangelnder Disziplin sind. Die Entscheidung für eine medizinische Behandlung basiert auf fachlichen Gründen und sollte stets in enger Absprache mit Ihrem behandelnden Arzt getroffen werden. Sie ist ein wohlüberlegter Schritt, den Sie gemeinsam abwägen – mit dem Ziel, Ihre gesundheitliche Situation nachhaltig zu verbessern.

Tagebuch als Begleiter Ihrer Therapie

Legen Sie bereits vor dem Start Ihrer Behandlung ein Tagebuch an. Darin halten Sie nicht nur Ihre Gedanken und Gefühle fest, sondern dokumentieren auch Ihren körperlichen und seelischen Ausgangszustand. Sie können dafür ein einfaches Notizbuch verwenden, ein spezielles Therapietagebuch oder ein anderes geeignetes Arbeitsbuch.

Diese Aufzeichnungen helfen Ihnen während der Therapie, Fortschritte zu erkennen – auch unabhängig von den Zahlen auf der Waage. Manche Veränderungen verlaufen leise, langsam und schrittweise. Beim späteren Rückblick auf Ihre Einträge werden Sie oft Details entdecken, die Ihnen im Alltag entgangen sind – etwa kleine Veränderungen in Ihrer Stimmung, Ihrer Fitness oder Ihrem Essverhalten.

Solche Beobachtungen können Ihnen verdeutlichen, wie sich Ihr Weg entwickelt, und geben Ihnen neue Motivation, dranzubleiben. Manchmal ist es genau dieser Blick zurück, der Sie daran erinnert, wie weit Sie schon gekommen sind.

Um Ihren Ausgangszustand möglichst vollständig festzuhalten, kann es hilfreich sein, sich an einer strukturierten Liste zu orientieren. Die folgende Checkliste bietet Ihnen Beispiele für Aspekte, die Sie zu Beginn Ihrer Therapie dokumentieren können – als wertvolle Grundlage für Ihr persönliches Therapietagebuch.

Checkliste - Ihr Ausgangszustand zu Beginn der Therapie

Die folgenden Punkte sind Beispiele. Ergänzen Sie gerne weitere für Sie wichtige Aspekte, um Ihren persönlichen Ausgangszustand möglichst vollständig abzubilden.

Energie und Wohlbefinden

☐ Haben Sie ausreichend Energie für Ihren Alltag?
☐ Wie würden Sie Ihre allgemeine Stimmungslage beschreiben?
☐ Wie beurteilen Sie Ihre Schlafqualität?

Körperliches Befinden

☐ Welche körperlichen Beschwerden haben Sie aktuell?
☐ Wie würden Sie Ihre Beweglichkeit im Alltag einschätzen?
☐ Notieren Sie Ihre aktuellen Körperumfänge.
☐ Wie fühlen Sie sich in Ihrem Körper?

Essverhalten

☐ Wie verändert sich Ihr Hungergefühl im Laufe des Tages?
☐ Notieren Sie Ihre aktuellen Essgewohnheiten und Essenszeiten.
☐ Wie häufig verspüren Sie Heißhunger oder Essattacken?

Alltagsbewältigung

☐ Wie zufrieden sind Sie mit Ihrer aktuellen Kleidergröße?
☐ Wie gehen Sie mit stressigen Situationen um?
☐ Wie schätzen Sie Ihre Motivation und Ihr Selbstvertrauen ein?
☐ In welchen Situationen essen Sie aus anderen Gründen als Hunger?

Manche Veränderungen verlaufen leise, langsam und schrittweise – und werden beim späteren Blick auf Ihre Notizen sichtbar. Fotos können solche Entwicklungen im Verlauf der Zeit jedoch oft noch eindrucksvoller zeigen, als es schriftliche Aufzeichnungen allein vermögen.

Praxistipp

Ergänzen Sie Ihr Tagebuch deshalb durch regelmäßige Fotoaufnahmen: Fotografieren Sie sich vor Beginn der Therapie nicht nur von vorne, sondern auch von der Seite. Wiederholen Sie diese Aufnahmen etwa einmal im Monat unter möglichst gleichen Bedingungen – also mit derselben Kleidung, ähnlicher Beleuchtung und gleicher Körperhaltung. Solche Bildvergleiche können eine zusätzliche Motivation sein, weil sie Fortschritte deutlich machen, die im Alltag leicht übersehen werden.

Schon vor der Therapie aktiv werden

Falls Sie diesen Ratgeber vor Beginn Ihrer Therapie lesen, starten Sie am besten jetzt mit ersten Veränderungen in Ihrem Alltag. Frühzeitige Schritte können den Start erleichtern. Passen Sie Ihre Ernährung, Bewegung und Schlafgewohnheiten an – und beobachten Sie, welche positiven Effekte sich schon vorher zeigen.

Nutzen Sie diese Zeit, um herauszufinden, welche Veränderungen für Sie realistisch und dauerhaft umsetzbar sind. Probieren Sie neue Bewegungsformen, kleine Anpassungen im Speiseplan oder achten Sie auf regelmäßige Schlafzeiten. So entwickeln Sie bereits vor Therapiebeginn Gewohnheiten, die Sie später leichter beibehalten können.

Bewusster essen lernen

Bevor Sie mit der Therapie beginnen, lohnt es sich, Schritt für Schritt auf Ihre eigenen Essgewohnheiten zu achten. Ziel ist es, die Nahrung selbst und die Umstände, unter denen Sie essen, bewusster wahrzunehmen. Diese Aufmerksamkeit kann helfen, kleine und dauerhafte Veränderungen einzuführen.

Die bewusste Auswahl, Zubereitung und Aufnahme von Nahrung ist auch im Hinblick auf die Therapie mit einer Abnehmspritze hilfreich, da Sie währenddessen wahrscheinlich deutlich kleinere Mengen zu sich nehmen werden.

Um bewusster zu essen, können kleine Veränderungen im Essalltag helfen. Die folgende Übung zeigt Ihnen einfache Schritte, mit denen Sie Ihre Mahlzeiten achtsamer gestalten können.

Praktische Übung – Bewusstes Essen

- Schalten Sie Ablenkungen aus, zum Beispiel Fernseher oder Smartphone.
- Nehmen Sie bewusst Farben, Düfte und Konsistenz Ihrer Speisen wahr.
- Kauen Sie langsam und legen Sie das Besteck zwischen den Bissen ab.
- Achten Sie darauf, wann sich das erste Sättigungsgefühl einstellt – und wie es sich anfühlt.
- Planen Sie mindestens 20 Minuten für eine Mahlzeit ein.
- Beobachten Sie, ob Sie aus Hunger, Stress, Langeweile oder Gewohnheit essen.

Portionsgrößen anpassen

Die Abnehmspritze kann dazu führen, dass Sie schneller satt werden und mit kleineren Portionen auskommen. Um Ihren Körper behutsam darauf vorzubereiten, lohnt es sich, schon jetzt die Portionsgrößen anzupassen.

Praktische Übung – Portionsgröße

- Verwenden Sie kleinere Teller und Schüsseln – das unterstützt auch optisch bei der Umgewöhnung.
- Teilen Sie größere Mahlzeiten auf und heben Sie einen Teil für später auf, statt alles auf einmal zu essen.
- Beenden Sie die Mahlzeit, sobald Sie ein Sättigungsgefühl bemerken – auch wenn der Teller noch nicht leer ist.

Diese ersten Anpassungen können ein bewussteres Essverhalten fördern und den Übergang in die Therapiephase erleichtern.

Proteinreiche Lebensmittel verwenden

Bei einer Gewichtsabnahme verliert der Körper nicht nur Fett, sondern auch Muskelmasse. Da Sie während der Therapie voraussichtlich weniger essen werden, besteht das Risiko, dass Sie zu wenig Eiweiß aufnehmen. Eine ausreichende Eiweißzufuhr spielt daher während der Therapie eine wichtige Rolle, um den Erhalt Ihrer Muskulatur zu unterstützen. Beginnen Sie am besten schon jetzt, mehr Eiweiß in Ihre Ernährung zu integrieren.

Der Eiweißbedarf ist nicht bei allen Menschen gleich.

- Für Erwachsene ohne erhöhte sportliche Aktivität liegt die Empfehlung bei etwa 0,8 g Eiweiß pro Kilogramm Körpergewicht pro Tag.

- Für sportlich sehr aktive Personen – vor allem bei regelmäßigem Krafttraining oder intensiven Ausdauereinheiten von mehr als fünf Stunden pro Woche – kann der Bedarf auf 1,2 bis 2 g Eiweiß pro Kilogramm Körpergewicht steigen.
- Bei sehr intensivem Krafttraining werden in bestimmten Phasen auch Werte von bis zu 3 g pro Kilogramm Körpergewicht diskutiert, wobei 1,6 bis 2 g meist als ausreichend gelten.
- Freizeitsportler mit weniger als fünf Stunden Training pro Woche haben in der Regel keinen deutlich erhöhten Eiweißbedarf und kommen mit den Werten für die Allgemeinbevölkerung aus.

Bei einem Körpergewicht von 80 kg entspricht dies je nach Aktivitätsniveau zwischen 64 g und 160 g Eiweiß pro Tag. Die genaue Empfehlung hängt von Faktoren wie Trainingsart, -häufigkeit und persönlichen Gesundheitszielen ab. Zur Orientierung zeigen die folgenden Tabellen eine Auswahl proteinreicher Lebensmittel mit ihrem ungefähren Eiweißgehalt.

Pflanzliche Quellen	**Proteingehalt (g/100 g)**
Linsen	23
Kichererbsen	18
Sojabohnen	36
Tofu	10–15
Mandeln	16–18
Chiasamen	12–13
Haferflocken	12–13

Tab. 1: Auswahl pflanzlicher Lebensmittel und deren durchschnittlicher Eiweißgehalt (Werte für Rohprodukte)

Tierische Quellen	Proteingehalt (g/100 g)
Mageres Hähnchenbrustfilet	23
Mageres Rindfleisch	24
Fisch (Lachs)	20–25
Eier	13
Magerquark	12
Griechischer Joghurt	7
Parmesan	36

Tab. 2: Auswahl tierischer Lebensmittel und deren durchschnittlicher Eiweißgehalt (Werte für Rohprodukte)

Praxistipp

Probieren Sie bereits vor Therapiebeginn verschiedene eiweißreiche Rezepte aus und achten Sie darauf, welche Ihnen besonders zusagen. So haben Sie zum Start Ihrer Behandlung schon einige bewährte Lieblingsgerichte parat – und können Ihre Ernährung ohne große Umstellung fortsetzen.

Bewegung – Sanfter Einstieg in mehr Aktivität

Regelmäßige Bewegung kann den Erfolg Ihrer Therapie unterstützen – sie fördert nicht nur die Gewichtsabnahme, sondern auch Ihr allgemeines Wohlbefinden. Beginnen Sie mit leichten Aktivitäten, die Ihnen Freude bereiten und sich gut in Ihren Alltag einfügen.

Es muss nicht gleich ein intensives Sportprogramm sein – auch kurze, aber regelmäßige Bewegungseinheiten können bereits positive Effekte haben.

Alltagsbewegung steigern

Oft unterschätzen wir, wie leicht sich zusätzliche Bewegung in den Alltag integrieren lässt.

Schon kleine Änderungen können sich positiv auf Ihre Gesundheit und Ihr Wohlbefinden auswirken:

- Nutzen Sie die Treppe statt des Aufzugs.
- Parken Sie bewusst etwas weiter entfernt von Ihrem Ziel.
- Steigen Sie eine Haltestelle früher aus und gehen Sie den Rest zu Fuß.
- Führen Sie Telefonate im Stehen oder Gehen – auch zu Hause oder im Büro.

Solche Gewohnheiten helfen, Bewegung ganz selbstverständlich in Ihren Tag einzubauen – ohne dass es sich nach zusätzlichem „Sport“ anfühlt.

Mit moderatem Training beginnen

Wenn Sie bisher wenig Sport getrieben haben, starten Sie mit leichten Aktivitäten und steigern Sie diese Schritt für Schritt – in Ihrem eigenen Tempo.

Wichtig ist, dass die Bewegung gut in Ihren Alltag passt und Sie sich dabei wohlfühlen:

- Kurze Spaziergänge von 10–15 Minuten, die Sie nach und nach verlängern
- Sanfte Dehnübungen oder Yoga zur Förderung von Beweglichkeit und Körperwahrnehmung
- Schwimmen oder Wassergymnastik, um Ihre Gelenke zu schonen
- Radfahren auf ebener Strecke oder auf dem Heimtrainer

In dieser Einstiegsphase geht es nicht um Höchstleistungen, sondern darum, Ihren Körper behutsam an regelmäßige Bewegung zu gewöhnen und dabei erste positive Erfahrungen zu sammeln.

Praxistipp

Wählen Sie eine Bewegungsform, die Ihnen Freude bereitet. So wird Bewegung nicht zur Pflichtübung, sondern zu einer Bereicherung – körperlich wie seelisch.

Schlaf – Die unterschätzte Säule der Gesundheit

Ihr Schlaf hat einen erheblichen Einfluss auf Ihr Gewicht und Ihre allgemeine Gesundheit. Bei Schlafmangel geraten die Hunger- und Sättigungshormone aus dem Gleichgewicht: Der Körper bildet mehr vom „Hungerhormon" Ghrelin und weniger vom „Sättigungshormon" Leptin. Das kann dazu führen, dass Sie mehr Hunger verspüren und mehr essen – auch wenn Ihr Körper diese zusätzliche Energie nicht benötigt.

Achten Sie daher schon vor Therapiebeginn bewusst auf ausreichend und erholsamen Schlaf. Die Verbesserung des Schlafs ist oft ein schrittweiser Prozess, der Zeit und Geduld erfordert. Selbst kleine Fortschritte können sich positiv auf den Therapieverlauf auswirken.

Wenn Sie unter chronischen Schlafproblemen leiden, besprechen Sie diese vor Beginn der Therapie mit Ihrem behandelnden Arzt. Schlafstörungen treten bei Menschen mit Übergewicht häufiger auf und können den Behandlungserfolg beeinträchtigen. Eine gründliche Abklärung und – falls nötig – gezielte Behandlung kann nicht nur den Therapieverlauf unterstützen, sondern auch Ihr allgemeines Wohlbefinden verbessern.

Sollten Sie unter starkem Schnarchen, Atemaussetzern im Schlaf oder anhaltender Tagesmüdigkeit leiden, könnte eine Schlafapnoe vorliegen. In diesem Fall ist es sinnvoll, einen Facharzt für Schlafmedizin aufzusuchen. Die moderne Schlafmedizin verfügt über etablierte Diagnoseverfahren und verschiedene Behandlungsmöglichkeiten. Gemeinsam mit einem Experten können Sie begleitende Therapieschritte festlegen, die zu Ihrer Situation passen. Mit fortschreitender Gewichtsabnahme durch die Therapie können sich zudem häufig auch die Symptome einer Schlafapnoe verändern.

Schlafhygiene verbessern

Gezielte Veränderungen können Ihre Schlafqualität spürbar verbessern.

Schon einfache Maßnahmen tragen oft zu einem erholsameren Schlaf bei:

- Halten Sie regelmäßige Schlaf- und Aufstehzeiten ein – auch am Wochenende.
- Schaffen Sie eine ruhige, dunkle und eher kühle Schlafumgebung.
- Verzichten Sie möglichst 1–2 Stunden vor dem Zubettgehen auf elektronische Geräte wie Smartphone, Tablet oder Fernseher.
- Entwickeln Sie ein beruhigendes Abendritual, z. B. durch Lesen, Meditation, sanftes Dehnen oder ein warmes Bad.

Erholsamer Schlaf unterstützt nicht nur Ihre körperliche Regeneration, sondern auch Ihre emotionale Stabilität und einen gesunden Stoffwechsel – wichtige Grundlagen für den Erfolg Ihrer Therapie.

Unterstützung aus dem sozialen Umfeld finden

Die Therapie und die damit verbundenen Veränderungen im Alltag gelingen oft leichter, wenn Sie Rückhalt aus Ihrem Umfeld haben. Unterstützung kann Ihre Motivation stärken und Ihnen helfen, neue Gewohnheiten konsequent umzusetzen. Ob durch Familie, Freunde, Kollegen oder fachliche Begleitung – Menschen, die Sie ermutigen, mitdenken und mitfühlen, können zu einem wertvollen Bestandteil Ihres Therapiewegs werden.

Familienmitglieder und enge Freunde einbeziehen

Informieren Sie ausgewählte Vertrauenspersonen über Ihre Entscheidung für die Therapie. Sie bestimmen selbst, wem Sie und was Sie davon erzählen – ein kleiner Kreis an Unterstützern kann dabei sehr wertvoll sein. Erklären Sie diesen Personen, was die Abnehmspritze bewirkt und wie sie angewendet wird.

Sagen Sie ihnen auch, wie sie Sie konkret unterstützen können, zum Beispiel durch:

- gemeinsame Bewegungsaktivitäten,
- Rücksichtnahme bei Mahlzeiten,
- emotionalen Beistand an herausfordernden Tagen.

Oft genügt es schon, wenn jemand Ihre Situation versteht – und Ihnen das Gefühl gibt, nicht allein zu sein.

Konstruktiver Umgang mit Widerständen

Nicht jeder in Ihrem Umfeld wird Ihre Entscheidung für eine medikamentöse Therapie verstehen oder gutheißen. Manche Menschen haben Vorurteile gegenüber Abnehmmedikamenten oder vertreten vereinfachte Ansichten zu Übergewicht – etwa nach dem Motto: „*Man muss sich nur zusammenreißen.*“

Bereiten Sie sich innerlich auf solche Reaktionen vor. Sie müssen sich nicht rechtfertigen; wenn Sie möchten, können Sie sachlich erklären, dass Adipositas eine komplexe Erkrankung ist und Ihre Therapie ärztlich begleitet wird.

Ihre Gesundheit steht im Mittelpunkt – und Ihre Entscheidung zählt. Sie kennen Ihre Situation, Ihre Herausforderungen und Ihre Ziele am besten. Sie bestimmen, welche Form der Unterstützung für Sie hilfreich ist.

Professionelle Unterstützung organisieren

Neben Ihrem behandelnden Arzt gibt es weitere Fachleute, die Sie auf Ihrem Weg begleiten können.

Je nach Bedarf können diese unterschiedliche Schwerpunkte setzen und Sie in verschiedenen Bereichen gezielt unterstützen:

- **Ernährungsberater** helfen Ihnen, einen individuellen Ernährungsplan zu entwickeln, der zu Ihren Bedürfnissen während und nach der Therapie passt, und beraten zu Lebensmittelauswahl und Essgewohnheiten.
- **Physiotherapeuten oder Sportwissenschaftler** erstellen ein maßgeschneidertes Bewegungsprogramm, das Ihren aktuellen Fitnessstand und mögliche gesundheitliche Einschränkungen berücksichtigt, und zeigen sichere Übungstechniken.
- **Psychologen oder Psychotherapeuten** können Ihnen Unterstützung bieten, wenn emotionales Essen eine Rolle spielt oder wenn Sie mit Ängsten, Unsicherheiten oder Rückschlägen umgehen müssen, und können hilfreiche Bewältigungsstrategien vermitteln.

Praktischer Tipp

Es kann sich lohnen, bei Ihrer Krankenkasse nachzufragen, ob sie die Kosten für solche gesundheitsfördernden Maßnahmen ganz oder teilweise übernimmt. Manche Kassen erstatten diese Angebote oder bezuschussen sie im Rahmen von Gesundheitsförderungsprogrammen. Dies gilt unabhängig davon, ob Sie eine Therapie mit einer Abnehmspritze durchführen.

Persönliche Gruppen und virtuelle Gemeinschaften

Der Austausch mit anderen Menschen in ähnlichen Situationen kann wertvoll sein. Sie profitieren von praktischen Tipps, emotionaler Unterstützung – und dem beruhigenden Gefühl, nicht allein zu sein.

Für diesen Austausch stehen Ihnen unterschiedliche Wege offen:

Lokale Selbsthilfegruppen

Hier können Sie persönlichen Kontakt knüpfen – mit festen Terminen und regelmäßigen Treffen. Solche Gruppen finden Sie zum Beispiel über Ihren Arzt, spezialisierte Kliniken, Krankenkassen oder die NAKOS (www.nakos.de) – die Nationale Kontakt- und Informationsstelle zur Anregung und Unterstützung von Selbsthilfegruppen. Diese gemeinnützige, öffentlich geförderte Einrichtung informiert bundesweit über Selbsthilfegruppen ohne kommerzielle Interessen – deshalb möchten und können wir sie hier nennen.

Onlineforen und soziale Medien

Diese Kanäle bieten Anonymität, Austausch rund um die Uhr und eine große Reichweite. Im Internet finden Sie viele Plattformen zum Thema Gewichtsreduktion. Aus Neutralitätsgründen verzichten wir auf konkrete Empfehlungen. Sowohl kommerzielle als auch kostenfreie Angebote können passend sein. Suchen Sie gezielt nach Gruppen zu Adipositas oder Abnehmspritzen, die Ihnen inhaltlich und vom Umgangston her zusagen.

Apps mit Community-Funktion
Sie verbinden den Austausch mit anderen, motivierende Impulse und die Möglichkeit, den eigenen Fortschritt zu dokumentieren. Der Markt bietet zahlreiche Optionen – von privaten Anbietern, Krankenkassen und Gesundheitsinitiativen.

Wir nennen keine konkreten Apps – nicht nur aus Neutralitätsgründen, sondern auch, weil sich das Angebot ständig verändert.

Hinweise zu virtuellen Gruppen oder Foren

Gerade im Internet ist das Angebot groß – und nicht alles ist vertrauenswürdig.

Die folgenden Empfehlungen können Ihnen dabei helfen, eine sichere und seriöse Online-Gemeinschaft zu finden:

- **Vor dem Beitritt beobachten:** Lesen Sie zunächst eine Weile still mit, bevor Sie selbst aktiv werden.
- **Fachliche Qualität prüfen:** Achten Sie darauf, ob „seriöse“ und wissenschaftlich fundierte Informationen geteilt werden.
- **Kommunikationskultur beachten:** Suchen Sie nach einem respektvollen, positiven und unterstützenden Umgangston mit klaren Verhaltensregeln.
- **Transparente Leitung bevorzugen:** In guten Gruppen ist erkennbar, wer moderiert, und neue Mitglieder werden freundlich begrüßt.
- **Werbung kritisch betrachten:** Meiden Sie Gemeinschaften mit aufdringlicher Werbung oder gezielten Produktplatzierungen.

- **Aktive Gruppen wählen:** Eine lebendige Gemeinschaft erkennen Sie an regelmäßigen Beiträgen und zeitnahen Antworten.
- **Auf technische Sicherheit achten:** Bevorzugen Sie Plattformen, die persönliche Informationen vertraulich behandeln und klare Datenschutzregeln haben.

Nutzen Sie die Form des Austauschs, die Ihnen persönlich zusagt und zu Ihrem Alltag passt – ob persönlich, online oder per App. Eine positive Community kann Sie motivieren und bestärken, während eine negative Umgebung Ihre Fortschritte bremsen kann.

Kommunikation am Arbeitsplatz

Ob und wie Sie Kollegen oder Vorgesetzte über Ihre Therapie informieren, entscheiden Sie selbst. Manchmal kann es hilfreich sein, einzelne Personen einzuweihen – etwa wenn Sie regelmäßig zu bestimmten Zeiten ein Medikament einnehmen oder spritzen müssen oder auch wenn Sie an gemeinsamen Mahlzeiten teilnehmen.

Überlegen Sie, wie viel Sie mitteilen möchten. Oft genügt ein kurzer Satz wie: „Ich nehme derzeit an einem medizinischen Programm teil, um meine Gesundheit zu verbessern." Sie sind nicht verpflichtet, Details zu nennen. Es geht um Ihre Gesundheit – und um Ihr Recht, damit vertraulich und selbstbestimmt umzugehen.

Praxistipp

Wenn Sie am Arbeitsplatz über Ihre Therapie sprechen möchten, wählen Sie gezielt eine Person, der Sie vertrauen und die Verschwiegenheit wahrt. Achten Sie darauf, dass Ihre Entscheidung respektiert und sensibel mit Ihren Informationen umgegangen wird.

Praktische Vorbereitungen für die Spritzentherapie

Der Umgang mit Spritzen und Injektionen erscheint anfangs oft schwierig – besonders, wenn Sie bisher keine Erfahrung mit Injektionsmedikamenten haben. Diese Unsicherheit ist völlig normal. Mit sorgfältiger Vorbereitung, etwas Übung und Geduld werden Sie in der Regel schnell Sicherheit gewinnen.

Viele Patienten berichten, dass ihre anfänglichen Bedenken schon nach wenigen Anwendungen deutlich nachlassen – und die Verabreichung des Medikaments bald zur Routine wird.

So erhalten Sie Ihr Medikament

Da Abnehmspritzen bis zur ersten Verwendung ununterbrochen kühl gelagert werden müssen, ist es sinnvoll, den Ablauf der Beschaffung und Lagerung vorab sorgfältig zu organisieren.

Nachdem Ihr Arzt Ihnen die Abnehmspritze verschrieben hat, können Sie das Medikament auf zwei Wegen erhalten:

Rezepteinlösung in der Apotheke

Eine Möglichkeit ist, Ihr Rezept in einer örtlichen Apotheke einzulösen. Da Sie die Abnehmspritze kühl lagern müssen, klären Sie vorab telefonisch, ob das Medikament vorrätig ist oder bestellt werden kann. So vermeiden Sie unnötige Wege.

Nehmen Sie zur Abholung am besten eine kleine Kühltasche mit oder fragen Sie, ob die Apotheke Ihnen eine isolierte Transporttasche geben kann.

Ein Vorteil örtlicher Apotheken ist die persönliche Betreuung, die hilfreich sein kann, wenn Sie noch Fragen zum Präparat oder zur Injektion haben.

Online-Apotheke
Sie können Ihr Rezept auch bei einer Versandapotheke einlösen. Der Versand erfolgt unter Einhaltung einer durchgehenden Kühlkette direkt an Ihre Wunschadresse.

Ein Vorteil von Versandapotheken ist die bequeme Lieferung, was insbesondere für Patienten mit eingeschränkter Mobilität oder in ländlichen Regionen praktisch sein kann.

Sicherheitshinweis zur Medikamentenbeschaffung

Beziehen Sie Abnehmspritzen ausschließlich über in Deutschland zugelassene Apotheken und nur mit gültigem Rezept. Medikamente aus Internetforen, sozialen Medien, von privaten Verkäufern oder anderen nicht überprüfbaren Quellen können gefährliche oder unbekannte Wirkstoffe enthalten, verunreinigt sein oder unsachgemäß gelagert werden. Dies kann zu schweren Gesundheitsschäden oder sogar lebensbedrohlichen Nebenwirkungen führen.

Der Erwerb und Gebrauch solcher Präparate ohne Rezept ist zudem in Deutschland gesetzlich verboten.

Für Leser in Österreich oder der Schweiz gilt diese Empfehlung entsprechend für die in ihrem Land zugelassenen Apotheken und gesetzlichen Regelungen.

Praxistipp

Planen Sie ausreichend Zeit ein, um Ihr Medikament zu erhalten. Aufgrund der hohen Nachfrage kann es bei Abnehmspritzen gelegentlich zu Lieferengpässen kommen. Bestellen Sie daher frühzeitig oder stellen Sie sich auf eine kurze Wartezeit ein.

Vorbereitung der Anwendung

Bevor Sie mit den Injektionen beginnen, bereiten Sie sich sorgfältig vor. So schaffen Sie eine sichere und entspannte Umgebung für die Anwendung.

Für eine reibungslose Durchführung können folgende Schritte hilfreich sein:

- Legen Sie sich vorab die benötigten Utensilien zurecht und platzieren Sie diese gut erreichbar.
- Halten Sie Desinfektionstücher oder -spray bereit, um die Injektionsstelle gründlich zu reinigen.
- Besorgen Sie eine verschließbare Kunststoffbox zur sicheren Entsorgung gebrauchter Nadeln (auch als „Sharps Container" bekannt – erhältlich in Apotheken oder online).
- Optional können Sie ein sauberes Pflaster bereitlegen, falls die Einstichstelle nachbluten sollte.

Eine ruhige und durchdachte Vorbereitung kann Ihnen helfen, die Injektion sicher, hygienisch und mit weniger Stress durchzuführen.

Vor der ersten Anwendung – Sicherheit durch Anleitung

Diese Empfehlungen können für Sie besonders nützlich sein, wenn Sie noch keine Erfahrung mit Medikamenten zur Injektion haben oder sich bei der Anwendung insgesamt unsicher fühlen.

Abnehmspritzen werden als befüllte Injektionsstifte (Fertigpens) geliefert, die sich in der Regel relativ einfach handhaben lassen und für die regelmäßige Eigenanwendung konzipiert sind. Für die Anwendung muss lediglich die passende Dosis am Pen eingestellt werden, und nach dem Anbringen einer neuen Nadel kann die Injektion unmittelbar erfolgen.

Gerade in der Anfangsphase kann es hilfreich sein, sich ausreichend Zeit für die Vorbereitung zu nehmen und die einzelnen Schritte ohne Zeitdruck durchzuführen. So lässt sich von Beginn an eine sichere und entspannte Routine entwickeln.

Machen Sie sich mit der Anwendung vertraut, um Sicherheit und Wirksamkeit zu gewährleisten:

- Wenn Sie sich unsicher fühlen, lassen Sie sich die Anwendung von Ihrem Arzt, dem medizinischen Fachpersonal oder in der Apotheke ausführlich und Schritt für Schritt zeigen.
- Manche Patienten finden es hilfreich, die erste Injektion unter Aufsicht in der Arztpraxis durchzuführen. Das kann Vertrauen schaffen und Unsicherheiten reduzieren.
- Lesen Sie die detaillierte Anleitung zur Injektion in der Packungsbeilage bzw. Gebrauchsinformation Ihres Medikaments.
- Ergänzende Informationsquellen wie Schulungsvideos des Herstellers können hilfreich sein – oft leicht verständlich und anschaulich.

Mit etwas Übung wird Ihnen die Anwendung bald sicher und routiniert gelingen.

Eine ausführliche Anleitung zur Durchführung der Injektion finden Sie im späteren Kapitel „Checkliste – Die Injektion Schritt-für-Schritt“.

Zum Mitnehmen - Die wichtigsten Erkenntnisse

- **Ganzheitlicher Ansatz:** Die Vorbereitung auf die Therapie mit einer Abnehmspritze umfasst mentale, emotionale sowie praktische Aspekte. Die medikamentöse Behandlung ist nur ein Bestandteil Ihres persönlichen Gesundheitsplans, der immer weitere Maßnahmen wie Ernährungsanpassung und Bewegung einschließt.
- **Realistische Erwartungen:** Setzen Sie sich erreichbare Ziele für die Therapie. Das Ausmaß des Gewichtsverlusts kann individuell variieren und erfordert Geduld.
- **Erste Schritte vor der Therapie:** Beginnen Sie schon vor dem Therapiestart mit Anpassungen bei Ernährung, Bewegung und Schlaf. Diese frühen Veränderungen unterstützen die Wirkung des Medikaments und erleichtern den Einstieg in die eigentliche Therapie.
- **Soziales Netzwerk zur Unterstützung:** Suchen Sie gezielt Unterstützung – sowohl im persönlichen Umfeld als auch durch professionelle Begleitung und den Austausch mit anderen Betroffenen. Mit Hilfe und Motivation von außen fällt die Therapie oft leichter.
- **Praktische Planung für den Alltag:** Klären Sie vor Beginn alle Fragen zur Beschaffung des Medikaments, sowie zu dessen Lagerung und Anwendung. Eine gute Vorbereitung schafft Sicherheit und vermeidet unnötigen Stress.

Reflexionsfragen

1. Persönliche Motivation und Erwartungen

Warum möchte ich mit der Abnehmspritzen-Therapie beginnen? Was sind meine wichtigsten drei Gründe? Welche konkreten, realistischen Ziele setze ich mir für die ersten drei Monate? Wie werde ich mit Enttäuschungen umgehen, wenn die Ergebnisse langsamer eintreten als erhofft?

Sie könnten einen Brief an Ihr zukünftiges Selbst schreiben – als Erinnerung daran, warum Sie mit dieser Therapie begonnen haben. Bewahren Sie ihn an einem Ort auf, an dem Sie ihn in schwierigen Momenten wieder zur Hand nehmen können.

Überlegen Sie, welche nicht gewichtsbezogenen Veränderungen Sie feiern möchten – zum Beispiel besseren Schlaf, mehr Energie im Alltag, weniger Gelenkschmerzen oder ein gestärktes Selbstvertrauen. Definieren Sie bewusst kleine Meilensteine – nicht nur ein großes „Endziel".

Vielleicht ist Ihr erster Fortschritt, eine Woche lang jeden Tag 5.000 Schritte zu gehen oder drei Mahlzeiten hintereinander ganz bewusst und achtsam einzunehmen. Diese kleinen Ziele können oft die größten Veränderungen bringen, denn sie können einmalige Entscheidung in eine dauerhafte Veränderung verwandeln.

2. Anpassung meines Lebensstils

Welche kleinen Veränderungen in meiner Ernährung kann ich bereits jetzt umsetzen? Welche Bewegungsformen machen mir Freude, und wie kann ich sie regelmäßig in meinen Alltag integrieren? Was kann ich tun, um meine Schlafqualität zu verbessern?

Praktische Tipps für kleine Veränderungen, die eine große Wirkung haben können – und Sie auf Ihre Therapie vorbereiten. In diesem Kapitel haben Sie bereits beispielhaft einige Anregungen erhalten.

Sie können kleinere Teller nutzen, um Portionsgrößen automatisch zu reduzieren. Überlegen Sie, welche Bewegungsformen Ihnen Freude bereiten, damit Sie langfristig dranbleiben. Führen Sie ein Ernährungstagebuch, um Ihre Essgewohnheiten bewusster wahrzunehmen. Gestalten Sie Ihren Alltag aktiver, indem Sie kurze Wege zu Fuß gehen oder Bewegung in Routinen einbauen.

Wahrscheinlich fallen Ihnen selbst noch weitere Ideen ein, wie Sie Ihren Alltag anpassen und gestalten können, um Ihre Ziele zu unterstützen. Wählen Sie die Ansätze, die zu Ihrer persönlichen Situation passen, und integrieren Sie sie Schritt für Schritt in Ihren Alltag – so wird aus einzelnen Veränderungen ein neuer, gesunder Lebensrhythmus, der zu Ihnen passt und sich langfristig umsetzen lässt.

3. Soziale Unterstützung finden

Welche Personen in meinem Umfeld können mich bei meiner Therapie unterstützen? Mit wem möchte ich über meine Therapie sprechen, und wie erkläre ich ihnen meine Entscheidung? Welche professionelle Unterstützung (Arzt, Ernährungsberater, Psychologe) benötige ich zusätzlich?

Tipps für Ihr Unterstützungsnetzwerk: In diesem Kapitel haben Sie bereits Beispiele kennengelernt, wie Sie gezielt Unterstützung für Ihre Therapie finden bzw. aufbauen können.

Sie könnten sich einen „Therapie-Buddy“ suchen, mit dem Sie sich regelmäßig über Fortschritte und Herausforderungen austauschen. Ideal wäre eine Person, die ebenfalls eine entsprechende Therapie durchführt.

Bereiten Sie eine kurze, klare Erklärung für Nachfragen zu Ihrer Therapie vor, damit Sie sich in Gesprächen sicher fühlen und nicht

„überrumpelt" fühlen, wenn einem Kollegen Ihr verändertes Essverhalten auffällt und er sie darauf anspricht.

Nutzen Sie den Austausch mit Gleichgesinnten in Selbsthilfegruppen oder Online-Communitys, um sich inspirieren zu lassen und neue Perspektiven zu gewinnen.

Stellen Sie außerdem gezielte Fragen an Ihren Arzt oder andere Fachpersonen, um Unsicherheiten zu klären.

Wahrscheinlich fallen Ihnen selbst noch weitere Wege ein, Ihr persönliches Unterstützungsnetzwerk zu erweitern. Wählen Sie diejenigen Ansätze, die zu Ihrer eigenen Situation passen, und integrieren Sie sie in Ihren Alltag – so schaffen Sie ein stabiles Fundament, das Sie während der gesamten Therapie trägt.

4. Die Therapie vorbereiten

Habe ich alle notwendigen Materialien für die Anwendung der Abnehmspritze? Wo und wie werde ich das Medikament aufbewahren? Wie integriere ich die regelmäßige Anwendung in meinen Alltag und Terminkalender?

Tipps für die praktische Organisation: In diesem Kapitel haben Sie bereits Beispiele dafür erhalten, wie Sie sich vor dem Start gut vorbereiten können.

Dazu gehört, das Medikament rechtzeitig zu besorgen und für eine sichere, durchgehende Kühlung zu sorgen. Überlegen Sie, welchen Platz im Kühlschrank Sie dafür reservieren und wie Sie die benötigten Utensilien – wie Desinfektionstücher oder einen geeigneten Entsorgungsbehälter – griffbereit halten.

Prüfen Sie auch, wer Sie im Alltag unterstützen kann, falls es bei der Beschaffung oder Vorbereitung Fragen gibt.

Notizen

Praktische Hilfen für Ihren Therapiestart

Für viele Menschen stellt der Beginn der Therapie mit einer der sogenannten Abnehmspritzen einen Neubeginn für den Umgang mit ihrem Übergewicht dar.

Wenn Sie kurz vor dem Start Ihrer Therapie stehen, kann eine sorgfältige Vorbereitung helfen, den Einstieg zu erleichtern und mögliche Herausforderungen frühzeitig im Blick zu behalten. Es ist oft hilfreich, schon vor Therapiebeginn über persönliche Ziele nachzudenken und sich mögliche Hürden sowie notwendige Anpassungen im Alltag bewusst zu machen.

Die Abnehmspritze ist ein medizinisches Hilfsmittel. Bei den meisten Patienten stellt sich ein bleibender, nachhaltiger Gewichtsverlust dann ein, wenn sie die Therapie mit einer Anpassung ihrer Essgewohnheiten und einer Steigerung der körperlichen Aktivität kombinieren.

Das Medikament ist nicht der Schlüssel zum nachhaltigen Gewichtsverlust, sondern ein unterstützender Faktor innerhalb der Therapie. Ihre Motivation, Aufmerksamkeit und die Bereitschaft, bestimmte Gewohnheiten zu überdenken und gegebenenfalls anzupassen, sind langfristig entscheidend für Ihren Erfolg, gerade auch für die Zeit, wenn Sie die Spritzenanwendung beendet haben werden.

Die praktischen Hilfen in diesem Kapitel unterstützen Sie dabei, sich gezielt auf die kommenden Wochen und Monate vorzubereiten. Dazu gehören Checklisten, Anregungen und Tipps – unter anderem für eine gute Vorbereitung Ihrer Arztgespräche vor und während der

Therapie. Sie helfen, alle wichtigen Aspekte im Blick zu behalten und Schritt für Schritt umzusetzen. Die kompakte Textform sorgt für Übersichtlichkeit und erleichtert die Anwendung im Alltag.

Sie finden in diesem Kapitel folgende Checklisten und praktische Vorbereitungshilfen:

- eine umfassende Fragenliste für Arztgespräche vor und während der Therapie,
- Unterstützung bei der Formulierung Ihrer persönlichen Ziele,
- praktische Tipps zur korrekten Anwendung des Medikaments,
- Hinweise für den Umgang mit besonderen Situationen,
- Vorschläge für Ihr individuelles Therapie-Set – für einen gut organisierten Beginn Ihrer Therapie.

Diese Hilfen sollen Sie nicht überfordern, sondern Ihnen Sicherheit und Orientierung geben. Gehen Sie Schritt für Schritt vor, nehmen Sie sich Zeit für die Inhalte – und integrieren Sie sie in Ihrem eigenen Tempo in Ihren Alltag.

Gut vorbereitet ins Arztgespräch

Häufig stellt ein ausführliches Gespräch mit einem Arzt den Startpunkt der Therapie mit der Abnehmspritze dar. Oft sind mehrere Termine bei verschiedenen Ärzten nötig – sowohl vor Beginn als auch während der Behandlung. Eine gute Vorbereitung hilft, alle wichtigen Informationen zu erhalten und keine wesentlichen Fragen zu vergessen. Manches haben Sie in diesem Buch vielleicht schon gelesen, doch Ihre Ärzte sind die wichtigsten Ansprechpartner – mit fachlicher Expertise und dem Blick auf Ihre individuelle Situation.

Scheuen Sie sich nicht, auch Themen anzusprechen, die Ihnen bereits bekannt erscheinen oder über die Sie schon gelesen haben. Die

Bestätigung durch Ihren Arzt kann helfen, Sicherheit zu gewinnen und Missverständnisse zu vermeiden.

Praxistipp

Machen Sie sich vor jedem Arztgespräch Notizen. Selbst gut vorbereitete Menschen übersehen in der Aufregung manchmal wichtige Punkte. Eine einfache Liste kann helfen, gezielt, klar und strukturiert in das Gespräch zu gehen.

Was Sie vor einem Termin notieren sollten

Eine gute Vorbereitung sorgt dafür, dass Sie im Gespräch mit Ihrem Arzt alle wichtigen Themen ansprechen.

Notieren Sie vorab zentrale Informationen, um im Termin den Überblick zu behalten:

- **Aktuelle Medikamente:** Alle regelmäßig oder gelegentlich eingenommenen Präparate, auch rezeptfreie, pflanzliche oder Nahrungsergänzungsmittel.
- **Vorerkrankungen:** Bekannte Erkrankungen – auch solche, die Ihnen zunächst nicht relevant erscheinen.
- **Erkrankungen in der Familie:** Wichtige Krankheiten in Ihrer (genetischen) Familie, z. B. Stoffwechselstörungen, Diabetes, Herz- oder Schilddrüsenerkrankungen.
- **Bisherige Abnehmversuche:** Methoden, Dauer, Erfahrungen und aufgetretene Schwierigkeiten.
- **Aktuelle Beschwerden:** Alle gesundheitlichen Probleme oder Symptome, unabhängig vom Zusammenhang mit dem Gewicht.

Abnehmspritze – Fragen für Ihr Arztgespräch

Diese Fragen können Ihnen helfen, sich gezielt auf das erste Arztgespräch bezüglich der Abnehmspritzen-Therapie vorzubereiten:

Zur Eignung für die Therapie

- ☐ Ist die Abnehmspritzen-Therapie für mich geeignet?
- ☐ Wie hoch ist mein aktueller BMI und welche Bedeutung hat dieser Wert für die Entscheidung?
- ☐ Welche Vor- und Nachteile sehen Sie in meinem Fall?
- ☐ Gibt es sinnvolle Alternativen, die ebenfalls infrage kommen?

Zur Wirkung und zum Ablauf

- ☐ Wie wirkt das Medikament im Körper?
- ☐ Wann kann ich mit ersten Effekten rechnen?
- ☐ Mit welcher Gewichtsveränderung ist realistisch zu rechnen?
- ☐ Wie lange wird die Behandlung voraussichtlich dauern?
- ☐ Wie häufig finden Kontrolltermine statt und welche Untersuchungen werden dabei durchgeführt?

Zu Risiken und Nebenwirkungen

- ☐ Welche Nebenwirkungen können auftreten und wie häufig sind diese?
- ☐ Gibt es Warnzeichen, bei denen ich sofort einen Arzt aufsuchen sollte?
- ☐ Verträgt sich das Medikament mit meinen anderen Arzneimitteln?
- ☐ Welche langfristigen Risiken sind bekannt?
- ☐ Was passiert, wenn ich die Behandlung abbreche?
- ☐ Besteht die Gefahr eines Jo-Jo-Effekts und wie kann ich dem vorbeugen?

Zur praktischen Anwendung

- ☐ Wie wird das Medikament dosiert und die Dosis angepasst?
- ☐ Wann und wie genau wende ich es an?
- ☐ Was mache ich, wenn ich eine Dosis vergesse?
- ☐ Wie bewahre ich das Medikament richtig auf?
- ☐ Darf ich während der Behandlung Alkohol trinken?
- ☐ Gibt es Nahrungsmittel oder Getränke, die ich meiden sollte?

Zu Kosten und Organisation

- ☐ Übernimmt meine Krankenkasse die Kosten?
- ☐ Falls nicht, wie hoch sind die Gesamtkosten?
- ☐ Fallen zusätzliche Kosten an, z. B. für Untersuchungen?
- ☐ Wie bekomme ich rechtzeitig Nachschub?
- ☐ Wer ist mein Ansprechpartner bei Fragen oder Problemen?

Zu therapiebegleitenden Maßnahmen

- ☐ Welche Ernährungsumstellung empfehlen Sie?
- ☐ Welche Art von Bewegung ist sinnvoll?
- ☐ Sind Nahrungsergänzungsmittel empfehlenswert?
- ☐ Raten Sie zu einer Ernährungsberatung?
- ☐ Kann eine psychologische Begleitung hilfreich sein?

Nach dem Gespräch

Nachdem Sie Ihre Fragen gestellt und wichtige Informationen erhalten haben, lohnt es sich, das Gespräch kurz nachzubereiten. So stellen Sie sicher, dass Sie alles Wesentliche verstanden haben und gegebenenfalls offene Punkte zeitnah klären können.

Falls noch Fragen offen sind, sprechen Sie diese telefonisch, per E-Mail oder beim nächsten Termin an. Denken Sie daran: Eine vertrauensvolle und offene Arzt-Patienten-Beziehung ist ein wesentlicher Bestandteil Ihrer Behandlung. Ihr Arzt sollte Ihr Partner bei der Therapie sein. Gemeinsam können Sie die beste Strategie für Ihre individuelle Situation entwickeln.

Definition Ihrer persönlichen Ziele

Persönliche Ziele festlegen

Wahrscheinlich haben Sie sich für die Therapie mit der Abnehmspritze entschieden, um Gewicht zu verlieren und damit etwas für Ihre Gesundheit zu tun. Klare, persönliche Ziele geben Ihnen Orientierung und Motivation während der Behandlung – besonders in Momenten, in denen es schwerfällt, dranzubleiben.

Menschen beginnen diese Therapie aus unterschiedlichen Gründen. Studien zur Verhaltensänderung zeigen: Wer seine Ziele klar definiert, hat bei der Gewichtsreduktion eine höhere Chance auf Erfolg.

Überlegen Sie daher, was Sie mit der Behandlung konkret erreichen möchten: Geht es Ihnen vor allem um die Zahl auf der Waage, um mehr Lebensqualität, um die Vermeidung oder Behandlung von Folgeerkrankungen oder um ein gesteigertes Wohlbefinden? Je klarer Ihre Ziele formuliert sind, desto leichter fällt es, fokussiert zu bleiben und Fortschritte wahrzunehmen.

Die SMART-Methode für Ihre persönlichen Ziele

Um klare und erreichbare Ziele zu formulieren, kann die SMART-Methode eine wertvolle Hilfe sein. Sie hilft, vage Wünsche in konkrete Handlungsziele umzuwandeln.

SMART steht für:

Spezifisch: Ihr Ziel sollte klar und eindeutig formuliert sein.
Messbar: Sie sollten überprüfen können, ob Sie Ihr Ziel erreicht haben.
Attraktiv: Das Ziel sollte Sie persönlich motivieren und für Sie bedeutsam sein.
Realistisch: Es sollte erreichbar sein – auch wenn es Herausforderungen mit sich bringt.
Terminiert: Setzen Sie sich einen konkreten Zeitrahmen, bis wann Sie Ihr Ziel erreichen möchten.

Hier ein Beispiel für ein entsprechend formuliertes Ziel:

- Nicht SMART: „Ich möchte abnehmen und gesünder leben."
- SMART formuliert: „Ich möchte innerhalb der nächsten sechs Monate 10 % meines Körpergewichts verlieren, um ohne Atemnot eine Stunde spazieren gehen zu können."

„Ich möchte abnehmen und gesünder leben." – Dieses Ziel klingt positiv, erfüllt aber die SMART-Kriterien nicht. Es ist nicht spezifisch, da weder die gewünschte Gewichtsabnahme noch konkrete Maßnahmen zum „gesünder Leben" benannt werden. Messbar ist es ebenfalls nicht, weil ein klarer Erfolgsindikator fehlt. Ohne zeitlichen Rahmen ist es zudem nicht terminiert, und es bleibt unklar, ob es realistisch erreichbar ist. Kurz gesagt: Es handelt sich eher um einen allgemeinen Wunsch als um ein überprüfbares Handlungsziel.

SMART formuliert: „Ich möchte innerhalb der nächsten sechs Monate 10 % meines Körpergewichts verlieren, um ohne Atemnot eine Stunde spazieren gehen zu können." – Dieses Ziel ist spezifisch, da ein klarer Wert (10 % des Körpergewichts) und ein konkretes Ziel (eine Stunde spazieren gehen ohne Atemnot) genannt werden. Es ist messbar, weil Fortschritte anhand von Gewicht und Belastbarkeit überprüft werden können. Es ist attraktiv, da es einen persönlichen Nutzen hat, realistisch, wenn es dem Gesundheitszustand und den Möglichkeiten des Einzelnen entspricht, und terminiert, da ein Zeitraum von sechs Monaten festgelegt ist.

Verschiedene Arten von Zielen

Ein Gewichtsverlust muss nicht Ihr einziges Ziel sein. Es kann hilfreich sein, sich Ziele in verschiedenen Lebensbereichen zu setzen – etwa in Bezug auf Bewegung, Ernährung, Fitness, psychisches Wohlbefinden oder soziale Aktivitäten. So behalten Sie nicht nur die Zahl auf der Waage, sondern Ihre gesamte gesundheitliche Entwicklung im Blick.

Gesundheitsziele

Diese beziehen sich meist auf messbare körperliche Veränderungen, die oft schon mit einer leichten Gewichtsreduktion erreicht werden können. Sie sind besonders sinnvoll, wenn Sie sich aus medizinischen Gründen für die Therapie entschieden haben.

Diese Ziele lassen sich gut überprüfen und zeigen mögliche medizinische Verbesserungen – auch unabhängig vom reinen Gewichtsverlust. Zusätzlich können solche Ziele als objektiver Maßstab dienen, um den Verlauf und den Erfolg Ihrer Behandlung realistisch einzuschätzen.

Beispiele für Gesundheitsziele, die Sie stets gemeinsam mit Ihrem Arzt besprechen und festlegen sollten:

- Senkung bzw. Einstellung Ihres Blutdrucks auf einen individuell festgelegten Zielwert.
- Verbesserung Ihrer Blutzuckerwerte, z. B. Senkung des Langzeitwertes (HbA1c) auf unter 5,7 %.
- Reduzierung von Gelenkbeschwerden oder -schmerzen (z. B. in Knien, Hüfte oder Rücken).
- Verringerung der Medikamentendosierung bei gewichtsbedingten Erkrankungen.

HbA1c – Langzeitblutzucker verstehen

Der HbA1c-Wert misst, wie viel Glukose (Blutzucker) sich in den vergangenen acht bis zwölf Wochen an die roten Blutkörperchen angelagert hat. Er spiegelt somit den durchschnittlichen Blutzuckerspiegel über diesen Zeitraum wider. Vereinfacht gesagt: Je höher der Blutzucker über längere Zeit war, desto mehr Glukose haftet an den Blutkörperchen.

Da rote Blutkörperchen eine Lebensdauer von etwa 120 Tagen haben, liefert dieser Wert einen verlässlichen Überblick über die längerfristige Blutzuckereinstellung. Er ermöglicht es Ärzten, nicht nur eine Momentaufnahme, sondern einen Verlaufstrend zu erkennen – also ob sich Ihre Blutzuckerwerte über Wochen verbessert, verschlechtert oder stabil gehalten haben.

Der HbA1c-Wert ist ein zentraler Marker zur Diagnose und Kontrolle von Diabetes mellitus. Auch im Rahmen einer Gewichtsreduktion kann er eine Rolle spielen, da eine verbesserte Blutzuckerkontrolle häufig zu den gesundheitlichen Zielen der Therapie gehört.

Bereich	HbA1c-Wert (%)	Bedeutung
Normalbereich	< 5,7	Normale Blutzuckerregulation, kein Hinweis auf Diabetes
Grenzbereich	5,7 – 6,4	gestörte Blutzuckerregulation, erhöhtes Risiko für Diabetes
Erhöht	≥ 6,5	Hinweis auf Diabetes mellitus, dauerhaft erhöhte Werte steigern Risiko für Komplikationen

Tab. 3: Übersicht HbA1c-Werte

Bei Menschen ohne Diabetes gilt: Werte unter 5,7 % sprechen für eine normale Blutzuckerkontrolle. Zwischen 5,7 % und 6,4 % liegt eine gestörte Blutzuckerregulation vor, und ab 6,5 % besteht der Verdacht auf Diabetes mellitus.

Bei Menschen mit Diabetes dient der HbA1c-Wert zur Kontrolle der Blutzuckereinstellung:

- Unter 6 % ist die Einstellung hervorragend, 6 % bis 7 % gilt als gut bis ausreichend.
- Werte zwischen 7,5 % und 8,5 % werden – je nach Diabetes-Typ und individueller Situation – oft als akzeptabel angesehen (bei Typ-1-Diabetes etwa 7,5 %, bei Typ-2-Diabetes meist zwischen 6,5 % und 8,5 %).
- Werte über 8,5 % gelten als schlecht eingestellt und erhöhen das Risiko für Folgeerkrankungen.

Die exakten Zielwerte werden individuell mit Ihrem Arzt festgelegt. Sie hängen unter anderem von Ihrer gesundheitlichen Gesamtsituation, eventuellen Begleiterkrankungen und den Zielen Ihrer Therapie ab.

Blutdruck – Die Werte im Überblick

Der Blutdruck beschreibt den Druck, den das Blut auf die Wände der Blutgefäße ausübt, während es vom Herzen durch den Körper gepumpt wird.

Es gibt zwei Messwerte:

- Systolischer Druck – entsteht, wenn sich das Herz zusammenzieht und Blut in die Arterien pumpt.
- Diastolischer Druck – herrscht, wenn das Herz entspannt ist und sich mit Blut füllt.

Wofür ist der Blutdruck wichtig?

Er sorgt dafür, dass Organe und Gewebe ausreichend mit Sauerstoff und Nährstoffen versorgt werden. Ist der Blutdruck zu niedrig, gelangt möglicherweise nicht genug Blut zu den Organen – Schwindel oder Schwäche können die Folge sein.

Ein dauerhaft zu hoher Blutdruck (Hypertonie) belastet Herz und Gefäße und erhöht das Risiko für Herzinfarkt, Schlaganfall und andere Erkrankungen.

Warum ist das im Rahmen einer Abnehmspritzen-Therapie relevant?

Das Körpergewicht hat einen wesentlichen Einfluss auf den Blutdruck. Übergewicht erhöht ihn, weil mehr Blutvolumen zirkuliert und der Widerstand der Gefäßwände ansteigt.

Studien zeigen: Bereits 1 kg Gewichtsabnahme kann den Blutdruck um etwa 1–2 mmHg senken. Selbst eine moderate Gewichtsreduktion kann daher spürbar zu besseren Blutdruckwerten und einer verbesserten Herz-Kreislauf-Gesundheit beitragen.

Eine Übersicht der verschiedenen Blutdruckkategorien finden Sie in Tabelle 4. Die Einteilung basiert auf den aktuellen Leitlinien der

Deutschen Gesellschaft für Kardiologie (DGK) und der Europäischen Gesellschaft für Kardiologie (ESC) (Stand 2024/2025).

Ein normaler Blutdruck liegt etwa bei 120/80 mmHg (Millimeter Quecksilbersäule). Die Kategorie „erhöhter Blutdruck" wurde 2024 neu eingeführt und beschreibt Werte oberhalb des Optimalbereichs, jedoch unterhalb der klassischen „Hypertonie". Diese Einteilung soll eine frühzeitige Erfassung und gegebenenfalls Intervention ermöglichen – insbesondere bei Personen mit erhöhtem Risiko für Herz-Kreislauf-Erkrankungen. Grundlage hierfür sind die aktuellen Leitlinien der Deutschen Gesellschaft für Kardiologie (DGK) und der Europäischen Gesellschaft für Kardiologie (ESC) aus den Jahren 2024/2025.

Im Verlauf der Therapie kann es vorkommen, dass Ihre Blutdruckwerte sinken. Für Patienten mit blutdrucksenkender Medikation bedeutet dies, dass die Dosierung gegebenenfalls angepasst werden muss – ausschließlich in Absprache mit dem behandelnden Arzt.

Um etwaige Veränderungen Ihrer Blutdruckwerte rechtzeitig zu erkennen, messen Sie Ihren Blutdruck während der Therapie – besonders in der aktiven Phase des Gewichtsverlustes – regelmäßig zu festgelegten Tageszeiten (z. B. morgens oder abends) und dokumentieren Sie die Werte für Ihre Arzttermine.

Wichtiger Hinweis

Während der Gewichtsabnahme kann sich Ihr Blutdruck deutlich verändern. Messen und dokumentieren Sie Ihre Werte regelmäßig und passen Sie blutdrucksenkende Medikamente nur in Absprache mit Ihrem Arzt an.

Kategorie	Systolisch (mmHg)	Diastolisch (mmHg)	Bedeutung / Empfehlung
Optimal	ca. 120	ca. 70-80	Optimaler Blutdruck für Erwachsene
Erhöhter Blutdruck	120 – 139	70 – 89	Neue Kategorie seit 2024, zeigt erhöhtes Risiko, vor allem bei Risikopatienten
Hypertonie Grad 1	140 – 159	90 – 99	Bluthochdruck, ab hier wird ärztliche Behandlung empfohlen
Hypertonie Grad 2	160 – 179	100 – 109	Deutlicher Bluthochdruck, meist medikamentöse Therapie erforderlich
Hypertonie Grad 3	≥ 180	≥ 110	Schwere Hypertonie, hohes Risiko für Komplikationen, sofortige Behandlung notwendig

Tab. 4: Einteilung der Blutdruckwerte gemäß DGK- und ESC-Leitlinien

Funktionelle Ziele

Funktionelle Ziele beziehen sich auf Ihre körperlichen Fähigkeiten im Alltag – also auf das, was Sie wieder tun oder leichter bewältigen möchten. Sie sind oft besonders motivierend, weil Verbesserungen direkt spürbar sind und die Lebensqualität deutlich steigern können.

Manche Menschen bemerken Veränderungen bereits im Alltag, wenn ihnen bestimmte Bewegungen leichterfallen oder sie sich weniger schnell erschöpft fühlen. Solche Beobachtungen können Hinweise auf funktionelle Fortschritte sein.

Hier sind einige Beispiele für funktionelle Ziele:

- Treppen steigen, ohne aus der Puste zu kommen,
- längere Spaziergänge unternehmen, z. B. 30 Minuten am Stück,
- aktiv mit den Enkeln oder Kindern spielen können, ohne sich körperlich überfordert zu fühlen,
- bestimmte sportliche Aktivitäten wieder ausüben, z. B. Schwimmen, Radfahren, Tanzen oder Yoga.

Solche Ziele sind greifbar und ein guter Indikator für Ihre Fortschritte. Sie machen deutlich, dass Ihr Körper wieder mehr leisten kann – und vermitteln so ein positives Erfolgserlebnis.

Ziele für ein besseres Lebensgefühl

Diese Ziele beziehen sich auf Ihre allgemeine Lebensqualität – also darauf, wie wohl Sie sich in Ihrem Körper und Alltag fühlen. Sie lassen sich nicht immer exakt messen, sind aber oft von zentraler Bedeutung für Motivation und langfristiges Wohlbefinden.

Beispiele für Ziele zur Lebensqualität sind:

- verbesserte Schlafqualität – erholsamer schlafen und leichter einschlafen,
- mehr Energie im Alltag – sich weniger müde oder antriebslos fühlen,
- stärkeres Selbstvertrauen – sich wohler im eigenen Körper und in sozialen Situationen fühlen,
- weniger Bedenken vor gesundheitlichen Komplikationen – durch das Wissen, aktiv etwas für die eigene Gesundheit zu tun.

Diese Ziele können Ihnen helfen, Veränderungen bewusster wahrzunehmen und Ihre Motivation auch in den Phasen aufrechtzuerhalten, in denen Therapie-Fortschritte weniger offensichtlich erscheinen.

Kleidungsgrößenziele

Nicht alle Veränderungen lassen sich in Kilogramm messen – manchmal ist es anschaulicher, was sich bei der Kleidung verändert. Solche Ziele können eine Ergänzung zu anderen Messgrößen sein und Fortschritte sichtbar machen, selbst wenn die Waage stagniert.

Dies sind einige Beispiele für Kleidungsgrößenziele:

- eine bestimmte Kleidergröße erreichen, z. B. wieder in die Lieblingsjeans passen,
- in ein besonderes Kleidungsstück hineinpassen, das Ihnen am Herzen liegt,
- sich in der Kleidung wohler fühlen, z. B. weil sie besser sitzt oder Sie sich freier bewegen können.

Diese Ziele haben oft eine persönliche Bedeutung und können dadurch zusätzliche Motivation bieten – etwa, weil ein bestimmtes Kleidungsstück mit besonderen Erinnerungen verbunden ist oder das Tragegefühl das eigene Körperbild positiv beeinflusst.

Realistische Therapie-Erwartungen entwickeln

Ein häufiger Fehler bei der persönlichen Zielsetzung im Rahmen einer Abnehmspritzen-Therapie besteht darin, zu hohe oder unrealistische Erwartungen zu haben.

Denken Sie daran: Die Abnehmspritze ist kein Wundermittel, das über Nacht wirkt, sondern ein medizinisches Hilfsmittel, das Sie für die Dauer der Spritzen-Therapie unterstützt, wenn Sie aktiv an den notwendigen und nachhaltigen Veränderungen, gerade auch im Hinblick auf die Zeit nach der Therapie, mitwirken.

Zur Orientierung können Sie folgende Angaben berücksichtigen:

- Eine gesunde Gewichtsabnahme liegt in der Regel bei etwa 0,5 bis 1 kg pro Woche.
- Bereits eine Reduktion von 5–10 % des Ausgangsgewichts kann deutliche gesundheitliche Verbesserungen bewirken – z. B. beim Blutdruck, Blutzucker oder bei Gelenkbeschwerden.
- Der Verlauf ist nicht immer linear – es kann zu Stillständen (Plateaus) kommen, die völlig normal sind.

Ihr Arzt kann Ihnen helfen, Ziele zu formulieren, die zu Ihrem individuellen Gesundheitszustand und Lebensumfeld passen.

Zur Unterstützung werden wir in den folgenden Abschnitten zeigen, wie Sie Ihre persönlichen Therapie-Meilensteine festlegen, konkrete Ziele definieren und Ihre Fortschritte regelmäßig überprüfen können.

Meilensteine definieren

Große Ziele können manchmal überwältigend wirken. Deshalb kann es hilfreich sein, das Hauptziel in kleinere, gut erreichbare Etappenziele zu unterteilen. Diese unterstützen Sie dabei, dranzubleiben, Fortschritte zu erkennen und sich regelmäßig über Veränderungen zu freuen. Nachfolgend finden Sie einige Beispiele:

Kurzfristige Meilensteine (1–4 Wochen):

- die regelmäßige Anwendung des Medikaments sicher etablieren,
- den täglichen Proteinbedarf decken,
- erste Veränderungen bei den Essgewohnheiten umsetzen.

Mittelfristige Meilensteine (1–3 Monate):

- 5 % des Ausgangsgewichts reduzieren,
- täglich einen 10-Minuten-Spaziergang in den Alltag integrieren,
- drei neue, gesunde, gut verträgliche Lieblingsgerichte entdecken.

Langfristige Meilensteine (6–12 Monate):

- 10 % des Ausgangsgewichts verlieren,
- täglich 30 Minuten moderate Bewegung durchführen,
- in ein Kleidungsstück passen, das Ihnen am Herzen liegt.

Jeder erreichte Meilenstein ist ein Fortschritt – egal wie klein er für sich wirken mag, er bringt Sie Ihrem persönlichen Ziel näher. Die bewusste Anerkennung dieser Schritte kann Ihre Motivation und Ihr Vertrauen in den eigenen Weg stärken.

Tipp – Eigene Meilensteine realistisch festlegen

Wählen Sie Meilensteine, die konkret, überprüfbar und erreichbar sind. Notieren Sie für jeden Schritt, wann Sie ihn erreichen möchten und woran Sie erkennen, dass er geschafft ist. So behalten Sie Ihren Fortschritt im Blick und können rechtzeitig nachsteuern.

Ziele dokumentieren und überprüfen

Schreiben Sie Ihre Ziele auf und platzieren Sie sie an einem Ort, an dem Sie sie regelmäßig sehen – zum Beispiel am Kühlschrank, als Hintergrundbild auf dem Handy oder in einem Tagebuch. Eine sichtbare Erinnerung kann helfen, die Motivation im Alltag zu stärken und den eigenen Fortschritt präsenter zu machen.

Planen Sie außerdem feste Zeitpunkte ein, um Ihre Fortschritte zu überprüfen und Ihre Ziele bei Bedarf anzupassen. Das kann wöchentlich, zweiwöchentlich oder monatlich geschehen – je nachdem, welcher Rhythmus zu Ihnen passt. So stellen Sie sicher, dass Sie auf Kurs bleiben und frühzeitig auf mögliche Schwierigkeiten reagieren können.

Reflexionsfragen für Ihre persönliche Zielüberprüfung

Eine regelmäßige Selbstreflexion kann helfen, den Fortschritt im Blick zu behalten und Ziele bei Bedarf anzupassen.

Nehmen Sie sich bewusst Zeit für diese Fragen – sie können wertvolle Hinweise für den weiteren Therapieverlauf geben:

- Bin ich meinem Ziel nähergekommen?
- Sind meine Ziele noch realistisch und relevant für meine aktuelle Lebenssituation?
- Was hat mir bisher geholfen, meinen Zielen näherzukommen?
- Welche Hindernisse habe ich erlebt – und wie kann ich besser damit umgehen?
- Muss ich meine Ziele anpassen oder neu formulieren?

Diese kurze, aber regelmäßige Überprüfung unterstützt Sie dabei, flexibel zu bleiben, Ihre Fortschritte wertzuschätzen und Ihre Therapie bewusst fortzuführen.

Merksatz

Nehmen Sie sich ein- bis zweimal pro Monat ein paar ruhige Minuten Zeit für eine Selbstreflexion. So können Sie Ihre persönlichen Fortschritte bewusster wahrnehmen, aus etwaigen Rückschlägen lernen, und motiviert weitermachen.

Ein praktisches Beispiel zur persönlichen Zielsetzung

Konkrete Beispiele können helfen, die Umsetzung der Zielsetzung in der Praxis besser nachzuvollziehen. Das folgende Fallbeispiel zeigt, wie eine einzelne Patientin ihre persönlichen Hauptziele, Gesundheitsziele und Meilensteine im Rahmen einer Abnehmspritzen-Therapie gestaltet hat.

Es handelt sich um individuelle Ziele dieser Patientin – Ihre eigenen Ziele können ganz anders aussehen und sollten immer gemeinsam mit Ihrem Arzt festgelegt werden.

Maria (52) hat gemeinsam mit ihrem Arzt folgende Ziele für ihre Therapie festgelegt:

- ***Hauptziel:*** *Innerhalb eines Jahres das Körpergewicht von 95 kg auf 80 kg senken – ein Verlust von etwas mehr als 15 %.*
- ***Gesundheitsziel:*** *Den Blutdruck so verbessern, dass eine Reduktion der blutdrucksenkenden Medikamente in Betracht gezogen werden kann.*
- ***Funktionelles Ziel:*** *Mit der Enkelin im Park spielen, ohne außer Atem zu geraten.*
- ***Wohlbefindensziel:*** *Die Schlafapnoe günstig beeinflussen, um besser und erholsamer zu schlafen.*

Meilensteine für Marias Gewicht:

- *Nach 3 Monaten: 5 % Gewichtsverlust (ca. 4,75 kg)*
- *Nach 6 Monaten: 10 % Gewichtsverlust (ca. 9,5 kg)*
- *Nach 12 Monaten: 15 % Gewichtsverlust (ca. 14,25 kg)*

Diese klaren, realistischen und für Maria bedeutsamen Ziele halfen ihr, Fortschritte nicht nur am Gewicht, sondern auch in ihrem Alltag zu spüren – wie mehr Ausdauer beim Gehen, weniger Atemnot und erholsameren Schlaf.

Checklisten für die Anwendung der Abnehmspritze

Wir wenden uns nun in diesem Abschnitt des Ratgebers der praktischen Seite Ihrer Therapie zu – der korrekten Anwendung der Abnehmspritze.

Bevor wir damit beginnen, beachten Sie bitte diese wichtigen Hinweise:

- Die verlässlichsten, aktuellsten und für Sie relevanten Informationen zu Ihrem Medikament erhalten Sie von Ihrem Arzt, Ihrem Apotheker, sowie aus der Packungsbeilage Ihres Medikaments.
- Unsere Tipps sind allgemein gehalten und beziehen sich auf die grundlegende Handhabung von Abnehmspritzen. Sie ersetzen nicht die für Ihr Medikament spezifischen Anweisungen.
- Die richtige Anwendung ist entscheidend, sowohl für die Wirksamkeit als auch für die Sicherheit der Anwendung. Bei Fragen oder Unsicherheiten wenden Sie sich bitte an Ihren Arzt oder Apotheker.

Im Folgenden finden Sie praktische Hinweise, die Ihnen den Einstieg erleichtern und Sie auch im Alltag unterstützen können.

Checklisten – Vor der ersten Anwendung

Vertraut werden mit der Spritze

Die aktuell zugelassenen und verfügbaren Abnehmspritzen werden als Fertigpen geliefert, der die Anwendung im Alltag erleichtert.

Bevor Sie das Medikament zum ersten Mal anwenden, empfiehlt es sich, sich mit dem Ablauf vertraut zu machen. Eine gründliche Vorbereitung kann das Gefühl von Sicherheit stärken und dazu beitragen, Fehler zu vermeiden.

☐ **Lesen Sie die Packungsbeilage aufmerksam und vollständig**
Dort finden Sie alle wichtigen Informationen, Anwendungsschritte sowie Hinweise zur Lagerung und möglichen Nebenwirkungen.

☐ **Üben Sie den Ablauf zunächst ohne Injektion („trocken")**
Wiederholen Sie die einzelnen Schritte – ohne die Nadel aufzusetzen oder den Pen auszulösen. So können Sie Schritt für Schritt Routine im Umgang mit dem Pen entwickeln.

☐ **Bitten Sie um eine praktische Demonstration** (optional)
Falls Sie sich unsicher im Umgang mit der Spritze fühlen oder zusätzliche Informationen wünschen, lassen Sie sich die Anwendung in der Arztpraxis oder Apotheke zeigen.

Stellen Sie gezielt Fragen zu den Punkten, die Ihnen eventuell noch nicht ganz klar sind, z.B. zur Wahl der Injektionsstelle, zur korrekten Vorbereitung des Pens und zur ordnungsgemäßen Entsorgung der Nadel.

Zeitpunkt der Anwendung festlegen

Ein fester Zeitpunkt für Ihre Injektion erleichtert es, eine verlässliche Routine zu entwickeln. Das reduziert das Risiko, eine Dosis zu vergessen, und macht die Anwendung im Alltag planbarer.

☐ **Festen Wochentag wählen**
Sofern Ihr Präparat wöchentlich gespritzt werden muss, legen Sie einen festen Wochentag für Ihre Injektion fest, der gut in Ihren Alltag passt. Viele Patienten nutzen einen Tag am Wochenende.

☐ **Tageszeit beibehalten**
Für viele Anwender ist es hilfreich, einen einmal gewählten Tageszeitpunkt beizubehalten – zum Beispiel immer am gleichen Wochentag morgens nach dem Frühstück oder abends um 18 Uhr. Diese Regelmäßigkeit kann die Anwendung im Alltag zusätzlich vereinfachen.

☐ **Erinnerung einrichten**
Nutzen Sie unterstützende Erinnerungsfunktionen – zum Beispiel auf Ihrem Smartphone oder in Ihrem Kalender – insbesondere zu Beginn der Therapie. Eine regelmäßig eingestellte Erinnerung kann die Integration der Injektion in Ihre persönliche Wochenstruktur erleichtern.

Zusammenstellen der Materialien

Bereiten Sie Ihre Materialien rechtzeitig vor und stellen Sie sicher, dass Sie alles zur Hand haben, was Sie für eine sichere und hygienische Injektion benötigen.

Wenn alles griffbereit ist, lassen sich Fehler vermeiden und Sie können sich ganz auf die einzelnen Schritte konzentrieren.

☐ **Abnehmspritze/ Pen**
Legen Sie Ihr Präparat bereit und prüfen Sie, ob es gemäß den Lagerungsvorgaben (z. B. Kühlschranktemperatur) aufbewahrt wurde.

Achten Sie darauf, es rechtzeitig aus dem Kühlschrank zu nehmen, falls Sie möchten, dass es vor der Injektion Zimmertemperatur annehmen soll. Dies kann z. B. Unannehmlichkeiten durch die Injektion eines kühlen Medikaments verringern.

☐ **Neue, sterile Nadel**
Verwenden Sie für jede Injektion eine unbenutzte Nadel, um Infektionen zu vermeiden. Kontrollieren Sie die Verpackung auf Unversehrtheit – beschädigte Nadeln sollten nicht verwendet werden.

☐ Alkoholtupfer

Legen Sie ausreichend Alkoholtupfer bereit, damit Sie für jede Injektion frische, einzeln verpackte Tupfer verwenden können. Achten Sie darauf, dass die Verpackungen unbeschädigt sind und die Tupfer nicht ausgetrocknet sind.

☐ Geeigneter Entsorgungsbehälter

Zum Beispiel ein durchstichsicherer „Sharps Container" für gebrauchte Nadeln, damit diese sicher entsorgt werden können. Stellen Sie ihn so bereit, dass Sie ihn nach der Injektion sofort erreichen können – ohne mit der Nadel umherzugehen.

Verwenden Sie keine improvisierten Behälter wie Plastikflaschen oder Dosen, da diese leicht beschädigt werden können und nicht vor Stichverletzungen schützen.

☐ Kleines Pflaster (optional)

Falls es nach der Injektion zu einer leichten Blutung kommen sollte – was in der Regel nicht der Fall ist. Ein Pflaster kann außerdem ein versehentliches Reiben an der Einstichstelle verhindern.

Diese sorgfältige Vorbereitung erleichtert es, die folgende Injektion ruhig, strukturiert und ohne Hektik durchzuführen.

Hinweis bezüglich der Pen-Nadeln

Prüfen Sie vorab, ob der Hersteller passende Nadeln bereits beilegt – das ist nicht immer der Fall. Besorgen Sie die benötigten Nadeln rechtzeitig in der Apotheke oder im Fachhandel, um Verzögerungen zu vermeiden. So verhindern Sie die unangenehme Situation, alles vorbereitet zu haben und erst im letzten Moment festzustellen, dass keine passende Nadel vorhanden ist.

Das Medikament vorbereiten

Diese Schritte sollen dazu beitragen, dass Ihr Injektionspen ordnungsgemäß funktioniert und Sie die Injektion wie vorgesehen durchführen können.

Halten Sie sich – je nach Präparat – an die Injektionsbeschreibung in der Packungsbeilage oder an die zusätzliche Schritt-für-Schritt-Anleitung, die der Packung beiliegt.

Eine sorgfältige Vorbereitung reduziert das Risiko von Anwendungsfehlern und sorgt dafür, dass der Ablauf später ohne Unterbrechung möglich ist.

☐ Hände waschen

Waschen Sie Ihre Hände gründlich mit Wasser und Seife. Trocknen Sie sie anschließend sorgfältig ab. Saubere, trockene Hände senken das Risiko, Keime auf den Pen oder die Injektionsstelle zu übertragen.

☐ Verfallsdatum prüfen

Kontrollieren Sie das auf dem Pen oder seiner Umverpackung angegebene Verfallsdatum. Verwenden Sie das Präparat nicht mehr, wenn dieses Datum überschritten ist – selbst dann nicht, wenn der Pen äußerlich unversehrt erscheint.

Wenden Sie sich in diesem Fall an Ihre Apotheke, um fachlichen Rat zu erhalten und einen sicheren Ersatz zu bekommen.

☐ Lösung kontrollieren

Überprüfen Sie die Flüssigkeit im Pen: Die Lösung sollte klar und farblos bis leicht gelblich sein und keine sichtbaren Partikel oder Trübungen enthalten.

Verwenden Sie das Medikament nicht, wenn es verfärbt ist oder sich Rückstände gebildet haben.

☐ **Temperatur anpassen**
Wenn Sie den Pen im Kühlschrank gelagert haben, lassen Sie ihn eventuell etwa 30 Minuten bei Raumtemperatur liegen, wenn das für Ihr Präparat laut Gebrauchsinformation möglich ist.

Die Injektion eines kalten Medikaments kann unangenehm oder schmerzhaft sein.

Auf keinen Fall dürfen Sie das Medikament aktiv erwärmen!

☐ **Nadel befestigen**
Bringen Sie eine neue, sterile Nadel an – genau wie in der Anleitung Ihres Pens beschrieben. Achten Sie darauf, die Schutzkappen erst unmittelbar vor der Injektion zu entfernen.

☐ **Funktionstest durchführen**
Falls vom Hersteller vorgesehen, führen Sie einen Test durch, um sicherzustellen, dass der Pen korrekt funktioniert. Hinweise dazu finden Sie in der Packungsbeilage.

☐ **Dosierung einstellen**
Stellen Sie gemäß den Herstellerangaben die verschriebene Dosierung ein, zum Beispiel durch Drehen des Dosierungsknopfes. Kontrollieren Sie, ob die Anzeige korrekt steht, bevor Sie mit der Injektion fortfahren.

Die Injektion durchführen

Bei einer subkutanen Injektion – das bedeutet, dass das Medikament in das Fettgewebe direkt unter der Haut verabreicht wird – ist die Wahl der richtigen Stelle wichtig für eine gleichmäßige Aufnahme, einen angenehmen Ablauf sowie eine langfristig gute Verträglichkeit und Hautschonung.

Auch wenn die Technik der Injektion selbst relativ einfach ist, kann die richtige Platzwahl entscheidend dafür sein, wie angenehm Sie die Behandlung empfinden.

Geeignet sind vor allem folgende Körperbereiche:

- **Bauch:** Wählen Sie einen Bereich mit mindestens 5 cm Abstand zum Bauchnabel. Der Bauch ist gut zugänglich und wird häufig empfohlen, besonders für Selbstinjektionen.
- **Vorderseite der Oberschenkel:** Geeignet ist die mittlere Zone der Oberschenkelvorderseite. Diese Stelle ist leicht erreichbar – vor allem, wenn Sie die Injektion selbst vornehmen.
- **Oberer Außenbereich des Oberarms:** Vor allem geeignet, wenn eine andere Person die Injektion durchführt, da diese Stelle für Selbstinjektionen schwer erreichbar ist.
- **Gesäß:** Verwenden Sie vorzugsweise den oberen äußeren Quadranten. Auch hier ist die Unterstützung einer anderen Person in der Regel hilfreich.

Tipps zur Injektionsrotation:

☐ **Injektionsstellen regelmäßig wechseln**
Rotieren Sie die Einstichstellen – nicht nur zwischen verschiedenen Körperbereichen (z. B. Bauch und Oberschenkel), sondern auch innerhalb desselben Bereichs. So kann sich die Haut erholen, und das Risiko von Hautreizungen oder Verhärtungen (Lipohypertrophie) wird verringert.

☐ **Rotationssystem einführen**
Führen Sie ein einfaches Rotationsschema, z. B. mit einem Plan im Kalender oder in einem Notizheft. So behalten Sie im Blick, wo die letzte Injektion gesetzt wurde.

☐ **Injektionstage festhalten**
Tragen Sie sowohl den Injektionstag als auch die verwendete Stelle in Ihren Kalender oder in ein Workbook ein. Ein fester Rhythmus erleichtert die Therapieplanung und kann ihre Wirksamkeit unterstützen.

Checkliste – Die Injektion Schritt-für-Schritt

Diese Anleitung hilft Ihnen, die Injektion ruhig, strukturiert und ohne unnötige Unterbrechungen durchzuführen. Gehen Sie jeden Schritt in der angegebenen Reihenfolge durch und orientieren Sie sich zusätzlich an den Herstellerangaben in der Packungsbeilage oder einer beiliegenden Schritt-für-Schritt-Anleitung Ihres Präparats.

☐ **Injektionsstelle reinigen**
Reinigen Sie die ausgewählte Stelle mit einem Alkoholtupfer. Lassen Sie die Haut anschließend mindestens 30 Sekunden trocknen, um die Wirkung des Alkohols abzuwarten und ein Brennen während der Injektion zu vermeiden.

☐ **Pen richtig halten**
Halten Sie den Pen senkrecht (90°-Winkel) zur Haut, damit das Medikament zuverlässig ins Unterhautfettgewebe gelangt.

Stützen Sie Ihre Hand leicht auf der Haut ab, um während der Injektion einen stabilen Halt zu haben und ungewollte Bewegungen zu vermeiden.

☐ **Nadel einführen**
Führen Sie die Nadel zügig in die Haut ein. Ein zögerlicher Einstich kann unangenehmer sein. Falls Sie die Nadel versehentlich herausziehen, verwenden Sie eine neue, sterile Nadel und wählen Sie eine andere Injektionsstelle.

☐ **Medikament injizieren**

Drücken Sie den Injektionsknopf vollständig durch und halten Sie ihn – je nach Spritzentyp – für die in der Anleitung angegebene Zeit gedrückt.

Manche Pens verfügen über Klickgeräusche oder ein sichtbares Fenster, über das Sie klar erkennen können, wann die Injektion vollständig abgeschlossen ist.

Zählen Sie, nachdem Sie der Knopf seine Endposition erreicht hat langsam bis fünf (oder bis zur in der Anleitung genannten Zahl), um sicherzugehen, dass die gesamte Dosis abgegeben wurde.

☐ **Nadel in Position halten**

Achten Sie darauf, dass die Nadel während der Injektion in der Haut bleibt. Eine ruhige Handhaltung kann verhindern, dass die Nadel versehentlich herausrutscht.

☐ **Nadel entfernen**

Ziehen Sie die Nadel vorsichtig in dem gleichen Winkel heraus, in dem Sie sie eingeführt haben (senkrecht bzw. 90°-Winkel). Achten Sie darauf, den Pen dabei ruhig zu halten, um unnötige Bewegungen an der Einstichstelle zu vermeiden.

☐ **Nachbehandlung**

Drücken oder reiben Sie die Einstichstelle nicht. Sollte ein kleiner Blutstropfen auftreten, tupfen Sie diesen sanft ab. Ein Pflaster ist normalerweise nicht nötig, kann aber bei Bedarf verwendet werden.

Checkliste – Nach der Injektion

Diese Schritte helfen Ihnen, die Anwendung sicher abzuschließen, den Pen korrekt zu lagern und die nächste Injektion rechtzeitig vorzubereiten. Nehmen Sie sich auch nach der Injektion einen Moment Zeit, um in Ruhe alles zu erledigen – so vermeiden Sie Hektik und mögliche Fehler.

☐ **Nadel entfernen**

Entfernen Sie die Nadel vom Pen gemäß den Angaben in der Packungsbeilage Ihres Präparats.

Pen-Nadeln besitzen zwei Schutzkappen: eine äußere (durchsichtig oder farblos) und eine innere (oft farbig). Nach der Injektion setzen Sie nur die äußere Schutzkappe vorsichtig wieder auf, ohne die Nadelspitze zu berühren. Drücken Sie die Kappe fest, sodass die Nadel vollständig bedeckt ist.

Schrauben Sie dann die Nadel samt aufgesetzter äußerer Kappe vom Pen ab. Versuchen Sie nicht, die innere Kappe wieder aufzusetzen, da dies das Risiko von Nadelstichverletzungen erhöht.

Diese Methode hilft, Verletzungen und Kontaminationen zu vermeiden. Werfen Sie die gebrauchte Nadel mit der wieder aufgesetzten äußeren Schutzkappe in Ihren bereitgestellten durchstichsicheren Entsorgungsbehälter.

☐ **Dokumentation**

Notieren Sie die Anwendung in Ihrem Therapietagebuch oder Workbook. Ergänzen Sie dabei Datum, Uhrzeit, Injektionsstelle sowie eventuelle Besonderheiten.

Diese Aufzeichnungen können Ihnen und Ihrem Arzt helfen, den Therapieverlauf nachzuvollziehen und mögliche Muster zu erkennen.

☐ **Pen ordnungsgemäß lagern**

Vor dem ersten Gebrauch sollte der Pen im Kühlschrank bei 2–8 °C gelagert werden.

Nach der ersten Injektion kann er – sofern vom Hersteller zugelassen – bei Raumtemperatur unter 30 °C aufbewahrt werden, jedoch höchstens vier Wochen bzw. 30 Tage lang.

Setzen Sie nach jeder Anwendung die Schutzkappe wieder auf, lagern Sie den Pen aber niemals mit aufgesetzter Nadel, um ein Auslaufen des Medikaments und Luftbildung zu verhindern.

Nach Ablauf der angegebenen Lagerfrist oder nach der vorgesehenen Anzahl von Dosen sollten Sie den Pen entsorgen – auch wenn sich noch Wirkstoff darin befindet.

☐ **Nächste Injektion planen**

Überprüfen Sie Ihren Medikamentenvorrat und stellen Sie sicher, dass Sie für die nächste geplante Injektion alles Notwendige zur Verfügung haben.

Kontrollieren Sie, ob ausreichend Nadeln vorhanden sind und ob Ihr Pen noch genügend Medikament enthält. Bei wöchentlichen Injektionen kann es hilfreich sein, bereits jetzt die nächste Erinnerung in Ihrem Kalender oder Smartphone zu setzen.

Falls Sie feststellen, dass neue Medikamente oder Materialien benötigt werden, bestellen Sie diese rechtzeitig oder kontaktieren Sie Ihren Arzt oder Ihre Apotheke.

Berücksichtigen Sie, dass Sie sowohl Zeit benötigen, um ein neues Rezept zu erhalten, und die Apotheke auch noch einmal Zeit benötigen wird, um das Medikament zu besorgen, da Abnehmspritzen nicht unbedingt in den Apotheken bevorratet werden.

Es ist normal, dass nach der letzten vorgesehenen Dosis noch etwas Flüssigkeit im Pen sichtbar bleibt. Diese Restmenge ist technisch bedingt und bereits in der Dosierung des Präparates berücksichtigt.

Sie ist nicht für eine weitere Injektion vorgesehen und muss verworfen werden. Versuchen Sie keinesfalls, den verbliebenen Wirkstoff mit Gewalt zu entnehmen oder sich zu injizieren – dies kann zu einer falschen Dosierung, einem erhöhten Risiko von Nebenwirkungen oder Verletzungen führen.

Hinweis zur Nadel-Entsorgung

Bitte entsorgen Sie keine losen oder ungesicherten Nadeln im Hausmüll – dies stellt ein erhebliches Verletzungs- und Infektionsrisiko dar, insbesondere für Mitarbeitende der Müllabfuhr und Sortieranlagen.

Verwenden Sie stattdessen einen stich- und bruchsicheren Entsorgungsbehälter, den Sie in vielen Apotheken erhalten. Diese Behälter sind speziell dafür gemacht, Nadeln sicher aufzunehmen und sich fest verschließen zu lassen.

Vermeiden Sie provisorische Lösungen wie Wasserflaschen oder einfache Plastikbehälter – sie sind nicht durchstichsicher und werden von Apotheken in der Regel nicht angenommen.

Viele Apotheken bieten geeignete Entsorgungsbehälter an und informieren Sie darüber, wie und wo Sie volle Boxen sicher zurückgeben können. Fragen Sie bei Ihrer Apotheke vor Ort nach – manche bieten auch eigene Rücknahme- oder Tauschsysteme an.

Tipps für angenehmere Injektionen

Personen, die wenig oder keine Erfahrung mit Injektionen haben, verspüren anfangs oft Unsicherheit oder Bedenken bei der Vorstellung, sich selbst ein Medikament zu spritzen.

Eine beruhigende Information vorweg: Die Nadeln für die Abnehmspritzen sind sehr fein, sodass der Einstich in den meisten Fällen kaum oder nur minimal spürbar ist.

Die folgenden Hinweise können dazu beitragen, die Anwendung entspannter und möglichst schmerzarm zu gestalten:

☐ **Temperatur**

Einige Patienten reagieren empfindlich auf die Injektion eines kalten Medikaments. Wenn Sie zu dieser Gruppe gehören, lassen Sie die Spritze vor der Anwendung langsam auf Raumtemperatur kommen.

Wichtig: Prüfen Sie in der Packungsbeilage Ihres Präparats, ob eine vorübergehende Lagerung bei Raumtemperatur nach dem ersten Anbruch erlaubt ist und wie lange diese maximal dauern darf.

Erwärmen Sie das Präparat <u>niemals</u> aktiv – zum Beispiel nicht mit warmem Wasser, in der Mikrowelle, mit Heizgeräten oder direkter Sonneneinstrahlung.

☐ **Ruhige Atmosphäre und bewusstes Atmen**

Sorgen Sie für eine ungestörten, angenehme Umgebung und vermeiden Sie jede Form von Hektik. Nehmen Sie sich bewusst Zeit, bevor Sie injizieren.

Atmen Sie tief und gleichmäßig ein und aus – sowohl kurz vor als auch während der Injektion. Diese Kombination aus Ruhe und kontrollierter Atmung kann Ihnen helfen, körperliche Anspannung zu lösen, und kann den Einstich als weniger unangenehm erscheinen lassen.

☐ **Spritzen lassen und Ablenkung nutzen**

Gerade zu Beginn der Therapie kann es hilfreich sein, wenn eine andere Person die Injektion übernimmt. So können Sie sich währenddessen unterhalten, Musik hören oder etwas anschauen – und vermeiden, sich zu sehr auf den Einstich zu konzentrieren.

Wenn Sie später mehr Routine haben, können Sie diese kleinen Ablenkungen auch bei der Selbstinjektion einsetzen.

☐ **Immer eine neue, sterile Nadel verwenden**
Benutzen Sie für jede Injektion eine frische Nadel. Das reduziert das Risiko von Infektionen, beugt stumpfen Einstichen vor und sorgt in der Regel für ein angenehmeres Gefühl beim Injizieren.

Checklisten – Vergessene Dosis

Wenn Sie eine Dosis Ihrer Abnehmspritze vergessen haben, gehen Sie Schritt für Schritt vor. Das Vorgehen kann sich je nach Präparat unterscheiden – orientieren Sie sich deshalb immer zuerst an den Herstellerangaben.

Bleiben Sie ruhig und handeln Sie überlegt: Klären Sie, ob und wann die Injektion nachgeholt werden kann, und überlegen Sie, warum sie verpasst wurde. So finden Sie Maßnahmen, um künftige Auslassungen zu vermeiden.

☐ **Packungsbeilage prüfen**
Schauen Sie zunächst in die Packungsbeilage Ihres Medikaments. Dort finden Sie die präparatespezifischen Anweisungen – zum Beispiel, ob Sie die Dosis noch nachholen dürfen oder bis zur nächsten geplanten Injektion warten sollen.

☐ **Zeitraum einschätzen**
Stellen Sie fest, wie viele Tage seit der geplanten, aber verpassten Anwendung vergangen sind.

Diese Information ist entscheidend, um anhand der Packungsbeilage oder nach Rücksprache mit Ihrem Arzt festzulegen, ob und wann die Dosis noch verabreicht werden kann.

☐ **Bei Unklarheit nachfragen**
Kontaktieren Sie Ihren Arzt oder Apotheker, wenn Sie unsicher sind oder die Packungsbeilage keine klaren Handlungshinweise enthält.

Notieren Sie vor dem Gespräch, wann die Dosis ursprünglich geplant war und wie groß der Abstand zur nächsten Injektion ist. So können Sie eine schnelle und präzise Empfehlung erhalten.

☐ **Niemals doppelt dosieren**
Holen Sie eine vergessene Dosis nur nach, wenn dies in der Packungsbeilage ausdrücklich erlaubt ist oder Ihr Arzt es empfiehlt. Setzen Sie niemals zwei Dosen kurz hintereinander, um eine ausgelassene Anwendung auszugleichen – das kann zu einer Überdosierung führen.

☐ **Notizen zur vergessenen Dosis**
Tragen Sie das vergessene Datum in Ihr Therapietagebuch ein und notieren Sie gegebenenfalls den Grund. So lassen sich Muster erkennen, z. B. ob Sie häufiger an bestimmten Wochentagen vergessen. Das kann beim nächsten Arzttermin helfen, Lösungen zu finden.

☐ **Erinnerungssystem anpassen**
Überlegen Sie, wie Sie das Risiko weiterer vergessener Dosen verringern können – zum Beispiel durch zwei hintereinander gesetzte Erinnerungen im Smartphone, einen gut sichtbaren Wochenplan oder das Legen des Pens an einen festen Ort im Kühlschrank, den Sie nicht übersehen.

Checkliste – Hautreaktionen an der Einstichstelle

Leichte Reaktionen an der Injektionsstelle – wie Rötungen, leichter Juckreiz oder kleine Schwellungen – sind relativ häufig und in den meisten Fällen unbedenklich. Sie klingen in der Regel innerhalb weniger Stunden bis Tage von selbst ab.

Mit den folgenden Maßnahmen können Sie Hautreaktionen vorbeugen oder bestehende Beschwerden lindern:

☐ **Injektionsstelle regelmäßig wechseln**
Wechseln Sie konsequent die Injektionsstelle, um Hautreizungen durch wiederholte Belastung derselben Hautpartie zu vermeiden. Vermeiden Sie Injektionen in irritierte, empfindliche, gereizte oder vernarbte Hautbereiche.

☐ **Haut vor der Injektion vorbereiten**
Reinigen bzw. desinfizieren Sie die Haut an der gewählten Einstichstelle vor der Injektion, um das Risiko von Hautreaktionen und Infektionen zu verringern.

☐ **Kühlen nach der Injektion**
Kühlen Sie die Haut nach der Injektion, z. B. mit einem kühlen Tuch oder „Coolpad".

Legen Sie Eis oder Kühlpacks niemals direkt auf die Haut, um Erfrierungen zu vermeiden – wickeln Sie diese immer in ein dünnes Tuch.

☐ **Einstichstelle schonen**
Vermeiden Sie es, die Einstichstelle nach der Injektion stark zu reiben. Sanftes Abtupfen bei Bedarf ist ausreichend.

☐ **Pflegende oder entzündungshemmende Creme**
Nach Rücksprache mit Ihrem Arzt kann eine geeignete, entzündungshemmende oder feuchtigkeitsspendende Creme aufgetragen werden.

Verwenden Sie keine Medikamente oder Salben eigenmächtig, um Hautreizungen oder Infektionen nicht zu verschlimmern.

Wichtiger Hinweis

Wenn die Hautreaktionen anhaltend, ungewöhnlich stark oder schmerzhaft sind, wenden Sie sich bitte umgehend an Ihren Arzt. Dies gilt insbesondere bei Anzeichen einer allergischen Reaktion oder Infektion.

Checkliste – Technische Probleme mit dem Pen

Sollten bei der Anwendung Ihres Pens technische Probleme auftreten, gehen Sie systematisch vor und vermeiden Sie eigenmächtige „Reparaturversuche“. So stellen Sie sicher, dass keine zusätzlichen Schäden entstehen und die Ursache des Problems erkannt werden kann.

☐ **Packungsbeilage prüfen**
Schauen Sie zunächst in die Packungsbeilage. Oft finden Sie dort eine Rubrik zur Fehlerbehebung bei typischen Problemen – z. B. blockierte Nadel, kein Medikament sichtbar oder Dosis lässt sich nicht auslösen. Beachten Sie die dort genannten Schritte genau.

☐ **Keine Gewalt anwenden**
Versuchen Sie niemals, die Injektion mit Gewalt durchzuführen. Üben Sie keinen übermäßigen Druck auf den Pen oder die Nadel aus. Unsachgemäße Anwendung kann zu fehlerhaften Injektionen, Beschädigungen oder Verletzungen führen.

☐ **Problem dokumentieren**
Notieren Sie, welches Problem aufgetreten ist, zu welchem Zeitpunkt es auftrat und welche Maßnahmen Sie bereits unternommen haben. Diese Angaben helfen bei der Rücksprache mit Arzt, Apotheker oder Hersteller und erleichtern eine eventuelle Reklamation.

☐ **Herstellerhotline kontaktieren**
Die Telefonnummer finden Sie in der Regel auf der Verpackung oder in der Packungsbeilage. Halten Sie Chargennummer und Haltbarkeitsdatum bereit – beides finden Sie meist auf dem Umkarton – sowie eine kurze Problembeschreibung. So kann Ihnen schneller und gezielter geholfen werden.

☐ **Rücksprache mit Arzt oder Apotheker**
Wenden Sie sich an Ihren Arzt oder Ihre Apotheke, wenn Sie das Medikament nicht wie vorgesehen anwenden konnten oder ein Ersatzpräparat benötigen.

Beschreiben Sie das Problem möglichst genau und geben Sie an, wann die letzte vollständige Injektion erfolgt ist. So kann gemeinsam entschieden werden, wie Sie die Therapie sicher fortsetzen und Dosierungsfehler vermeiden.

☐ **Defekten Pen nicht weiter verwenden**
Verwenden Sie einen defekten Pen nicht weiter – auch nicht, wenn er „manchmal" funktioniert. Ein unzuverlässiges Gerät kann zu unvollständigen oder fehlerhaften Injektionen führen.

Auf die mögliche Verletzungsgefahr haben wir bereits im Abschnitt „Keine Gewalt anwenden" hingewiesen.

Checkliste – Reisen mit der Abnehmspritze

Mit der richtigen Vorbereitung können Sie Ihr Medikament sicher transportieren und Ihre Behandlung auch unterwegs zuverlässig fortsetzen. Wichtig ist, dass Sie sich rechtzeitig über die besonderen Anforderungen informieren – insbesondere zu Kühlung, Transportbedingungen und den Bestimmungen Ihres Reiselandes (siehe auch Kapitel „Die richtige Lagerung zu Hause und auf Reisen").

☐ **Kühlung organisieren**

Bewahren Sie das Medikament in einer geeigneten Kühltasche auf, sofern es vor der erstmaligen Verwendung kühl gelagert werden muss. Achten Sie darauf, dass die Temperatur zwischen 2 °C und 8 °C liegt, ohne dass das Präparat einfriert. Spezielle Medikamenten-Kühltaschen können über mehrere Stunden die erforderliche Temperatur halten – ideal für Anreise oder Ausflüge.

Auch wenn die Präparate nach Beginn der Anwendung für bis zu vier Wochen bei unter 30 °C gelagert werden können, sollten Sie bedenken, dass auf Reisen – etwa in einem sommerlichen Auto, im Zug oder Bus – diese Temperatur leicht überschritten werden kann.

Sorgen Sie daher für eine temperaturkontrollierte Aufbewahrung, um die Wirksamkeit zu erhalten.

☐ **Handgepäck verwenden**

Führen Sie das Medikament im Handgepäck mit sich, besonders bei Flugreisen. Im Frachtraum eines Flugzeugs können Temperaturen deutlich unter dem Gefrierpunkt herrschen, was den Wirkstoff beschädigen kann.

☐ **Bescheinigungen mitführen**

Nehmen Sie eine Kopie Ihres Rezepts sowie ein kurzes ärztliches Attest (je nach Reiseziel möglichst auch in englischer Sprache) mit, das bestätigt, dass Sie das Medikament aus medizinischen Gründen benötigen. Diese Dokumente können Sicherheitskontrollen und Zollabfertigungen erleichtern und helfen, Missverständnisse zu vermeiden.

☐ **Einfuhrbestimmungen prüfen**

Informieren Sie sich vorab über die Vorschriften Ihres Reiselandes, insbesondere bei Fernreisen. Manche Länder verlangen spezielle Genehmigungen für die Einfuhr oder setzen Mengenbeschränkungen für bestimmte Medikamente fest. Informationen hierzu finden Sie in der Regel auf den Webseiten der jeweiligen Botschaften oder auch der Gesundheitsministerien.

☐ Kühlung am Zielort sicherstellen
Klären Sie rechtzeitig, welche Kühlmöglichkeiten am Reiseziel vorhanden sind – z. B. Minibar oder Gästekühlschrank im Hotel. Fragen Sie gegebenenfalls vorab beim Hotel oder Gastgeber nach.

☐ Therapierhythmus anpassen
Planen Sie Ihre Injektionszeiten im Voraus, besonders bei Zeitverschiebungen oder langen Reisetagen. Notieren Sie im Kalender, wann Ihre nächste Dosis fällig ist, um auch unterwegs den Überblick zu behalten.

☐ Ausreichend Vorrat einplanen
Packen Sie genügend Medikament für die gesamte Reisedauer ein – inklusive eines Puffers für unvorhergesehene Verzögerungen.

Verteilen Sie den Vorrat nach Möglichkeit auf Ihr eigenes Handgepäck und das Handgepäck einer mitreisenden Person. So sind Sie abgesichert, falls ein Gepäckstück verloren geht.

☐ Zubehör nicht vergessen
Nehmen Sie ausreichend Nadeln, Alkoholtupfer und – falls nötig – einen kleinen, stichsicheren Entsorgungsbehälter mit. So stellen Sie sicher, dass Sie Ihre Injektionen auch unterwegs hygienisch und sicher durchführen können. In manchen Ländern sind passende Ersatzprodukte nur schwer erhältlich.

Checkliste – Persönliches Therapie-Set

Ein gut organisiertes Therapie-Set kann Ihnen den Einstieg in die Therapie mit der Abnehmspritze erleichtern. Es umfasst die Materialien, die Sie in den ersten Wochen benötigen.

Im Folgenden finden Sie Vorschläge für die Zusammenstellung Ihres persönlichen Therapie-Sets. Einige dieser Materialien haben wir bereits in anderen Kapiteln erwähnt – hier finden Sie sie gebündelt, um Ihnen die Vorbereitung zu erleichtern.

Wichtig: Sie müssen nicht alles sofort anschaffen. Beginnen Sie mit den wichtigsten Dingen und ergänzen Sie Ihr Set nach und nach – je nachdem, was sich in Ihrem Alltag bewährt.

Checkliste – Grundausstattung

Diese Materialien benötigen Sie für die sichere und hygienische Anwendung Ihres Medikaments:

☐ **Nadelentsorgungsbehälter**
Nutzen Sie einen speziellen, stichfesten Behälter zur sicheren Entsorgung gebrauchter Nadeln. Lagern Sie ihn außerhalb der Reichweite von Kindern.

Einige Apotheken nehmen volle Behälter zurück – dies ist jedoch nicht überall der Fall. Erkundigen Sie sich deshalb vorab in Ihrer Apotheke oder Gemeinde nach den Entsorgungsmöglichkeiten vor Ort. (siehe auch Abschnitt „Hinweis zur Nadel-Entsorgung“).

☐ **Pen-Nadeln (Vorrat)**
Für jede Injektion sollte stets eine neue, sterile Pen-Nadel verwendet werden, um Infektionen und andere unangenehme Erfahrungen während der Injektion zu vermeiden.

Halten Sie immer ausreichend Vorrat bereit – idealerweise für mindestens vier Wochen – und vermeiden Sie so, dass Sie kurz vor einer geplanten Injektion ohne Nadeln dastehen.

☐ **Alkoholtupfer**
Zum Desinfizieren der Injektionsstelle vor jeder Anwendung. So können Sie Infektionen vorbeugen. Achten Sie darauf, dass die Tupfer einzeln verpackt sind, um die Sterilität zu gewährleisten.

☐ **Händedesinfektionsmittel**
Zur Händedesinfektion vor der Vorbereitung der Injektion – entweder als Alternative zum Händewaschen, wenn kein Waschbecken verfügbar ist, oder zusätzlich nach dem Waschen.

Ein kleines Fläschchen für unterwegs kann besonders praktisch sein, wenn Sie Ihre Injektion nicht zu Hause durchführen.

☐ **Pflaster (optional)**
Zum Abdecken der Einstichstelle, wenn nach der Injektion etwas Blut austritt. Wählen Sie hautfreundliche, atmungsaktive Pflaster, die sich leicht wieder entfernen lassen.

☐ **Einmalhandschuhe (optional)**
Für Personen, die besonders hygienisch arbeiten möchten oder müssen, z. B. bei Hauterkrankungen oder geschwächtem Immunsystem.

☐ **Saubere Unterlage (optional)**
Eine desinfizierbare oder sterile Unterlage zum Vorbereiten der Injektion, besonders hilfreich auf Reisen oder wenn keine saubere Tischfläche vorhanden ist.

So können Sie Ihr Material hygienisch ausbreiten und verhindern, dass Schmutz oder Keime an die Nadel oder den Pen gelangen.

Checkliste – Dokumentations- und Organisationshilfen

Diese optionalen Hilfsmittel können Sie dabei unterstützen, den Überblick über Ihre Behandlung zu behalten und Veränderungen im Therapieverlauf leichter zu erkennen:

☐ **Therapietagebuch**
Nutzen Sie ein einfaches Notizbuch oder ein strukturiertes Workbook als Tagebuch für Ihre Therapie. Notieren Sie dort Ihre Medikamentengaben, Therapiefortschritte und mögliche Nebenwirkungen.

Ein gut geführtes Tagebuch kann helfen, Muster zu erkennen, und Ihrem Arzt wertvolle Einblicke geben.

☐ **Erinnerungssystem**
Eine Erinnerungsapp auf dem Smartphone oder ein klassischer Wochenplaner können Sie dabei unterstützen, Injektionstermine, Kontrolluntersuchungen und andere Arztbesuche zuverlässig im Blick zu behalten.

☐ **Maßband**
Messen Sie regelmäßig (z. B. monatlich) Ihre Körperumfänge wie Taille, Hüfte und Oberschenkel. Oft motivieren diese Veränderungen mehr als der Blick auf die Waage. Notieren Sie Messwerte und Datum, um Entwicklungen über längere Zeit zu verfolgen.

☐ **Waage**
Wiegen Sie sich ein- bis zweimal pro Woche – nicht täglich. Wählen Sie dafür vergleichbare Bedingungen, etwa morgens nach dem Toilettengang und vor dem Frühstück. Tägliches Wiegen kann zu Frustration führen, da das Gewicht natürlicherweise schwankt.

☐ **Hinweis zu Körperfettwaagen**
Mit diesem speziellen Waage-Typ messen Sie neben Ihrem Gewicht auch den Körperfettanteil und andere Körperwerte. Die Qualität und Genauigkeit dieser Waagen unterscheidet sich stark zwischen verschiedenen Modellen.

Informieren Sie sich vor dem Kauf anhand von Testberichten oder lassen Sie sich im Fachhandel zu einem passenden Gerät beraten.

☐ **Ordner für Arztbriefe und Laborwerte**
Sammeln Sie alle medizinischen Unterlagen – klassisch im Ordner oder digital. Eine chronologische Sortierung erleichtert es, Veränderungen und Trends schnell zu erkennen und bei Arztgesprächen gezielt anzusprechen.

☐ **„Vorher"-Fotos**
Überlegen Sie, ob Sie vor Therapiebeginn Fotos von sich machen möchten. Diese sind nur für Sie und können später den Fortschritt verdeutlichen.

Achten Sie auf gleiche Bedingungen (Licht, Kleidung, Haltung) und wiederholen Sie die Aufnahmen in regelmäßigen Abständen für eine bessere Vergleichbarkeit.

Checkliste – Ernährungshilfen

Während der Therapie mit der Abnehmspritze verändert sich in der Regel der Appetit – viele Patienten verspüren weniger Hunger, werden schneller satt oder bemerken eine veränderte Verdauung.

Mit den folgenden Hilfsmitteln und Tipps kann es Ihnen leichter fallen, sich an diese Veränderungen zu gewöhnen bzw. sich diesen anzupassen, Beschwerden vorzubeugen und Ihre Ernährung ausgewogener zu gestalten.

☐ **Kleinere Teller und Behälter**

Kleinere Teller und Schüsseln können Ihnen dabei helfen, sich an reduzierte Portionen zu gewöhnen, und fördern zugleich bewusstes Essen.

Die Psychologie spielt dabei eine wichtige Rolle: Ein kleiner, voll wirkender Teller vermittelt oft mehr Zufriedenheit als ein großer, halb leerer.

Wählen Sie Geschirr mit einem Durchmesser von etwa 20–24 cm und füllen Sie Mahlzeiten in passende Schüsseln oder Vorratsdosen.

☐ **Hochwertige Proteinquellen**

Halten Sie magere, eiweißreiche Lebensmittel bereit – z. B. magere Fischarten (Scholle, Schellfisch, Zander, Kabeljau), Tofu, Hülsenfrüchte (Linsen, Kichererbsen), mageres Geflügel oder pflanzliche Proteinshakes.

Gerade an Tagen mit wenig Appetit hilft Eiweiß, Muskelabbau vorzubeugen und lange satt zu halten.

☐ **Multivitaminpräparat**

Bei längerer Therapiedauer oder deutlich reduzierter Nahrungsaufnahme kann ein Vitaminpräparat sinnvoll sein.

Besonders die Vitamine B12 und D, Eisen und Calcium sind anfälliger für einen Mangel bei stark reduziertem Essen.

Sprechen Sie vorab mit Ihrem Arzt, um ein geeignetes Produkt zu finden, das zu Ihrer Ernährung passt und Nährstoffmängeln vorbeugen kann.

☐ **Wasserkaraffe oder Trinkflasche**

Eine ansprechende Wasserkaraffe für zu Hause und eine leichte, bruchsichere Trinkflasche für unterwegs sorgen dafür, dass Sie Ihr Wasser „im Blick“ bzw. immer griffbereit haben.

Ziel sind etwa 1,5–2 Liter Flüssigkeit pro Tag – abhängig von Körpergröße, Aktivität und Klima. Am besten trinken Sie überwiegend Wasser oder ungesüßten Tee.

Falls Sie Kohlensäure nicht gut vertragen (bei manchen Spritzen-Anwendern verstärken sich dadurch Beschwerden wie Übelkeit), greifen Sie lieber zu stillem Wasser.

Ausreichend Flüssigkeit unterstützt nicht nur die Verdauung, sondern beugt auch Kopfschmerzen und Müdigkeit vor.

☐ **Gesunde Snacks**

Bereiten Sie kleine, nährstoffreiche Zwischenmahlzeiten vor und portionieren Sie diese in handliche Behälter.

Beispiele: ungesalzene Nüsse und Samen (20–30 g), Gemüsesticks mit Kräuterquark, Beeren oder Apfelstücke, hart gekochte Eier oder ein Stück Hartkäse.

Solche Snacks stabilisieren den Blutzuckerspiegel und beugen Heißhunger vor.

☐ **Ingwertee oder zuckerfreie Ingwerbonbons**

Ingwer kann leichte Übelkeit lindern, besonders zu Beginn der Therapie. Für Ingwertee frische Bio-Ingwerwurzel in Scheiben schneiden, mit heißem Wasser übergießen, 5–10 Minuten ziehen lassen und in kleinen Schlucken trinken.

Zuckerfreie, echte Ingwer-Bonbons sind praktisch für unterwegs und vermeiden unnötige Kalorien.

☐ **Ballaststoffreiche Lebensmittel**

Diese können Verstopfung vorbeugen und eine gesunde Verdauung fördern. Integrieren Sie täglich Vollkornprodukte, Hülsenfrüchte, Nüsse und Samen in Ihren Speiseplan.

Besonders wirksam können geschrotete Leinsamen (1–2 EL täglich mit ausreichend Flüssigkeit) oder Flohsamenschalen sein. Steigern Sie die Ballaststoffzufuhr langsam, um Blähungen zu vermeiden, und trinken Sie immer reichlich dazu.

Eine ballaststoffreiche Ernährung kann zusätzlich helfen, den Blutzuckerspiegel stabil zu halten und das Sättigungsgefühl zu verlängern.

Achten Sie darauf, die Ballaststoffe aus möglichst natürlichen Quellen zu beziehen, da diese oft weitere wertvolle Nährstoffe enthalten.

Checkliste - Körperliche Aktivitätsförderung

Diese Hilfsmittel können Sie dabei unterstützen, mehr Bewegung in Ihren Alltag zu bringen. Die folgende Liste enthält verschiedene Beispiele als Inspiration – wählen Sie die Sportart oder Bewegungsform aus, die Ihnen persönlich Freude bereitet. Denn nur wenn Sie einer Aktivität gerne nachgehen, ist die Wahrscheinlichkeit hoch, dass Sie diese langfristig beibehalten.

Auch kleine Bewegungseinheiten, die Sie in Ihren Alltag integrieren, sind wertvoll und können mit der Zeit einen großen Unterschied machen.

☐ Schrittzähler oder Fitnesstracker

Mit diesen Geräten können Sie Ihre tägliche Aktivität verfolgen und sich realistische Bewegungsziele setzen. Die Aufzeichnung Ihrer Schritte oder zurückgelegten Strecken kann Sie motivieren, aktiver zu werden.

Hierdurch können schön kleine Veränderungen sichtbar werden und Ihre Motivation für mehr Bewegung seigern. Viele Smartphones haben bereits eine Schrittzähler-Funktion eingebaut oder Sie nutzen eine spezielle Fitness-App.

Tipp: Beginnen Sie mit einem realistischen Ziel (z. B. 1.000 Schritte mehr pro Tag) und steigern Sie die Schrittzahl hin auf Ihr Ziel langsam, um Überlastung zu vermeiden.

☐ **Bequeme Sportschuhe**

Gute Schuhe sind die Grundlage für spontane Spaziergänge oder leichte Aktivitäten im Alltag. Achten Sie auf ausreichende Dämpfung und stabile Passform, besonders bei Fuß- oder Gelenkproblemen oder höherem Körpergewicht. Lassen Sie sich im Fachgeschäft beraten und testen Sie verschiedene Modelle auf Komfort und Stabilität.

Ein bequemes Paar, das gut passt und das Sie auch gerne tragen, erhöht die Wahrscheinlichkeit, dass Sie es im Alltag öfter nutzen.

☐ **Heimtrainingsgeräte**

Therabänder, leichte Hanteln oder ein Gymnastikball ermöglichen Ihnen einfache Übungen zu Hause – auch bei wenig Zeit oder Platz. Schon 10–15 Minuten Training an drei Tagen pro Woche können Ihre Muskeln stärken und Ihr Körpergefühl spürbar verbessern.

Beginnen Sie mit leichten Widerständen und steigern Sie diese langsam. Sobald sich Ihr Körper an die Belastung gewöhnt hat, können Sie die Intensität behutsam erhöhen.

☐ **Ausrüstung für Wassergymnastik**

Badeschuhe, Schwimmnudeln oder spezielle Aqua-Hanteln eignen sich gut für gelenkschonendes Training. Bewegung im Wasser belastet die Gelenke weniger und ist daher geeignet für Einsteiger. Der Wasserwiderstand trainiert gleichzeitig die Muskulatur und Ausdauer.

Viele Schwimmbäder bieten spezielle Kurse für Wassergymnastik an – diese können neben der Bewegung auch den sozialen Austausch fördern.

Checkliste – Mentale und emotionale Unterstützung

Für Ihren Therapieverlauf sind sowohl Ihre Gedanken als auch Ihre Gefühle entscheidend.

Erlebnisse wie eine Phase ohne Gewichtsverlust, Kritik aus dem Umfeld oder das Wiederauftreten alter Essgewohnheiten können emotional belastend sein und Ihre Motivation beeinflussen.

Der konstruktive Umgang mit emotionalen Herausforderungen wie Frustration, Ungeduld oder Selbstzweifeln erfordert oft ebenso viel Aufmerksamkeit wie die konsequente Umsetzung der körperlichen Therapieaspekte.

Patienten berichten, dass gerade die emotionale Komponente während der Abnehmtherapie sie vor unerwartete Herausforderungen stellt.

Die folgenden Hilfsmittel sollen Sie dabei unterstützen, Ihre emotionale und mentale Kraft während der Therapie zu stärken.

☐ **Motivationskarten**

Schreiben Sie positive Gedanken, ermutigende Sätze oder inspirierende Zitate auf kleine Karten. Platzieren Sie diese an Orten, die Sie täglich sehen – am Spiegel, Kühlschrank oder neben dem Bett.

In schwierigen Momenten können sie Ihnen neue Kraft und Fokus geben. Variieren Sie die Inhalte von Zeit zu Zeit, damit die Botschaften frisch bleiben und ihre Wirkung nicht nachlässt.

☐ **Therapietagebuch**

Dokumentieren Sie regelmäßig Ihre Erfahrungen während der Therapie. Halten Sie neben Gewichtsveränderungen auch Ihre Stimmung, Schlafqualität, Energielevel und Aktivitäten fest. Notieren Sie sowohl positive Momente als auch Herausforderungen – diese Aufzeichnungen können Ihnen dabei helfen, Muster zu erkennen.

Gerade in Plateauphasen können solche Aufzeichnungen verdeutlichen, welche Fortschritte Sie bereits erzielt haben, auch wenn die Waage einmal stillsteht.

☐ **Entspannungshilfen**

Stress kann den Fortschritt Ihrer Therapie behindern und emotionales Essen begünstigen.

Sorgen Sie daher aktiv für Ausgleich: Beschaffen Sie sich einfache Hilfsmittel, die Sie beim Entspannen unterstützen – etwa gute Kopfhörer für beruhigende Musik, eine Meditations-App auf dem Smartphone oder ätherische Öle mit entspannender Wirkung. Nutzen Sie die Dinge, die Ihnen persönlich gut tun und Sie entspannen lassen.

Regelmäßigkeit ist hier entscheidend – schon wenige Minuten täglicher Entspannung können langfristig spürbare Effekte haben.

Tipp: Nehmen Sie sich bewusst täglich 10 bis 15 Minuten Zeit für eine kurze Entspannungsübung – besonders in herausfordernden Phasen der Therapie. Wenn Sie jetzt denken, Ihr Kalender sei dafür zu voll, setzen Sie Ihre Entspannungsübung als festen Termin ein – so wird sie nicht von anderen Verpflichtungen verdrängt.

☐ **Unterstützungsnetzwerk**

Emotionen brauchen manchmal ein Ventil – und ein offenes Ohr. Erstellen Sie eine Liste von Menschen, mit denen Sie sowohl positive Erlebnisse teilen als auch Frustration und Ängste besprechen können.

Auch Selbsthilfegruppen können Ihnen einen geschützten Raum für Ihre Gefühle anbieten. Häufig lassen sich Herausforderungen gemeinsam leichter bewältigen, und geteilte Fortschritte können doppelt motivieren.

Einige Patienten suchen sich für die professionelle emotionale Begleitung auch Unterstützung durch einen spezialisierten Therapeuten.

☐ **Kreative Ausdrucksformen**
Manche Menschen schöpfen Kraft aus kreativen Tätigkeiten wie Malen, Schreiben, Musizieren oder Handwerken. Solche Aktivitäten können helfen, Gedanken zu ordnen, Stress abzubauen und ein Gefühl von Selbstwirksamkeit zu fördern.

Planen Sie bewusst Zeit für kreatives Wirken ein – auch kleine Projekte können Ihre Stimmung spürbar heben.

Checkliste – Praktische Alltagshelfer

Diese kleinen Helfer können Ihre Therapie mit einer Abnehmspritze im Alltag angenehmer und unkomplizierter machen. Die folgende Liste versteht sich als Ideengeber und erhebt keinen Anspruch auf Vollständigkeit.

Vermutlich fallen Ihnen selbst spontan viele weitere Dinge ein, die Sie persönlich unterstützen und die Sie als hilfreich empfinden.

☐ **Reiseset**
Packen Sie im Voraus eine kompakte Version Ihrer wichtigsten Materialien in ein separates Täschchen.

Legen Sie Alkoholtupfer, Pflaster, den Nadelentsorgungsbehälter und Ihre Dokumentationsunterlagen bereit. Für die Kühlung Ihres Pens fügen Sie eine kleine, isolierte Kühltasche mit Kühlakku hinzu, um auch unterwegs die vorgeschriebene Lagertemperatur einhalten zu können.

So sind Sie sowohl für private – auch spontane – Kurzreisen als auch für Dienstreisen vorbereitet und vergessen nichts Wichtiges.

☐ **Notfallkontaktliste**

Erstellen Sie eine kurze Übersicht mit den wichtigsten Telefonnummern – Ihres Arztes, der Apotheke und einer Vertrauensperson. Bewahren Sie diese Liste in Ihrer Geldbörse, Tasche oder virtuell gespeichert in Ihrem Smartphone auf.

Im Notfall haben Sie oder andere Personen so alle wichtigen Kontakte im Hinblick auf Ihre Therapie sofort zur Hand.

☐ **Kühlschrankhinweis**

Kennzeichnen Sie den Lagerungsort Ihres Medikaments deutlich – besonders, wenn Sie mit anderen Menschen zusammenleben. Ein auffälliger Aufkleber oder ein beschrifteter Behälter kann verhindern, dass das Medikament versehentlich verstellt oder von anderen Lebensmitteln verdeckt wird.

Zudem erinnert Sie diese Markierung automatisch an Ihre nächste Injektion, sodass sie nicht „übersehen" wird.

☐ **Stabilisierungshilfen**

Ein Wärmekissen kann bei Bauchkrämpfen oder allgemeinem Unwohlsein – besonders in der Anfangszeit der Therapie – wohltuend wirken. Wählen Sie eine handliche Größe, die sich leicht verstauen lässt und bei Bedarf schnell einsatzbereit ist.

Beispiel eines persönlichen Therapie-Sets

Bevor wir dieses Kapitel abschließen, möchten wir Ihnen das persönliche Therapie-Set einer Patientin vorstellen, das sie im Laufe ihrer Therapie ergänzt und an ihre Bedürfnisse angepasst hat.

Es handelt sich dabei um ein reines Beispiel – Ihr eigenes Therapie-Set kann je nach individuellen Gewohnheiten, Zielen und Alltagssituationen ganz anders aussehen.

Andrea (48) hat sich zu Beginn ihrer Behandlung folgendes Basis-Set zusammengestellt:

- *eine kleine Kosmetiktasche mit ihren Injektionsmaterialien (Alkoholtupfer, Pflaster, Vorrat an sterilen Nadeln),*
- *eine leere, durchstichsichere Saftflasche mit Schraubverschluss zur sicheren Entsorgung gebrauchter Nadeln,*
- *unsere Workbooks zur Dokumentation ihres Therapieverlaufs und Unterstützung in den ersten 12 Wochen, ergänzt durch ein kleines Notizbuch für schnelle, zusätzliche Eintragungen,*
- *eine wöchentliche Erinnerung im Smartphone-Kalender, die sie jeden Sonntagabend an ihre Injektion erinnert,*
- *Ein Multivitaminpräparat, das ihr behandelnder Arzt empfohlen hat,*
- *zwei kleinere Teller, die sie speziell für ihre neuen, angepassten Portionsgrößen angeschafft hat,*
- *eine robuste, auslaufsichere Trinkflasche, die sie stets bei sich trägt, um ausreichend Flüssigkeit aufzunehmen,*
- *drei selbst geschriebene Motivationskarten, gut sichtbar am Badezimmerspiegel angebracht.*

Nach einigen Wochen hat sie ihr Set erweitert um:

- *ein einfaches Fitness-Armband für ihr Smartphone, das sie bei Spaziergängen oder leichten Trainingseinheiten nutzt,*
- *bequeme Wanderschuhe, die längeres Gehen angenehmer machen,*
- *eine kleine Rezeptsammlung mit eiweißreichen, leicht umsetzbaren Gerichten, die sie in ihrer angepassten Ernährungsweise unterstützt.*

Ihr persönliches Therapie-Set anpassen

Jeder Mensch ist anders – und Ihr Therapie-Set sollte Ihre individuellen Bedürfnisse widerspiegeln.

Mit diesen Fragen können Sie Ihr persönliches Set sinnvoll zusammenstellen und gezielt auf Ihren Alltag abstimmen:

- Welche Herausforderungen könnten bei mir besonders auftreten?
- Was hat mir bei früheren Gesundheitsveränderungen geholfen?
- Welche Art von Unterstützung brauche ich am meisten – körperlich, emotional oder organisatorisch?
- Welche neuen Gewohnheiten möchte ich im Rahmen meiner Therapie aufbauen?
- Wie kann meine Umgebung diese neuen Gewohnheiten unterstützen?

Gedanken zum Therapie-Set

Ihr Therapie-Set entwickelt sich mit Ihrer Behandlung weiter. Manche Hilfsmittel benötigen Sie vielleicht nur zu Beginn, andere werden erst im Laufe der Therapie wichtig. Bleiben Sie aufmerksam für Ihre Bedürfnisse und passen Sie Ihr Set entsprechend an.

Zum Mitnehmen - Die wichtigsten Erkenntnisse

- **Sorgfältige Vorbereitung kann Sicherheit schaffen:** Ein strukturierter Start mit gut vorbereiteten Arztgesprächen und einem durchdachten Therapie-Set kann Ihnen Selbstvertrauen geben und Unsicherheiten reduzieren.
- **Klare, realistische Ziele geben Orientierung:** Setzen Sie sich konkrete, messbare und zeitlich definierte Ziele (SMART), die über die reine Gewichtsreduktion hinausgehen. Beziehen Sie Aspekte wie Gesundheit, körperliche Funktion und Wohlbefinden mit ein. Meilensteine helfen Ihnen, Fortschritte bewusst wahrzunehmen und zu würdigen.
- **Die richtige Anwendung der Spritze ist wichtig:** Die korrekte Handhabung ist erlernbar und wird mit der Zeit zur Routine. Etablieren Sie feste Abläufe und Zeitpunkte, um die Anwendung sicher und zuverlässig in Ihren Alltag zu integrieren.
- **Sie sind nicht allein:** Umgeben Sie sich mit Menschen, die Sie unterstützen, und nutzen Sie hilfreiche Ressourcen. Passen Sie Ihr persönliches Therapie-Set im Laufe der Zeit an Ihre sich verändernden Bedürfnisse an.
- **Anfangen zählt:** Gute Vorbereitung ist wertvoll – aber entscheidend ist, dass Sie ins Handeln kommen. Die kommenden Wochen bringen neue Erfahrungen und Erkenntnisse. Bleiben Sie offen, geduldig und freundlich mit sich selbst.

Reflexionsfragen

1. Umgang mit Struktur und Planung

Wie gehe ich normalerweise mit Checklisten und Planungstools um? Welche Strategien könnte ich entwickeln, um die vorgeschlagenen Hilfsmittel erfolgreich in meinen Alltag zu integrieren?

Denken Sie z. B., ob Sie eher spontan oder strukturiert leben. Haben Sie erfolgreich Listen oder Apps zur Organisation genutzt und wie sind Sie mit medizinischen Terminen oder der Medikamenteneinnahme umgegangen? Diese Erfahrungen zeigen, welche Checklisten am besten zu Ihrem Typ passen.

2. Vorbereitung und Unsicherheiten

Welche Aspekte der Therapievorbereitung bereiten mir am meisten Sorgen? Wie könnte ich mit diesen Unsicherheiten konstruktiv umgehen und mir zusätzliche Sicherheit verschaffen?

Überlegen Sie beispielsweise, was Sie in anderen neuen Situationen beruhigt hat. Haben Sie schon einmal eine neue medizinische Behandlung begonnen? Welche Vorbereitungen haben Ihnen damals geholfen? Bedenken Sie auch, wer aus Ihrem Umfeld Sie bei Sorgen unterstützen könnte.

3. Anpassung und Flexibilität

Wie stelle ich mir vor, die Hilfsmittel langfristig zu nutzen? Was werde ich tun, wenn bestimmte Checklisten oder Strategien nicht wie erwartet funktionieren?

Reflektieren Sie z.B., wie flexibel Sie normalerweise bei Veränderungen sind. Haben Sie schon einmal Gewohnheiten erfolgreich angepasst oder neue Routinen entwickelt? Welche Strategien haben Ihnen dabei geholfen, dranzubleiben, auch wenn nicht alles perfekt lief?

Notizen

Leben mit einer langfristigen Therapie

Wenn Sie sich für eine Abnehmspritze entscheiden, starten Sie eine Behandlung, die oft über mehrere Monate hinweg begleitet. Anders als bei einer Antibiotika-Therapie gibt es hier kein festes Enddatum im Kalender.

Die Realität kann jedoch komplexer sein, als es klinische Entwicklungsstudien vermuten lassen. In diesen Studien werden Patienten nach einem festen Behandlungsprotokoll über mindestens ein Jahr, meist noch länger, behandelt, während Forscher kontinuierlich Daten sammeln, um Wirksamkeit und Verträglichkeit zu bewerten.

Im Alltag erleben Patienten jedoch ganz unterschiedliche Herausforderungen. Manche kämpfen in den ersten Wochen mit Übelkeit, die jeden Gedanken an Essen zur Qual machen kann. Andere stellen nach einigen Monaten fest, dass ihr Körper anders reagiert als erwartet. Nicht jeder führt die Therapie bis zu dem Punkt fort, den Arzt und Patient gemeinsam als sinnvoll erachten – und das ist nicht ungewöhnlich.

Nebenwirkungen können zu einer Anpassung oder einem Abbruch der Behandlung führen. Manchmal ist das persönliche Ziel erreicht und es wird gemeinsam mit dem Arzt entschieden, die Therapie zu beenden. Auch finanzielle Überlegungen spielen eine Rolle: Bei monatlichen Kosten von bis zu 500 Euro kann die Belastung erheblich sein.

Wichtig zu berücksichtigen ist aber auch: Bei starkem Übergewicht oder Adipositas kann eine nur kurzfristige Anwendung aus medizinischer Sicht weniger wirksam sein. Abnehmspritzen sind in der Regel für eine längere Unterstützung konzipiert, um den Gewichtsverlust zu stabilisieren.

Eine vorzeitige Beendigung der Therapie kann dazu führen, dass verlorenes Gewicht zurückkehrt – insbesondere dann, wenn Veränderungen bei Ernährung und Lebensstil noch nicht fest etabliert sind. Auch die Integration von mehr Bewegung in den Alltag braucht Zeit, um sich zu verankern – ein Aspekt, den Sie gemeinsam mit Ihrem Arzt bei der Festlegung der Therapiedauer sorgfältig abwägen sollten.

Die Notwendigkeit langfristiger Behandlung

Während also die Gründe für die tatsächliche Dauer einer Therapie vielfältig sein können, bleibt für viele Anwender die Frage bestehen, wie lange eine Behandlung mit der Abnehmspritze im eigenen Fall sinnvoll ist. Dabei spielen nicht nur medizinische Überlegungen, sondern auch persönliche Einstellung und Empfindungen eine Rolle.

Die Vorstellung einer langfristigen Therapie mit der Abnehmspritze kann ganz unterschiedliche Gefühle auslösen. Manche Menschen empfinden Erleichterung, weil sie wissen, dass ihnen über einen längeren Zeitraum medizinische Unterstützung zur Verfügung steht. Andere verspüren Unsicherheit oder Sorge – etwa im Hinblick auf die Frage, ob sie künftig „auf ein Medikament angewiesen" sein werden.

Dabei ist zu berücksichtigen, dass Übergewicht und insbesondere Adipositas chronische Erkrankungen sind. Ähnlich wie bei Bluthochdruck oder Diabetes kann deshalb eine langfristige, theoretisch auch eine lebenslange Behandlung erforderlich sein.

Die Abnehmspritze ist kein kurzfristiges Diätprodukt, sondern ein medizinisches Hilfsmittel, das – je nach individueller Situation – über längere Zeit eingesetzt werden kann.

Franziska, 52 Jahre: „Am Anfang dachte ich, nach drei oder vier Monaten wäre alles erledigt. Inzwischen bin ich im zehnten Monat der Therapie und habe gelernt, dass mein Körper diese Zeit benötigt. Das zu akzeptieren hat mir geholfen, entspannter mit der Theapie umzugehen.“

Die Therapie planen und strukturieren

Wenn Sie und Ihr Arzt sich für eine Behandlung mit der Abnehmspritze entscheiden, sollten Sie mit einer Therapiedauer von mehreren Monaten rechnen. Diese Zeit können Sie bewusst für sich nutzen.

Denken Sie praktisch: Wie lassen sich die regelmäßigen Arzttermine in Ihren Alltag integrieren? Welche Unterstützung werden Sie benötigen – sei es von Familie, Freunden oder auch finanziell? Je besser Sie sich auf diese Phase vorbereiten, desto mehr profitieren Sie davon.

Die Behandlung gibt Ihnen die Chance, nicht nur Gewicht zu verlieren, sondern auch neue Gewohnheiten zu entwickeln, die Ihrer Gesundheit langfristig zugutekommen können.

Regelmäßige Arztbesuche einplanen

Da Sie die Abnehmspritze über einen längeren Zeitraum anwenden, sollten Sie regelmäßig mit Ihrem Arzt sprechen. Vereinbaren Sie feste Termine – so haben beide Seiten Planungssicherheit.

Bei diesen Gesprächen schauen Sie gemeinsam: Wie läuft die Behandlung? Passt die Dosierung noch, oder sollte etwas verändert werden? Auch wenn Sie Beschwerden haben, können Sie diese direkt ansprechen und gemeinsam Lösungen finden.

Nutzen Sie diese Termine auch, um über Ihre Fortschritte bei der Ernährungsumstellung und Bewegung zu sprechen – Ihr Arzt kann wertvolle Tipps geben oder Sie an entsprechende Fachkräfte weiterleiten. Falls Sie zwischenzeitlich Fragen haben oder sich unsicher fühlen, zögern Sie nicht anzurufen – die meisten Praxen haben klare Regelungen für solche Situationen.

Häufigkeit von Kontrollterminen

Für die Therapie mit Abnehmspritzen gibt es keine einheitlichen Leitlinien zu Kontrollintervallen. Ärzte orientieren sich daher an bewährten Erfahrungen aus der Praxis und an internationalen Empfehlungen.

In den ersten Monaten ist in der Regel eine engmaschige Betreuung sinnvoll – etwa alle zwei bis vier Wochen. So kann Ihr Arzt die Dosis schrittweise anpassen und frühzeitig erkennen, wie Sie das Medikament vertragen.

Nach dieser Einstellungsphase reichen häufig Termine im Abstand von etwa drei Monaten aus. Sie dienen dazu, den Verlauf zu kontrollieren sowie Fortschritte oder mögliche Probleme zu besprechen. Bei einer stabil verlaufenden Langzeittherapie können die Abstände auf drei bis sechs Monate erweitert werden – vorausgesetzt, die Behandlung verläuft ohne Komplikationen.

Besprechen Sie mit Ihrem Arzt, welcher Rhythmus für Sie persönlich am besten geeignet ist. Ihre individuelle Situation, bestehende Vorerkrankungen und der bisherige Therapieverlauf bestimmen letztlich die optimalen Intervalle.

Dokumente und Unterlagen organisieren

Legen Sie einen Ordner – digital oder in Papierform – an, in dem Sie alle relevanten Unterlagen zu Ihrer Therapie übersichtlich sammeln. Dazu gehören beispielsweise Laborwerte, Verordnungen und Rezepte, Arztbriefe, Befunde sowie Kostenbelege.

Ergänzend dazu kann ein separates Therapietagebuch hilfreich sein, in dem Sie alltägliche Beobachtungen festhalten. Notieren Sie darin regelmäßig Ihren Gewichtsverlauf, auftretende Nebenwirkungen, sportliche Aktivitäten, Ihr allgemeines Wohlbefinden und besondere Ereignisse im Therapieverlauf.

Solche detaillierten Aufzeichnungen unterstützen Sie und Ihren Arzt dabei, Besonderheiten zu erkennen und den Verlauf der Behandlung besser einzuschätzen. Sie können hierfür ein einfaches Notizbuch, ein spezielles Therapie-Tagebuch bzw. Arbeitsbuch (Workbook) oder eine App nutzen – wichtig ist vor allem eine für Sie praktikable und konsequente Dokumentation.

Lebensstil-Anpassungen weiterentwickeln

Mit zunehmender Therapiedauer wird die gewohnheitsmäßige Anpassung Ihrer Lebensgewohnheiten immer wichtiger – unabhängig davon, ob Sie weiterhin medikamentöse Unterstützung erhalten.

Ziel ist es, Veränderungen schrittweise so in Ihren Alltag zu integrieren, dass sie langfristig (auch ohne medikamentöse Unterstützung) bestehen bleiben.

Dazu gehört zum Beispiel, täglich frisches Gemüse, Vollkornprodukte und eiweißreiche Lebensmittel in Ihre Mahlzeiten einzubauen und den Konsum stark verarbeiteter Lebensmittel sowie Zucker deutlich zu reduzieren. Ebenso hilfreich ist es, eine Form der Bewegung zu finden, die Ihnen Freude bereitet und sich regelmäßig in Ihren Tagesablauf einfügt.

Die folgende Grafik fasst diese Grundprinzipien zusammen: Motivation bildet das Fundament, auf dem die drei Säulen – ausgewogene Ernährung, regelmäßige Bewegung und ein gesundheitsfördernder Lebensstil – stehen. Sind alle Elemente im Gleichgewicht, lassen sich erzielte Therapie-Fortschritte am ehesten langfristig und nachhaltig sichern.

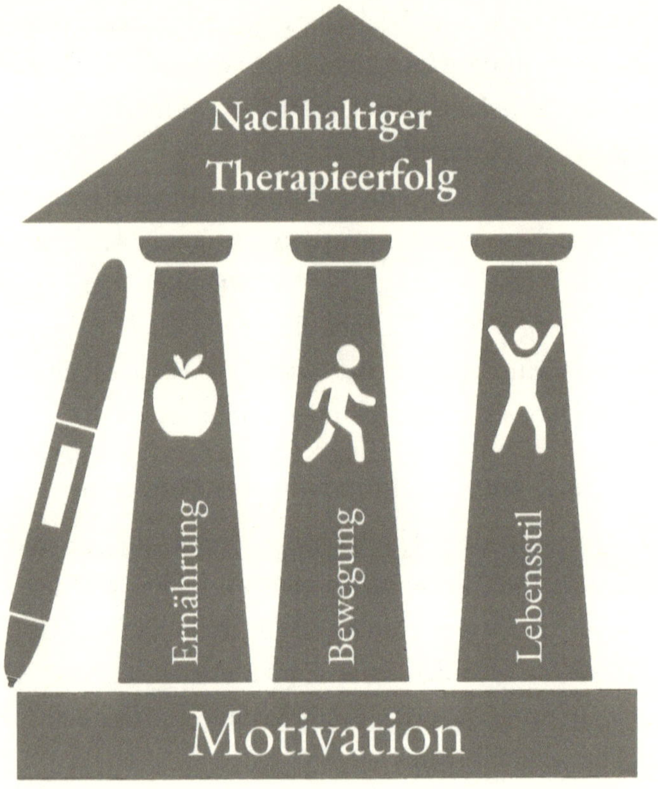

Abb. 5: Architektur des Therapieerfolgs

Therapiekosten realistisch planen

Planen Sie die Kosten Ihrer Therapie sorgfältig – besonders dann, wenn Ihre Krankenkasse die Abnehmspritze nicht übernimmt.

Gesetzliche Krankenkassen erstatten Medikamente zum reinen Gewichtsverlust in der Regel nicht. Sie gelten als sogenannte Lifestyle-Medikamente und sind damit von der Erstattung ausgeschlossen. Patienten müssen diese Kosten in den meisten Fällen selbst tragen.

Bei Selbstzahlung ist es sinnvoll, sich frühzeitig ein genaues Bild von allen monatlichen Ausgaben zu machen. Dazu zählen neben dem Preis für das Medikament auch regelmäßige Arztbesuche, eventuell notwendige Zusatzuntersuchungen sowie begleitende Angebote wie eine Ernährungsberatung.

Beachten Sie, dass sich die Kosten mit steigender Dosierung der Wirkstoffe oft deutlich erhöhen. Während die Startdosis meist günstiger ist, können die Preise für mittlere und höhere Dosierungen um rund 30 bis 50 Prozent ansteigen. Da im Therapieverlauf bei vielen Patienten eine Dosiserhöhung erfolgt, sollten Sie diese möglichen Mehrkosten von Beginn an in Ihre Planung einbeziehen.

Unklar geregelt ist häufig die Kostenübernahme für begleitende medizinische Leistungen wie Laborkontrollen oder Kontrolluntersuchungen im Rahmen einer selbst finanzierten Abnehmspritzen-Therapie.

Grundsätzlich gilt: Werden diese Untersuchungen im Rahmen der allgemeinen medizinischen Betreuung oder zur Kontrolle von Begleiterkrankungen (z. B. Bluthochdruck, Diabetes) durchgeführt, können sie oft über die gesetzliche Krankenversicherung abgerechnet werden.

Erfolgen sie jedoch ausschließlich zur Überwachung einer nicht erstattungsfähigen Therapie, kann die Krankenkasse die Kostenübernahme ablehnen. Hier wird im Einzelfall entschieden – abhängig vom Untersuchungsgrund und der medizinischen Notwendigkeit.

Unabhängig von Lifestyle-Medikamenten übernehmen gesetzliche Krankenkassen bei einer medizinisch notwendigen Adipositastherapie häufig andere Leistungen – teils oder ganz. Dazu gehören Ernährungstherapie, Verhaltenstherapie, Bewegungstherapie, digitale Programme oder auch Apps.

Sprechen Sie deshalb frühzeitig mit Ihrer Krankenkasse und klären Sie im Vorfeld, welche Kosten übernommen werden und welche nicht – insbesondere bei geplanten Laboruntersuchungen oder Zusatzdiagnostik im Zusammenhang mit einer selbst finanzierten Abnehmspritzen-Therapie.

Therapiekostenbuch führen

Eine systematische Kostenübersicht, in der Sie alle Ausgaben rund um Ihre Behandlung dokumentieren, bietet mehrere Vorteile. Sie verschafft Ihnen einen klaren Überblick über die laufenden Kosten – ein wichtiger Aspekt bei einer langfristigen und kostenintensiven Therapie.

In der Regel können selbst getragene Krankheitskosten unter bestimmten Voraussetzungen als „außergewöhnliche Belastungen" in der Steuererklärung geltend gemacht werden. Oft gilt dabei, dass die Kosten medizinisch notwendig und durch eine ärztliche Verordnung belegt sein sollten und dass die zumutbare Eigenbelastung – abhängig von Einkommen, Familienstand und Kinderzahl – überschritten wird.

Für individuelle Fragen zu den steuerlichen Erstattungsmöglichkeiten können Steuerberater, Lohnsteuerhilfevereine oder auch das Finanzamt selbst Auskunft geben.

Praxistipp

Sammeln und bewahren Sie alle Quittungen, Rezepte und Zahlungsbelege sorgfältig auf. Ein Therapiekostenbuch erleichtert es, später alle notwendigen Unterlagen vollständig und geordnet vorzulegen – und unterstützt Sie dabei, gut vorbereitet in ein Beratungsgespräch zu gehen.

Perspektivwechsel – Marathon statt Sprint

Eine der wichtigsten mentalen Anpassungen bei einer langfristig angelegten Therapie ist der Perspektivwechsel: weg von der Haltung „Ich muss schnell abnehmen" hin zu der Sichtweise „Ich gestalte mein Leben nachhaltig gesünder".

Diese veränderte Perspektive kann sich in mehrfacher Hinsicht positiv auswirken:

- Sie geraten weniger unter Druck.
- Kleine Rückschläge entmutigen Sie nicht so leicht.
- Sie formulieren realistische, gut erreichbare Zwischenziele.
- Mit der Zeit rückt die Wahrnehmung langfristiger Fortschritte und einer verbesserten Lebensqualität stärker in den Vordergrund.

Praktischer Hinweis

Legen Sie einen Jahreskalender an – digital oder auf Papier – und tragen Sie wichtige Kontrolltermine, persönliche Etappen und kleine Meilensteine ein. So behalten Sie den Überblick über Ihre Entwicklung und können Erfolge erkennen, die nicht unbedingt sofort auf der Waage sichtbar werden.

Checkliste – Therapieverlauf

Diese Übersicht beschreibt die typischen Schritte und Etappen einer Behandlung mit einer Abnehmspritze. Die angegebenen Zeiträume und Maßnahmen sind allgemeine Empfehlungen und können je nach Person abweichen.

Besprechen Sie alle Punkte mit Ihrem Arzt und passen Sie den Plan an Ihre persönlichen Bedürfnisse und gesundheitlichen Voraussetzungen an.

Startphase (Woche 0–4)

- ☐ ärztliches Erstgespräch bezüglich der Therapie mit einer Abnehmspritze durchgeführt
- ☐ Ausschluss relevanter Gegenanzeigen (z. B. schwere Nieren- oder Lebererkrankung, Schwangerschaft, frühere Bauchspeicheldrüsenentzündung)
- ☐ Basisuntersuchungen durchgeführt, inklusive Blutuntersuchung (Blutzucker, Nieren- und Leberwerte, Blutfettprofil, Schilddrüsenwerte), Blutdruckmessung, ggf. EKG
- ☐ Startgewicht und Körperzusammensetzung (Fettanteil, Muskelmasse) dokumentiert
- ☐ individuellen Behandlungsplan (inkl. Ernährung, Bewegung, ggf. psychologische Unterstützung) festgelegt
- ☐ Therapieziele realistisch definiert
- ☐ Medikament in niedriger Dosierung gestartet
- ☐ eventuell in Erscheinung getretene Nebenwirkungen dokumentiert
- ☐ Kontrolltermin nach 2–4 Wochen: Erfahrungen besprochen, Blutdruck und Gewicht überprüft, ggf. Anpassungen vorgenommen

Frühe Anpassungsphase (Monat 2–3)

☐ Körper hat sich weitgehend an die Therapie gewöhnt; Nebenwirkungen lassen nach oder sind handhabbar

☐ Steigerung bzw. Anpassung der Dosierung schrittweise und individuell nach Verträglichkeit, ggf. längere Startphasen bei ausgeprägten Nebenwirkungen

☐ Ernährungsumstellung und Bewegungsprogramm aktiv begonnen

☐ Therapie-Tagebuch starten bzw. aus Monat 1 fortsetzen; Ernährung, Aktivitätsprotokoll, ggf. Stimmung festhalten

☐ Krafttraining und eiweißreiche Ernährung eingeplant, um Muskelabbau zu minimieren

☐ Blutdruck und Laborwerte (Blutzucker, Nieren- und Leberwerte, Blutfettwerte) kontrolliert

☐ Zwischenbilanz nach drei Monaten: Gewicht, Körperzusammensetzung und Befinden ausgewertet

☐ Entscheidung über Therapiefortführung oder Anpassung

Hauptphase (Monat 4–12)

☐ Körpergewicht und Körperzusammensetzung entwickeln sich weiterhin im Sinne der Therapie (individuelles Tempo beachten)

☐ vierteljährliche Kontrolltermine mit Blutdruckmessung, Laborwerten, Gewicht und Besprechung von Nebenwirkungen

☐ begonnene Ernährungs- und Bewegungsmaßnahmen konsequent beibehalten

☐ eventuell aufgetretene Plateau-Phase (Stagnation der Gewichtsabnahme) erkannt und gemeinsam mit dem Arzt besprochen

☐ psychologische Begleitung oder Verhaltenstherapie nutzen, um Motivation und Verhaltensänderungen zu festigen

☐ Therapiekosten im Blick behalten (Medikament sowie ggf. privat zu tragende Zusatzuntersuchungen)

Stabilisierungs- und Erhaltungsphase (ab Monat 12)

- ☐ neues Körpergewicht stabilisiert sich; Erhaltungsdosis entspricht häufig der Zieldosis aus der Reduktionsphase
- ☐ Kontrolluntersuchungen in Abständen von 3–6 Monaten mit vollständigem Gesundheitscheck
- ☐ Jahres- oder Zweijahresbilanz: Therapieverlauf, Gewicht, Körperzusammensetzung und Nebenwirkungen ausgewertet
- ☐ Rückfallprävention – eine Strategie zum Umgang mit Gewichtsschwankungen entwickeln, Notfallplan bei wiederkehrendem Appetit festlegen
- ☐ Entscheidung über Weiterführung oder Anpassung der Therapie auf Basis der Gesamtauswertung

Checkliste – persönlicher Untersuchungsplan

Bei einer langfristigen Behandlung mit einer Abnehmspritze sind regelmäßige Gesundheitskontrollen entscheidend. Sie zeigen nicht nur, wie sich Ihre Therapie entwickelt, sondern helfen auch, mögliche Nebenwirkungen frühzeitig zu erkennen und zu behandeln.

Zu den Standardkontrollen gehören – wie in der Checkliste „Therapieverlauf" beschrieben – regelmäßige Laboruntersuchungen, Blutdruckmessungen und Gewichtskontrollen. Optional kann zusätzlich die Körperzusammensetzung (Fett- und Muskelmasse) erfasst werden, insbesondere bei schneller Gewichtsabnahme. So lässt sich frühzeitig erkennen, wenn Muskelmasse ungewollt abgebaut wird.

Diese Werte geben Ihnen und Ihrem Arzt eine klare Orientierung, wie Ihr Körper auf die Behandlung reagiert, und unterstützen dabei, die Therapie individuell anzupassen – mit dem Ziel, nicht nur Gewicht zu verlieren, sondern langfristig gesund zu bleiben.

Neben diesen Standardkontrollen können – je nach individueller Situation – zusätzliche Untersuchungen sinnvoll sein:

- ☐ Kontrolle auf mögliche Mangelerscheinungen – Überprüfung von Vitamin- und Mineralstoffwerten, insbesondere bei dauerhaft deutlich reduzierter Nahrungsaufnahme oder entsprechenden Symptomen
- ☐ Knochendichtemessung – empfohlen bei längerer Therapiedauer, vor allem für Frauen in oder nach den Wechseljahren sowie bei bekannter Osteoporose
- ☐ Herzfunktionskontrolle – EKG oder Herzultraschall bei bestehenden Risikofaktoren wie Bluthochdruck oder familiärer Vorbelastung
- ☐ weitere Untersuchungen – individuell nach Gesundheitszustand vor und während der Therapie zusammen mit Ihrem Arzt besprechen und festlegen

Organisation Ihres persönlichen Untersuchungsplans

Um den Überblick über alle notwendigen Kontrollen zu behalten, lohnt sich ein strukturierter Ansatz:

- ☐ Spezialkalender anlegen – eigener Kalender (digital oder analog) nur für medizinische Termine
- ☐ Erinnerungssystem nutzen – z. B. Smartphone-Kalender oder analoge Merkhilfen
- ☐ Befunde konsequent sammeln – bei jeder Untersuchung Kopien der Befunde anfordern und ablegen
- ☐ Fragen notieren – Beobachtungen oder offene Fragen zwischen den Terminen festhalten

Praxistipp

Vereinbaren Sie den nächsten Kontrolltermin direkt im Anschluss an Ihren Arztbesuch. So bleibt Ihre Planung verlässlich und notwendige Untersuchungen werden nicht aus Zeitgründen aufgeschoben. Tragen Sie den Termin sofort in Ihren Kalender ein und fragen Sie, ob eine feste Terminserie für Ihre regelmäßigen Kontrollen möglich ist.

Umgang mit Motivationstiefs und Gewohnheiten

Nach einigen Monaten Therapie kann es vorkommen, dass die anfängliche Euphorie nachlässt – und das ist ganz normal. Motivation verläuft in Wellen, nicht als durchgehender Höhenflug. Studien und Erfahrungen aus der Verhaltensforschung zeigen: Solche ruhigeren Phasen sind nicht nur häufig, sondern oft ein wichtiger Teil langfristiger Entwicklung.

Stellen Sie sich Ihre Therapie wie eine lange Wanderung vor: Nach einem anstrengenden Aufstieg folgt manchmal ein flacheres Wegstück. Diese Etappe gibt Körper und Geist Zeit, sich zu stabilisieren, bevor der nächste Anstieg beginnt.

In solchen Phasen können Sie vorhandene Fortschritte bewusst wahrnehmen, bestehende Gewohnheiten überprüfen und kleinere Hindernisse gezielt angehen. Nutzen Sie diese Zeit, um neue Gewohnheiten, die Ihr Therapieziel unterstützen, schrittweise in Ihren Alltag zu integrieren – und setzen Sie sich hierfür Etappenziele.

So bleibt Ihr Therapieverlauf ausgeglichen, und Sie bereiten sich behutsam auf die nächsten Schritte vor.

Motivationstiefs erkennen

Manchmal sind es kleine Veränderungen im Alltag, die zeigen, dass Ihre Motivation gerade nachlässt.

Typische Anzeichen hierfür können sein:

- die wöchentliche Injektion wird immer weiter hinausgeschoben,
- Fortschritte werden nur noch unregelmäßig oder gar nicht mehr dokumentiert,
- neue Ernährungsgewohnheiten geraten in den Hintergrund,
- aufgebaute Bewegungsroutinen werden ausgelassen,
- Gespräche über die Therapie werden bewusst vermieden.

Motivation erhalten trotz „neuer Normalität"

Ein vollständiger Wirkverlust der Abnehmspritze tritt in der Regel nicht auf – das verminderte Hungergefühl bleibt bei den meisten Patienten bestehen. Mit der Zeit können sich jedoch Ihr Körper und Ihre Wahrnehmung an die Therapie anpassen. Das geringere Hungergefühl wird zum neuen Standard, und der Unterschied zu Ihrem früheren Appetit fällt weniger auf. Dadurch kann es sein, dass Sie die positiven Effekte nicht mehr so bewusst wahrnehmen – und die Motivation nachlässt.

Diese Entwicklung ist ein normaler Teil des Abnehmprozesses. Nach etwa sechs bis zwölf Monaten verliert die Gewichtsabnahme bei vielen Menschen an Tempo. Studien und Praxiserfahrungen zeigen, dass sich dann oft ein sogenanntes „Abnehmplateau" einstellt – eine Phase, in der das Gewicht stagniert und die Abnahme langsamer oder gar nicht mehr voranschreitet.

Ein Plateau ist kein Zeichen für Wirkverlust, sondern eine normale Anpassung von Stoffwechsel und Gehirn an die veränderte Situation.

Deshalb verlangsamt sich die Gewichtsabnahme, wie es auch ohne Medikamente im Rahmen anderer Abnehm-Therapien der Fall ist.

Der genaue Zeitpunkt, wann diese Phase beginnt, variiert individuell – bei manchen setzt sie früher ein, bei anderen deutlich später.

Strategien, um der Gewöhnung entgegenzuwirken

Damit Sie auch in dieser Phase motiviert bleiben und Ihre Fortschritte weiter ausbauen können, lohnt es sich, gezielt kleine, wirksame Maßnahmen in den Alltag einzubauen.

Diese können helfen, die positiven Veränderungen bewusster wahrzunehmen und den eigenen Fokus neu auszurichten:

Regelmäßige Reflexion

Führen Sie ein kurzes Therapietagebuch – ein paar Minuten pro Woche genügen meist – und notieren Sie darin, was sich geändert bzw. verbessert hat. Konzentrieren Sie sich dabei nicht nur auf Ihr Gewicht, sondern auch auf Energielevel, Stimmung, Schlafqualität oder Ihre generelle Lebensqualität.

Vorher-Nachher-Vergleiche

Bewahren Sie ein Foto oder einen kurzen Text aus der Zeit vor Therapiebeginn auf. Ein gelegentlicher Blick darauf kann Ihnen deutlich die bereits erreichten Veränderungen vor Augen führen.

Zusätzliche Ziele definieren

Zusätzliche, lebensnahe Ziele helfen, die Motivation dauerhaft hochzuhalten – unabhängig davon, ob das ursprüngliche Gewichtsziel bereits erreicht oder noch in Arbeit ist.

Das können neue sportliche Herausforderungen, die Planung eines aktiven Urlaubs oder das Ausprobieren anderer Bewegungsformen sein.

So richtet sich der Blick nicht allein auf die Zahl auf der Waage, sondern auf einen ganzheitlichen, gesunden Lebensstil mit Freude an Bewegung und gesteigertem Wohlbefinden.

Erfahrungsaustausch
Suchen Sie den Kontakt zu anderen Menschen, die ebenfalls eine Abnehmtherapie machen oder gemacht haben. Der Austausch von Erfahrungen – sei es online oder in Selbsthilfegruppen – kann neue Impulse geben und Ihre Motivation beleben.

Routinen beleben und anpassen

Gewohnheiten sind wichtig für den Therapieerfolg – doch sie sollten nicht zur Routine im negativen Sinne werden.

Kleine Veränderungen können helfen, den Alltag frisch und motivierend zu gestalten:

Ernährungsgewohnheiten
Planen Sie beispielsweise alle zwei Monate eine persönliche „Entdeckungswoche", in der Sie gezielt neue, gesunde Rezepte und Lebensmittel ausprobieren, die zu Ihrer Therapie passen.
Achten Sie dabei darauf, Zutaten zu wählen, die saisonal und regional verfügbar sind – das sorgt für Abwechslung und oft auch für intensiveren Geschmack.

Nutzen Sie diese Zeit, um neue Kochtechniken zu erlernen oder bestehende Rezepte gesünder zu gestalten. So erweitern Sie nicht nur Ihren Speiseplan, sondern entdecken vielleicht sogar neue Lieblingsgerichte.

Bewegungsgewohnheiten
Wechseln Sie regelmäßig die Art Ihrer körperlichen Aktivität. Wenn Sie bisher vor allem spazieren gegangen sind, probieren Sie Schwimmen, Radfahren oder Tanzen aus – jede Bewegungsform beansprucht

den Körper auf andere Weise und trainiert unterschiedliche Muskelgruppen. Auch kleine Veränderungen, wie ein neuer Trainingsort oder eine andere Tageszeit, können frischen Schwung bringen.

Ein Trainingspartner oder eine feste Gruppe können zusätzlich die Verbindlichkeit und den Spaßfaktor erhöhen.

Therapiebegleitende Gewohnheiten

Eine feste Routine hilft, die Injektion zuverlässig durchzuführen und nicht zu vergessen. Dennoch kann es motivierend sein, kleine Elemente dieses Ablaufs hin und wieder bewusst zu variieren – ohne den festen Rahmen zu verändern.

Das kann zum Beispiel der Ort sein, an dem Sie die Injektion vornehmen, oder eine kleine positive Handlung davor oder danach, wie Lieblingsmusik hören oder einen Tee trinken.

Solche kleinen Änderungen sorgen dafür, dass die Behandlung im Bewusstsein bleibt und nicht nur als reine Pflichtaufgabe empfunden wird – bei gleichbleibender Zuverlässigkeit.

Sandra, 38 Jahre: „Ich habe angefangen, jeden Donnerstag ein neues Rezept auszuprobieren. Das hat mir geholfen, wieder Freude am Kochen zu finden – statt es nur als Pflicht zu sehen."

Den inneren Kritiker zähmen

Eine häufig unterschätzte Herausforderung bei längerfristigen Therapien ist der sogenannte „innere Kritiker" – jene innere Stimme, die manchmal solche Sätze flüstert:

- „Du solltest das doch längst alleine schaffen."
- „Andere nehmen viel schneller ab als du."
- „Du nimmst immer langsamer ab. Das Ganze lohnt sich nicht mehr."
- „Du wirst immer auf dieses Medikament angewiesen sein."

Solche Gedanken können Motivation rauben, Zweifel säen und den Therapiefortschritt gefährden.

Der erste Schritt, um damit konstruktiv umzugehen, besteht darin, diese kritischen inneren Stimmen bewusst wahrzunehmen – und sie dann aktiv zu hinterfragen.

So können Sie konstruktiv mit dem inneren Kritiker umgehen:

Bewusst machen
Notieren Sie sich eine Woche lang alle negativen oder selbstkritischen Gedanken, die im Zusammenhang mit Ihrer Therapie auftreten. Schon das Sichtbarmachen kann entlastend wirken.

Überprüfen
Fragen Sie sich bei jedem Gedanken: Beruht er wirklich auf Fakten – oder eher auf Ängsten, alten Überzeugungen oder Vergleichen mit anderen?

Umformulieren
Wandeln Sie hinderliche Gedanken in unterstützende Aussagen um. Aus „Ich bin abhängig vom Medikament“ wird etwa: „Ich nutze ein medizinisches Hilfsmittel, das mir hilft, gesünder zu leben.“ Oder: „Ich mache Fortschritte in meinem eigenen Tempo – und das ist völlig in Ordnung.“

Praktischer Tipp
Wenn der innere Kritiker besonders laut wird und Sie merken, dass Sie damit allein schwer zurechtkommen, wenden Sie sich an eine vertraute Person wie einen Freund, ein Familienmitglied oder Ihren Arzt. Auch professionelle Unterstützung – etwa durch erfahrene Berater, Psychologen oder spezielle Gesprächsangebote – kann helfen und neue Sichtweisen eröffnen. Wichtig ist, dass Sie sich verstanden und unterstützt fühlen – ohne Vorurteile oder Druck.

Michael, 47 Jahre: „Nach einem halben Jahr dachte ich, ich sei ein Versager, weil ich die Spritze immer noch brauchte. Mein Arzt half mir zu verstehen, dass es wie bei meinem Asthma ist – niemand würde mir vorwerfen, dass ich immer noch Asthma- Spray benutze. Dieses Feedback hat mir sehr geholfen."

Dosisanpassungen

Zu Beginn der Behandlung startet die Therapie mit einer niedrigen Dosierung, die nach einem festen Schema – meist alle vier Wochen – schrittweise erhöht wird. Dieses sogenannte Einschleichen ermöglicht es dem Körper, sich an das Medikament zu gewöhnen, während Nebenwirkungen wie Übelkeit möglichst gering gehalten werden.

Im weiteren Therapieverlauf kann es aus unterschiedlichen Gründen notwendig sein, die Dosierung erneut anzupassen – das ist ein normaler Bestandteil der Behandlung und kein Grund zur Sorge.

Häufige Gründe für eine Dosisanpassung sind:

- **Nebenwirkungen mindern:** Bei anhaltenden Beschwerden kann eine vorübergehende oder dauerhafte Reduktion helfen.
- **Individuelle Reaktion berücksichtigen:** Jeder Mensch spricht anders auf das Medikament an – die optimale Dosis wird gemeinsam festgelegt und bei Bedarf verändert.
- **Wirkung optimieren:** Kommt es zu einem Gewichtsplateau oder wirkt die Therapie weniger deutlich, prüft der Arzt, ob eine Dosisänderung oder ergänzende Maßnahmen sinnvoll sind.

Wie Dosisanpassungen ablaufen

Der Ablauf folgt einem klaren, strukturierten Vorgehen, damit Wirkung und Verträglichkeit gut aufeinander abgestimmt sind.

Eine Dosisanpassung verläuft typischerweise in mehreren Schritten:

- **Besprechung beim Kontrolltermin:** Fortschritt, Verträglichkeit und mögliche Nebenwirkungen werden gemeinsam ausgewertet.
- **Entscheidung:** Arzt und Patient besprechen, ob eine Änderung nötig ist – und ob es sich um eine Erhöhung oder Reduktion handelt.
- **Stufenweise Umsetzung:** Vor allem bei Erhöhungen wird die Dosis in kleinen Schritten angepasst, um Nebenwirkungen früh zu erkennen und zu begrenzen.
- **Engmaschigere Kontrollen:** Nach einer Änderung erfolgen die Termine zunächst häufiger, um die Reaktion Ihres Körpers genau zu beobachten.

Wichtiger Hinweis

Ändern Sie die Dosierung niemals eigenständig. Jede Anpassung sollte ausschließlich in Absprache mit Ihrem Arzt und unter medizinischer Kontrolle erfolgen.

Was Sie bei einer Dosisanpassung beachten sollten

Wenn die Dosierung Ihrer Abnehmspritze verändert wird, beginnt für Ihren Körper eine neue Anpassungsphase. In dieser Zeit kann es zu spürbaren Veränderungen kommen – sowohl positiv als auch manchmal herausfordernd.

Damit Sie und Ihr Arzt schnell erkennen, wie gut Sie die neue Dosis vertragen und ob sie den gewünschten Effekt hat, ist es hilfreich, besonders aufmerksam und strukturiert vorzugehen.

Schon kleine Veränderungen im Befinden können wichtige Hinweise für die weitere Therapieplanung geben.

Darauf sollten Sie jetzt achten:

- **Führen Sie eine sorgfältige Dokumentation:** Notieren Sie nach einer Dosisanpassung regelmäßig Ihr Gewicht, mögliche Nebenwirkungen und Ihr allgemeines Wohlbefinden. So erkennen Sie frühzeitig Veränderungen.
- **Beobachten Sie Ihren Körper aufmerksam:** Achten Sie auf neue oder verstärkte Nebenwirkungen, aber auch auf positive Entwicklungen – zum Beispiel ein stärker spürbares Sättigungsgefühl oder mehr Energie.
- **Bringen Sie Geduld mit:** Der volle Effekt einer neuen Dosierung zeigt sich oft erst nach einigen Wochen. Geben Sie Ihrem Körper Zeit, sich einzustellen, und setzen Sie sich nicht unter Druck, schon nach wenigen Tagen Ergebnisse zu sehen.
- **Kommunizieren Sie offen mit Ihrem Arzt:** Teilen Sie Veränderungen – ob positiv oder eher belastend – ehrlich mit. Nur so kann die Therapie optimal an Ihre Bedürfnisse angepasst werden.

Häufige Fragen zu Dosisanpassungen

Frage: Bedeutet eine Dosiserhöhung, dass die Therapie nicht richtig wirkt?

Antwort: Nein. Eine Dosisanpassung ist ein normaler Teil der individuellen Feinabstimmung Ihrer Therapie. Die Anpassung erfolgt, um die Wirksamkeit für Sie zu optimieren – ähnlich wie bei vielen anderen Medikamenten.

Stellen Sie sich das wie die Sitzeinstellung in einem Auto vor: Manchmal brauchen Sie kleine Korrekturen, damit alles genau auf Sie abgestimmt ist – das bedeutet nicht, dass „das Auto" nicht funktioniert. Gerade durch solche Anpassungen lässt sich der langfristige Behandlungserfolg oft besser erreichen.

Frage: Kann ich irgendwann wieder auf eine niedrigere Dosis zurückgehen?

Antwort: Ja, in vielen Fällen ist das möglich. Die Dosierung wird im Therapieverlauf zunächst schrittweise erhöht – auf eine niedrigere Dosis kehren Sie zum Beispiel dann zurück, wenn eine höhere Dosis keinen zusätzlichen Nutzen mehr bringt oder wenn Sie die Therapie langsam ausschleichen möchten.

Ihr Arzt bespricht mit Ihnen, wann eine Dosisreduktion sinnvoll und medizinisch vertretbar ist. Dabei werden sowohl Ihr aktueller Gesundheitszustand als auch Ihre persönlichen Ziele berücksichtigt.

Frage: Gibt es eine Höchstdosis, die nicht überschritten werden sollte?

Antwort: Ja. Für jedes Medikament ist eine maximale Dosis festgelegt – basierend auf wissenschaftlichen Studien und von den Behörden genehmigt. Sie dient Ihrer Sicherheit.

Ihr Arzt kennt diese Grenze genau und berücksichtigt sie bei der Therapieplanung.

Die individuell richtige Dosis hängt von mehreren Faktoren ab: etwa der Wirkung auf Ihr Hungergefühl, der Verträglichkeit, Ihrem bisherigen Fortschritt und eventuellen Begleiterkrankungen.

Eine Überschreitung der festgelegten Höchstdosis ist nicht erlaubt. Sie steigert in der Regel nicht die Wirkung, kann jedoch das Risiko für Nebenwirkungen deutlich erhöhen.

Offen kommunizieren – Für eine angepasste Therapie

Auch wenn es keine auffälligen Veränderungen gibt, ist es hilfreich, mit Ihrem Arzt regelmäßig über Ihre Beobachtungen zu sprechen – sowohl über positive als auch belastende oder negative Aspekte Ihrer Therapie.

- **Veränderungen dokumentieren:** Halten Sie regelmäßig fest, wie Sie sich körperlich und mental fühlen. Auch kleinere Veränderungen können Ihrem Arzt wichtige Anhaltspunkte geben.
- **Konkret beschreiben statt allgemein:** Versuchen Sie, Ihre Beobachtungen möglichst genau zu formulieren – z. B. „Leichte Übelkeit etwa drei Stunden nach der Injektion" statt nur „Mir ist manchmal übel".
- **Verbesserungen benennen:** Auch Hinweise auf erlebte Entlastung – etwa bei Schlaf, Energie oder Beweglichkeit – geben ein umfassenderes Bild über den Therapieverlauf.
- **Sorgen frühzeitig ansprechen:** Wenn Sie bestimmte Veränderungen beschäftigen oder verunsichern, ist es sinnvoll, diese anzusprechen. Nur so können zeitnah mögliche Zusammenhänge eingeordnet und weitere Schritte überlegt werden.

Praktischer Tipp

Ein kompaktes Wochenprotokoll – ob in einem Workbook oder einem einfachen Notizbuch – hilft Ihnen, Ihre Beobachtungen, Fragen und Gedanken systematisch zu erfassen. So behalten Sie nicht nur selbst den Überblick, sondern haben beim Arzttermin alle wichtigen Informationen schnell zur Hand.

Therapie im Team – Verschiedene Experten im Überblick

Bei einer langfristigen Therapie ist es oft sinnvoll, ergänzend zu Ihrem behandelnden Arzt weitere medizinische Experten einzubeziehen.

Häufig übernimmt der Hausarzt die Koordination – in der Praxis ist es jedoch sinnvoll, auch selbst den Überblick über die beteiligten Behandler zu behalten.

Je nach individueller Situation können folgende Fachrichtungen hilfreich sein:

Hausarzt – Die „zentrale Anlaufstelle"

Der Hausarzt ist häufig die erste Anlaufstelle bei Übergewicht oder Adipositas. Er kann eine ganzheitliche Betreuung übernehmen, den allgemeinen Gesundheitszustand beurteilen und Basisuntersuchungen wie Gewicht, BMI oder Blutwerte veranlassen. Auch erste Empfehlungen zu Ernährung, Bewegung oder möglichen Behandlungsschritten werden oft hier besprochen.

Hausärzte können über medikamentöse Optionen wie Abnehmspritzen informieren, Folgebehandlungen koordinieren und bei Bedarf an Fachärzte oder Psychotherapeuten überweisen. Sie begleiten viele Patienten langfristig, können zur Verhaltensänderung motivieren, den Fortschritt im Blick behalten und bei administrativen Fragen – etwa zur Therapiezulassung oder Reha – unterstützen.

Internist – Unterstützung bei Begleiterkrankungen

Internisten bringen vertiefte Kenntnisse der Inneren Medizin in die Adipositas-Therapie ein – insbesondere dann, wenn begleitende Erkrankungen wie Diabetes, Herz-Kreislauf-Probleme oder Stoffwechselstörungen vorliegen. Sie können erweiterte diagnostische Verfahren einsetzen und die Wirkung sowie Verträglichkeit medikamentöser Therapien differenziert bewerten.

In enger Abstimmung mit Hausärzten und weiteren Fachärzten tragen Internisten dazu bei, komplexe Krankheitsverläufe umfassend zu begleiten und die Therapie medizinisch gezielt zu steuern. Damit ergänzen sie die allgemeine hausärztliche Betreuung um eine spezialisierte Perspektive.

Endokrinologe – Behandlung hormoneller Ursachen

Ein Hormonspezialist (Endokrinologe) ist auf hormonelle Erkrankungen und die Funktion hormonproduzierender Organe wie Schilddrüse, Bauchspeicheldrüse oder Nebennieren spezialisiert. Im Zusammenhang mit Übergewicht prüft er, ob eine hormonelle Ursache – etwa eine Schilddrüsenunterfunktion – zur Gewichtszunahme beiträgt. Wenn sich keine hormonelle Ursache feststellen lässt, verweist er meist auf andere therapeutische Ansätze.

Gerade zu Beginn einer Therapie gegen Übergewicht bzw. Fettleibigkeit kann eine endokrinologische Abklärung sinnvoll sein, um sicherzustellen, dass keine behandelbare Grunderkrankung übersehen wird.

Adipositas-Spezialist – Koordination komplexer Verläufe

Ein Adipositas-Spezialist behandelt Übergewicht als eigenständige chronische Erkrankung – unabhängig davon, ob eine hormonelle Ursache vorliegt oder nicht. Gerade bei komplexeren Verläufen oder Begleiterkrankungen wie Bluthochdruck oder Diabetes kann er eine zentrale Rolle in der Therapieplanung übernehmen.

Er arbeitet meist im interdisziplinären Team mit Ärzten verschiedener Fachrichtungen (z. B. Endokrinologie, Ernährungsmedizin, Chirurgie), Psychologen und Ernährungsfachkräften. Das Therapiekonzept umfasst neben Beratung zu Ernährung, Bewegung und Verhalten auch medikamentöse oder – in Einzelfällen – chirurgische Optionen sowie die langfristige Nachsorge.

In bestimmten Fällen kann auch eine operative Maßnahme wie eine Magenverkleinerung oder ein Magenbypass in Erwägung gezogen werden – vor allem dann, wenn andere Ansätze nicht den gewünschten Erfolg gebracht haben oder schwerwiegende Begleiterkrankungen vorliegen.

Psychologe – Begleitung bei Veränderung und Belastung

Psychologen oder Psychotherapeuten können eine wichtige Rolle bei der Begleitung einer Abnehmspritzen-Therapie spielen – besonders dann, wenn emotionale Belastungen, Essverhalten oder innere Konflikte den Therapieverlauf beeinflussen.

Sie können dabei helfen, psychische und emotionale Auslöser zu erkennen, neue Verhaltensmuster zu entwickeln und den therapeutischen Prozess aktiv mitzugestalten. Ziel ist es, die Wirkung der medikamentösen Behandlung mit einer stabilen Lebensstiländerung zu verbinden – für eine nachhaltige Entwicklung, die über die reine Gewichtsabnahme hinausgeht.

Orthopäde – Unterstützung für den Bewegungsapparat

Orthopäden können eine wichtige Rolle bei der Therapie mit einer Abnehmspritze spielen, insbesondere wenn Übergewicht zu Gelenkbeschwerden, Schmerzen oder Bewegungseinschränkungen führt. Diese körperlichen Belastungen können die Umsetzung von Bewegungszielen erschweren und den Therapieverlauf beeinträchtigen.

Orthopäden helfen dabei, solche Beschwerden gezielt zu diagnostizieren und zu behandeln. Sie beraten zu gelenkschonenden Bewegungsformen und unterstützen dabei, die körperliche Belastbarkeit zu verbessern. So fördern sie Mobilität und Lebensqualität – wichtige Voraussetzungen für eine langfristig erfolgreiche Gewichtsreduktion.

Sportmediziner – Beratung für Bewegung

Sportmediziner können dabei helfen, ein individuell angepasstes Bewegungs- und Trainingsprogramm zu entwickeln – abgestimmt auf den körperlichen Ausgangszustand, bestehende Beschwerden und die Therapie mit einer Abnehmspritze. Ziel ist es, durch gezielte Bewegung Muskelmasse aufzubauen, die Ausdauer zu steigern und die allgemeine Leistungsfähigkeit zu verbessern.

Die Bewegungstherapie kann ein wesentlicher Bestandteil der ganzheitlichen Behandlung sein, da die medikamentöse Unterstützung allein langfristig oft nicht ausreicht. Sportmediziner helfen, Überlastungen und Verletzungen zu vermeiden, und fördern die Motivation, körperliche Aktivität dauerhaft in den Alltag zu integrieren – ein möglicher Baustein für nachhaltige Therapieerfolge.

Ernährungsmediziner – Begleitung bei Ernährungsumstellung

Ernährungsmediziner sind Ärzte mit einer speziellen Zusatzqualifikation in Ernährungsmedizin. Sie bringen fundiertes Wissen über ernährungsbedingte Erkrankungen und deren Behandlung mit.

Im Rahmen einer Therapie mit der Abnehmspritze analysieren sie Ihre aktuelle Ernährungssituation, erstellen individuelle Empfehlungen und unterstützen Sie bei der Umsetzung neuer Essgewohnheiten.

Die Begleitung durch einen Ernährungsmediziner kann dabei helfen, den Erfolg der medikamentösen Therapie langfristig abzusichern. Denn entscheidend ist, dass sich neue Gewohnheiten dauerhaft im Alltag verankern.

Gemeinsam mit dem übrigen Behandlungsteam trägt der Ernährungsmediziner dazu bei, die Wirkung der Abnehmspritze zu unterstützen und Rückfällen vorzubeugen – für eine nachhaltige Stabilisierung Ihres Gewichts.

Fachübergreifend denken – wer macht was?

In der medizinischen Versorgung gibt es oft Überschneidungen zwischen Hausärzten, Internisten, Endokrinologen und Adipositas-Spezialisten. Viele Endokrinologen sind auch Internisten, da ihre Facharztweiterbildung auf der Inneren Medizin aufbaut. Ebenso verfügen zahlreiche Hausärzte über eine internistische Qualifikation. Adipositas-Spezialisten wiederum stammen häufig aus diesen Fachgebieten und haben zusätzlich eine spezielle Weiterbildung im Bereich Adipositas absolviert.

Ein Arzt kann mehrere dieser Rollen gleichzeitig ausfüllen – je nach Ausbildung und Schwerpunkt. Für Sie bedeutet das, dass es bei der Behandlung nicht nur „den einen“ richtigen Ansprechpartner gibt. Vielmehr arbeiten häufig mehrere Fachleute zusammen – mit dem Ziel, Ihre Therapie ganzheitlich und gut abgestimmt zu begleiten.

Diese Übersicht stellt vor allem die ärztlichen Fachrichtungen dar, die an der Therapie beteiligt sein können. Zusätzlich gibt es weitere nichtärztliche Fachkräfte wie Ernährungsberater, Diätassistenten, Physiotherapeuten oder Sporttrainer, die je nach Bedarf wichtige Unterstützung bieten und Teil des Behandlungsteams sein können.

Praktischer Tipp

Legen Sie eine kompakte Übersicht an – mit Name, Fachrichtung, Kontaktdaten und Rolle im Behandlungsteam. Das hilft Ihnen, den Überblick zu behalten, erleichtert die Abstimmung zwischen den Beteiligten und unterstützt eine vernetzte, gut koordinierte Versorgung.

Petra, 56 Jahre: „Ich habe mir angewöhnt, bei jedem Arztbesuch nach einem kurzen Befundbericht zu fragen, den ich dann dem nächsten Arzt mitbringe. So stelle ich sicher, dass alle auf dem gleichen Stand sind, und muss nicht alles immer wieder neu erklären."

Zum Mitnehmen - Die wichtigsten Erkenntnisse

- **Denken Sie langfristig:** Die Behandlung Ihres Übergewichts – zunächst mit, dann ohne Abnehmspritze – ist kein kurzfristiges „Projekt", sondern eine langfristige Unternehmung. Verstehen Sie auch die Therapie mit einer Abnehmspritze als Marathon – nicht als Sprint – und passen Sie Ihre Erwartungen und Strategien entsprechend an.
- **Motivationstiefs gehören dazu:** Phasen mit weniger Elan sind ganz normal. Mit regelmäßiger Selbstreflexion, frischen Impulsen im Alltag und dem Austausch mit anderen bleiben Sie dennoch auf Kurs.
- **Dosisanpassungen sind Teil der Therapie:** Sie sind kein Zeichen des Scheiterns, sondern Ausdruck einer individuell abgestimmten medizinischen Behandlung. Ihr Arzt begleitet diesen Prozess Schritt für Schritt.
- **Gesundheitschecks gezielt nutzen:** Planen Sie Kontrolltermine vorausschauend und nutzen Sie die Gespräche mit Ihrem Arzt, um Fortschritte, mögliche Nebenwirkungen oder neue Ziele gemeinsam zu besprechen.
- **Selbstreflexion stärkt Ihre Motivation:** Halten Sie regelmäßig schriftlich fest, was sich verändert hat – körperlich, emotional und im Alltag. Das schafft Klarheit, stärkt Ihr Selbstvertrauen und hilft Ihnen, den Fokus auf Ihre persönlichen Ziele zu richten.

Reflexionsfragen

Die folgenden Fragen können Ihnen helfen, Ihre Motivation für die langfristige Therapie zu reflektieren und zu stärken. Nehmen Sie sich regelmäßig – z. B. alle drei Monate – bewusst Zeit, über diese Fragen nachzudenken. Möglicherweise stellen Sie fest, dass sich Ihre Antworten im Laufe der Zeit ändern oder Sie über bestimmte Aspekte anders denken als zuvor.

1. Ihre Fortschritte würdigen

Was waren meine drei größten Fortschritte seit Beginn der Therapie (nicht nur bezogen auf das Gewicht)? Welche positiven Veränderungen haben andere bei mir bemerkt?

Denken Sie z. B. an verbesserte Energiereserven, besseren Schlaf, mehr Selbstvertrauen oder (neue) Aktivitäten, die Sie (wieder) aufgenommen haben. Welche Aktivitäten fallen Ihnen heute leichter als vor der Therapie? Auf welche Entscheidung während Ihrer bisherigen Therapiezeit sind Sie besonders stolz? Diese Reflexion hilft, auch kleine Erfolge zu erkennen und zu schätzen.

2. Ihre Herausforderungen verstehen

Was ist aktuell meine größte Herausforderung im Rahmen der Therapie? Welche früheren Schwierigkeiten habe ich bereits gemeistert? Wann fühle ich mich am unsichersten im Umgang mit der Therapie?

Denken Sie z. B. an Situationen, in denen Sie von neuen Gewohnheiten abweichen oder sich unsicher fühlen. Wann fühlen Sie sich am unsichersten im Umgang mit der Therapie? Welche Muster können Sie erkennen? Diese Selbstanalyse hilft, Strategien für schwierige Momente zu entwickeln.

3. Ihre Zukunftsziele schärfen

Wie stelle ich mir mein Leben in einem Jahr vor – gesundheitlich, emotional, sozial? Welche gesundheitlichen Ziele möchte ich neben dem Gewichtsverlust erreichen?

Denken Sie z B. an neue Fähigkeiten oder Hobbys, die Sie entwickeln möchten, oder daran, was Sie anderen Menschen mit auf den Weg geben würden, die gerade mit der Therapie beginnen. Welche zusätzliche Unterstützung könnten Sie sich bei Bedarf suchen? Diese Zukunftsorientierung kann Ihre langfristige Motivation stärken.

Notizen

Der Weg in ein Leben ohne Spritze

Früher oder später stellen sich viele Patienten die Frage: Wann ist der richtige Zeitpunkt, die Therapie mit der Abnehmspritze zu beenden? Und vor allem: Was passiert danach? Der Gedanke, dauerhaft auf das Medikament angewiesen zu sein, erscheint verständlicherweise wenig attraktiv.

Wann eine solche Therapie beendet werden kann, ist wissenschaftlich noch nicht abschließend geklärt. Viele klinische Studien sind auf eine Daueranwendung ausgelegt – doch in der Praxis setzen die meisten Patienten das Medikament irgendwann ab oder möchten es absetzen. Umso wichtiger ist es, sich frühzeitig auf das Ende der Behandlung vorzubereiten.

Vielleicht haben Sie Ihr persönliches Zielgewicht erreicht. Vielleicht haben sich Ihre Gesundheitswerte deutlich verbessert oder Sie fühlen sich einfach wohler in Ihrem Körper. Vielleicht gibt es auch andere medizinische oder finanzielle Gründe, die einen Ausstieg notwendig machen. Einige Spritzen-Anwender spüren auch innerlich, dass für sie der Zeitpunkt gekommen ist, dass sie Ihre Abnehm-Therapie ohne Spritze fortsetzen möchten.

Was auch der individuelle Grund für das Ende der eigenen Spritzen-Therapie sein mag: Der Übergang in eine Phase ohne Medikament kann eine gute Gelegenheit sein, Ihre neuen Lebensgewohnheiten weiter zu festigen – und Ihr Vertrauen in sich und Ihren neuen Lebensstil zu stärken.

In diesem Kapitel erfahren Sie:

- welche Aspekte bei der Beendigung der Therapie wichtig sind,
- wie Sie Rückfällen in alte Essgewohnheiten vorbeugen und Ihr neues Gewicht auch langfristig stabilisieren können,
- welche Rolle Ernährung, Bewegung und Selbstfürsorge nach dem Absetzen des Medikaments spielen,
- wie Sie sich emotional auf diese neue Phase vorbereiten können,
- wann eine erneute medizinische Unterstützung sinnvoll sein kann.

Der Ausstieg aus der medikamentösen Therapie markiert keinen Abschluss, sondern einen Übergang – einen Schritt hin zu mehr Selbstverantwortung. Für die nun folgende Zeit ist es ausschlaggebend, dass Sie in der Zwischenzeit vor allem Ihre Essgewohnheiten angepasst haben. Wenn Sie darüber hinaus Bewegung bzw. Sport in Ihren Alltag integriert haben und auch andere Gewohnheiten, die eher eine Gewichtszunahme begünstigen, abgelegt oder durch neue Routinen ersetzt haben, werden Sie hiervon nun besonders profitieren können.

Dieses Kapitel soll Sie dabei unterstützen, diesen Schritt mit realistischen Erwartungen, fundiertem Wissen und gestärktem Selbstvertrauen zu gehen.

Was sich nach dem Absetzen der Spritze verändert

Die Abnehmspritze hat über Wochen oder Monate Ihren Stoffwechsel beeinflusst – ebenso Ihr Hungergefühl und möglicherweise auch Ihr Verhältnis zum Essen. Wenn nun die Wirkung des Medikaments nachlässt bzw. entfällt, können sich verschiedene Veränderungen bemerkbar machen.

Diese betreffen nicht nur körperliche Vorgänge, sondern auch Ihre Wahrnehmung, Ihre Gewohnheiten – und Ihre Gefühle. Sich auf diese Umstellungen vorzubereiten, kann Ihnen dabei helfen, die kommende Zeit bewusst zu gestalten – und Ihre innere Stabilität zu bewahren.

Veränderungen des Hunger- und Sättigungsgefühls

Die meisten Menschen berichten, dass ihr Appetit nach dem Absetzen nach und nach zurückkehrt.

Auch das gewohnte, klare Sättigungsgefühl kann sich verändern:

- Der Appetit bzw. Hunger tritt oft früher auf als während der Therapie.
- Das Sättigungsgefühl setzt möglicherweise verzögert ein.

Wichtig zu wissen

Diese Veränderungen sind ganz normal – und kein Grund zur Sorge. Ihr Körper findet zu seinem natürlichen Empfinden zurück. Der entscheidende Unterschied: In der Zeit mit der Abnehmspritze haben Sie gelernt, bewusster auf Hunger- und Sättigungssignale zu achten – und neue Gewohnheiten im Umgang mit dem Essen zu entwickeln. Diese Erfahrung bleibt Ihnen erhalten. Vertrauen Sie darauf – und machen Sie sie weiterhin für sich nutzbar.

Stoffwechselveränderungen

Nach dem Absetzen der Spritzentherapie kann sich Ihr Stoffwechsel anpassen. Der Grundumsatz – also die Energie, die Ihr Körper in Ruhe verbraucht – kann leicht sinken. Dies ist ein natürlicher Schutzmechanismus nach einem Gewichtsverlust und wird in der Fachliteratur als „adaptive Thermogenese“ bezeichnet.

Was bedeutet das für Sie im Alltag? Sie benötigen möglicherweise etwas weniger Kalorien als vor der Therapie, um Ihr Gewicht zu halten. Regelmäßige Bewegung gewinnt nun zusätzlich an Bedeutung: Sie hilft dabei, den Energieverbrauch stabil zu halten und den Stoffwechsel aktiv zu unterstützen.

Besonders wichtig ist der Erhalt Ihrer Muskelmasse, da Muskeln auch in Ruhe viel Energie verbrauchen und somit den Stoffwechsel ankurbeln. Gezieltes Krafttraining oder muskelaktive Bewegung ist deshalb besonders empfehlenswert, um einer Reduktion des Grundumsatzes entgegenzuwirken und das erreichte Gewicht langfristig zu stabilisieren.

Gewichtsveränderungen

Eine leichte Gewichtszunahme nach dem Absetzen der Spritzentherapie ist nicht ungewöhnlich – und in gewissem Maß auch zu erwarten. Ein Teil dieses anfänglichen Anstiegs kann durch vermehrte Wassereinlagerung entstehen; ein Zuwachs von 1 bis 3 Kilogramm gilt als normal.

Mit den richtigen Strategien lässt sich das Gewicht in der Regel gut stabilisieren – vor allem, wenn Sie Ihre neuen Gewohnheiten beibehalten. Diese Strategien umfassen insbesondere eine ausgewogene Ernährung, regelmäßige körperliche Aktivität und gegebenenfalls die Unterstützung durch medizinische und therapeutische Fachkräfte.

Eine geringe Gewichtszunahme ist kein Rückschritt und bedeutet keineswegs, dass Sie zwangsläufig zu Ihrem Ausgangsgewicht zurückkehren. Bleiben Sie ruhig und reagieren Sie besonnen – mit gesundem Selbstvertrauen und den bewährten Strategien können Sie Ihr erreichte Gewicht weiterhin gut halten.

Psychische Veränderungen

Das Ende der medikamentösen Therapie bedeutet auch einen mentalen Übergang: Das „Sicherheitsnetz" der medikamentösen Unterstützung fällt weg. Es können Zweifel aufkommen – zum Beispiel: „Werde ich das Gewicht ohne Spritze halten können?"

Gleichzeitig entsteht Raum für neue Gefühle: Unsicherheit vielleicht – aber auch Stolz und Vertrauen in das, was Sie bereits erreicht haben.

Viele Menschen erleben in dieser Phase ein gestärktes Selbstbild: „Ich habe gelernt, anders mit Essen umzugehen – und ich kann das zukünftig auch ohne medikamentöse Unterstützung."

Gerade in dieser Übergangsphase kann es hilfreich sein, sich psychologische Begleitung oder den Austausch in einer Selbsthilfegruppe zu suchen. Beides kann dabei unterstützen, Unsicherheiten zu überwinden, Rückfällen vorzubeugen – und die positiven Veränderungen langfristig zu festigen.

Katharina, 52: „Als ich die Spritze vor fünf Monaten abgesetzt habe, war ich anfangs nervös. Aber dann wurde mir klar, wie viel ich in der Zeit gelernt hatte – über gesundes Essen, über meinen Körper und meine Gewohnheiten. Dieses Wissen, die Erfahrung und meine neuen Gewohnheiten haben mir geholfen mein neues Gewicht insgesamt zu halten."

Die Stabilisierung neuer Gewohnheiten

Idealerweise wurde die Zeit mit der Abnehmspritze nicht nur zur Gewichtsreduktion genutzt, sondern auch dafür, neue, gesundheitsförderliche Gewohnheiten aufzubauen – ganz im Sinne der Empfehlungen, die auch diesem Ratgeber zugrunde liegen.

Patienten, die ihr Gewicht auch dem Ende der Spritzenanwendung gehalten haben, berichten, dass sie in dieser Zeit nicht nur Gewicht verloren, sondern vor allem alte Muster hinter sich gelassen und neue Routinen etabliert haben, die sie mittlerweile zu echten, zu „ihren" Gewohnheiten haben werden lassen.

Die Kraft Ihrer neuen Routinen

Die Verhaltensmuster, die Sie sich in den vergangenen Monaten angeeignet haben, bilden ein starkes Fundament für Ihren langfristigen Erfolg.

Studien zeigen: Gewohnheiten, die über einen Zeitraum von mindestens zwei bis drei Monaten regelmäßig praktiziert werden, haben eine gute Chance, dauerhaft Bestand zu haben – vor allem dann, wenn sie als sinnvoll und wohltuend erlebt werden.

Darum kann es sehr hilfreich sein, wenn Sie:

- Ihre neuen Essgewohnheiten beibehalten, auch wenn sich Ihr Hungergefühl verändert,
- regelmäßige Bewegung bzw. Sport fest einplanen – wie einen anderen wichtigen Termin, der nicht verhandelbar ist,
- Ihre Schlaf- und Entspannungsrituale beibehalten – denn sie tragen wesentlich zur körperlichen und mentalen Stabilität bei.

Tipp

Machen Sie sich regelmäßig bewusst, warum Sie diese Routinen begonnen haben – und was sie Ihnen bereits gebracht haben. Im Trubel des Alltags geht der Blick für das Positive manchmal verloren – gerade für das, was sich längst als neue Normalität etabliert hat.

Gewohnheiten im Blick behalten

Forschung zur Gewichtserhaltung zeigt immer wieder: Regelmäßiges Selbstmonitoring gehört zu den wichtigsten Erfolgsfaktoren für langfristige Stabilität nach einer Gewichtsreduktion. Menschen, die ihren Körper und ihr Verhalten – sei es Gewicht, Bewegung oder Ernährung – auch nach dem Abnehmen weiter beobachten, haben eine deutlich höhere Wahrscheinlichkeit, ihr Gewicht zu halten.

Praktische Ansätze für die Selbstbeobachtung sind zum Beispiel:

- **Regelmäßiges Wiegen:** Nutzen Sie Ihre Personenwaage ein- bis zweimal pro Woche – möglichst unter ähnlichen Bedingungen (z. B. morgens nach dem Aufstehen, nüchtern). Tägliches Wiegen kann durch natürliche Gewichtsschwankungen verunsichern und ist meist nicht nötig.
- **Ein Ernährungstagebuch weiterführen:** Es muss nicht mehr so detailliert sein wie zu Beginn der Therapie – ein grober Überblick über Mahlzeiten, Snacks und besondere Situationen reicht oft aus.
- **Körpersignale weiterhin ernst nehmen:** Nutzen Sie Ihre Fähigkeit, bewusst zu unterscheiden, ob Sie echten Hunger verspüren – oder ob emotionale Auslöser wie Stress, Langeweile oder Frust eine Rolle spielen.
- **Frühzeitiges Erkennen alter Muster:** Wenn Sie merken, dass Sie wieder häufiger nebenbei essen, größere Portionen wählen oder Bewegung auslassen, können Sie rechtzeitig gegensteuern – bevor sich ungewollte Veränderungen einschleichen.

Wenn Sie regelmäßig innehalten, sich ehrlich beobachten und kleine Unstimmigkeiten früh wahrnehmen, fällt es Ihnen leichter, rechtzeitig gegenzusteuern – und so Ihre Fortschritte zu erhalten.

Praktischer Tipp

Finden Sie eine Form der Selbstbeobachtung, die zu Ihrem Alltag passt und sich nicht wie eine Belastung anfühlt. Es geht nicht um Kontrolle im Sinne von Zwang, sondern um Selbstfürsorge und Aufmerksamkeit für Ihre persönlichen Bedürfnisse.

Langfristige Ernährungsstrategien

Die Ernährungsgewohnheiten, die Sie während der Therapie mit der Abnehmspritze entwickelt haben, sind ein wertvoller Grundstein für Ihren weiteren Weg. Ziel ist es, diese positiven Veränderungen dauerhaft und alltagstauglich zu integrieren – ohne in starre Regeln oder „Diätmuster" zu verfallen.

Denn was sich während der Anwendung der Spritze bewährt hat, kann auch langfristig Wirkung zeigen:

Proteinreiche Ernährung

Eiweißreiche Mahlzeiten sorgen für lang anhaltende Sättigung, fördern den Muskelerhalt und unterstützen damit Ihren Energieverbrauch.

Planen Sie zu jeder Mahlzeit bewusst eine hochwertige Eiweißquelle ein – etwa Hülsenfrüchte, Fisch, fettarmen Quark, Tofu oder mageres Fleisch.

Portionskontrolle

Während der Therapie haben Sie vermutlich kleinere Mengen gegessen – und dabei erlebt, dass das oft völlig ausreicht. Bewahren Sie dieses Gefühl für Portionsgrößen – auch ohne die Wirkung des Medikaments. Hilfreich sind kleinere Teller, bewusstes Essen und das Prinzip: „Iss langsam – und höre auf, wenn du satt bist."

Mahlzeitenstruktur

Eine regelmäßige Mahlzeitenstruktur mit drei Hauptmahlzeiten am Tag und – bei Bedarf – einem ausgewogenen Snack hilft, den Blutzuckerspiegel stabil zu halten und Heißhunger vorzubeugen. So verhindern Sie, dass längere Pausen zu starkem Hunger führen – und fördern zugleich ein bewussteres, entspannteres Essverhalten.

Achten Sie darauf, Ihre Mahlzeiten in etwa gleichmäßigen Abständen einzunehmen – und möglichst nicht zu lang ohne Nahrung zu bleiben. Das unterstützt nicht nur Ihre Sättigung und Energieversorgung, sondern hilft auch dabei, impulsives Essen oder übermäßiges Naschen zu vermeiden.

Snacks können gezielt eingesetzt werden, um den Hunger zwischen den Hauptmahlzeiten zu regulieren. Wählen Sie dabei möglichst nährstoffreiche und sättigende Lebensmittel – zum Beispiel Obst, Nüsse, Gemüsesticks mit Hummus oder Joghurt mit Beeren.

Eine bewusste Auswahl und Portionierung dieser Zwischenmahlzeiten hilft Ihnen, Ihre neuen Essgewohnheiten beizubehalten – und unterstützt damit den nachhaltigen Erfolg Ihrer Veränderung.

Flexibilität bewahren

Erlauben Sie sich bewusst Genussmomente – z. B. ein Stück Kuchen beim Café-Besuch – und integrieren Sie diese mit gutem Gefühl in Ihre Ernährung. Denn es geht nicht darum, immer alles „richtig“ zu machen oder auf alles zu verzichten – sondern darum, eine ausgewogene Ernährung zu finden, die langfristig gut zu Ihrem Leben passt.

Achten Sie auf innere Warnzeichen – zum Beispiel häufiges unkontrolliertes „Snacken“, das Auslassen von Mahlzeiten oder den „Alles-oder-nichts“-Gedanken: „Heute habe ich schon gesündigt – dann ist es jetzt auch egal.“

Solche Reaktionen können erste Hinweise darauf sein, dass sich alte Muster zurückmelden. Früh erkannt, lassen sie sich meist mit kleinen Korrekturen wieder in eine gute Richtung lenken.

Merke

Langfristiger Erfolg entsteht nicht durch starre Vorgaben, sondern durch bewusstes Essen, individuelle Lösungen – und einen fürsorglichen Umgang mit sich selbst.

Snacks – bewusst und sinnvoll auswählen

Für die Zeit nach der Abnehmspritze sind Snacks eine gute Möglichkeit, den Hunger zwischen den Hauptmahlzeiten zu kontrollieren und Heißhunger vorzubeugen.

Wichtig ist, dass die Snacks nährstoffreich und sättigend sind. Optimal sind Kombinationen aus Eiweiß und Ballaststoffen, wie etwa Joghurt mit Beeren, Hüttenkäse mit Gemüse oder Vollkornbrot mit magerem Aufschnitt.

Zu vermeiden sind zuckerreiche, stark verarbeitete oder fettige Snacks wie Süßigkeiten, Chips oder Gebäck, da sie schnell zu Blutzuckerspitzen und erneutem Hungergefühl führen können.

Achten Sie auf kleine, geplante Portionen und nutzen Sie Snacks vor allem zur Überbrückung zwischen den Mahlzeiten – nicht als Belohnung oder aus Langeweile. Praktische und gesunde Snackbeispiele sind ein Stück Obst, eine Handvoll Nüsse, Gemüsesticks mit Quark, ein gekochtes Ei oder eine kleine Portion Skyr.

So unterstützen Snacks einen ausgewogenen Tagesablauf und helfen, die während der Therapie erlernten guten Gewohnheiten langfristig zu festigen.

Körperlich aktiv bleiben

Die Forschung zeigt eindeutig: Neben einer angepassten Kalorienzufuhr gehört regelmäßige körperliche Aktivität zu den zuverlässigsten Faktoren für eine langfristige Gewichtsstabilität nach einer Abnahme. Wer sich dauerhaft mehr bewegt, hat deutlich bessere Chancen, sein Gewicht auch ohne medikamentöse Unterstützung zu halten.

Hier einige bewährte Strategien:

- **150–300 Minuten moderate Bewegung pro Woche:** zum Beispiel zügiges Spazierengehen, Radfahren, Wassergymnastik oder Tanzen. Auch mehrere kurze Einheiten am Tag können bereits wirksam sein.
- **Alternativ:** 75–150 Minuten intensivere Aktivität pro Woche, etwa Joggen, schnelles Radfahren oder Kardiotraining – sofern Ihre gesundheitliche Verfassung das erlaubt.
- **Krafttraining zwei- bis dreimal pro Woche:** Der Erhalt oder Aufbau von Muskelmasse ist entscheidend, da Muskeln auch in Ruhe Energie verbrauchen. Neben klassischem Krafttraining eignen sich auch Übungen mit dem eigenen Körpergewicht, Widerstandsbändern oder Hanteln.
- **Bewegung in den Alltag einbauen:** Nutzen Sie jede Gelegenheit zur Aktivität – ob Treppe statt Aufzug, Fahrrad statt Auto oder kurze Wege zu Fuß. Auch Haushalt und Gartenarbeit zählen als Bewegung.
- **Bewegung darf – und soll – Freude machen:** Der wichtigste Erfolgsfaktor für langfristige körperliche Aktivität ist Freude. Probieren Sie ruhig Verschiedenes aus, bis Sie das gefunden haben, was wirklich zu Ihnen passt – sei es Gruppensport, Yoga oder eine Tanzstunde.

Hinweis

Bei gesundheitlichen Einschränkungen oder wenn Sie längere Zeit wenig aktiv waren, empfiehlt sich vor der Aufnahme intensiverer Aktivitäten eine ärztliche Beratung.

Thomas, 37: „Schon während der Therapie habe ich gemerkt, wie wichtig Bewegung für mich ist – nicht nur für mein Gewicht, sondern auch für meine Stimmung. Ich habe eine Laufgruppe gefunden, und die sozialen Kontakte dort helfen mir, dranzubleiben."

Therapie ausschleichen oder abrupt beenden?

Aktuell gibt es keine klaren Leitlinien dazu, wie die medikamentöse Therapie mit Abnehmspritzen idealerweise beendet werden sollte. Ob ein schrittweises Ausschleichen oder ein abruptes Absetzen sinnvoll ist, hängt von mehreren individuellen Faktoren ab.

Diese Entscheidung sollte immer gemeinsam mit Ihrem behandelnden Arzt getroffen werden – mit dem Ziel, einen Ausstiegsplan zu finden, der medizinisch sinnvoll ist und zu Ihnen passt.

Zu den wichtigsten Einflussfaktoren gehören:

Dauer der Therapie
Je länger das Medikament angewendet wurde, desto eher empfiehlt sich ein schrittweises Ausschleichen – damit sich der Körper an die veränderte hormonelle Situation anpassen kann und mögliche unangenehme körperliche Reaktionen wie ein plötzlicher Anstieg von Hunger und Heißhungerattacken vermieden werden.

Das langsame Reduzieren der Dosis gibt dem Stoffwechsel Zeit, sich schrittweise neu zu regulieren – ohne Überforderung.

Letzte bzw. aktuelle Dosierung
Höhere Dosierungen erfordern in der Regel ein langsames Reduzieren – um Nebenwirkungen und ein plötzliches Wiederauftreten von Hunger oder Heißhunger zu vermeiden.

Individuelle gesundheitliche Voraussetzungen
Bestehende Grunderkrankungen, Ihre Stoffwechsellage oder andere Medikamente können die Entscheidung beeinflussen.

Das Vorliegen eines Typ-2-Diabetes spricht – aufgrund der Wirkmechanismen der Abnehmspritze und der Bedeutung einer stabilen Blutzuckerkontrolle – häufig für ein schrittweises Ausschleichen.

Das hilft nicht nur, Blutzuckerschwankungen vorzubeugen, sondern ermöglicht auch eine passgenaue Anpassung der Diabetesmedikation.

Auch andere metabolische Begleiterkrankungen, wie Bluthochdruck, schlechte Blutfettwerte oder Herz-Kreislauf-Erkrankungen, können eine behutsame Dosisreduktion sinnvoll machen.

Persönliche Präferenz und psychisches Wohlbefinden
Manche Menschen wünschen sich einen klaren, schnellen Abschluss der Therapie – andere empfinden mehr Sicherheit und Kontrolle durch ein schrittweises Ausschleichen.

Ihre bisherigen Erfahrungen, Ihr aktuelles Befinden und Ihr psychisches Wohlbefinden sollten in jedem Fall sorgfältig berücksichtigt werden – damit der Übergang gut vorbereitet und individuell stimmig gelingt.

Hinweis
Besprechen Sie diese Punkte ausführlich mit Ihrem Arzt. So können Sie gemeinsam einen medizinisch sinnvollen und für Sie persönlich gut umsetzbaren Ausstiegsplan entwickeln.

Mögliche Vorteile eines schrittweisen Ausschleichens

Obwohl es bisher keine eindeutigen wissenschaftlichen Studien gibt, die den Nutzen eines schrittweisen Ausschleichens der Abnehmspritze im direkten Vergleich zum abrupten Absetzen belegen, werden aus Erfahrung und Expertenmeinungen mehrere mögliche Vorteile diskutiert.

Zu den möglichen Vorteilen zählen:

- **Körperliche Anpassung:** Der Stoffwechsel kann sich allmählich auf die veränderte Situation einstellen – das reduziert das Risiko für starke Hungergefühle oder andere Reaktionen.
- **Stärkung neuer Gewohnheiten:** Die nachwirkende Appetithemmung bietet die Chance, Essverhalten und Bewegungsroutinen weiter zu festigen – ganz ohne Druck.
- **Psychische Entlastung:** Schrittweises Ausschleichen kann helfen, sich innerlich besser von der Therapie zu lösen.
- **Geringeres „Rebound"-Risiko:** Ein sanfter Übergang kann einer raschen Gewichtszunahme oder verstärktem Appetit vorbeugen. Eindeutige wissenschaftliche Empfehlungen dazu gibt es jedoch bislang nicht.

Mögliche Vorteile eines abrupten Therapieendes

Unter bestimmten Voraussetzungen kann auch ein direktes Absetzen der Abnehmspritze sinnvoll und gut verträglich sein. Ob dies für Sie infrage kommt, hängt von Ihrer individuellen Situation ab und sollte gemeinsam mit Ihrem Arzt entschieden werden.

Zu den möglichen Vorteilen zählen:

- **Geringes Risiko bei niedriger Dosierung:** Wer sich am unteren Ende der Dosierung befindet, erlebt selten starke körperliche Reaktionen.
- **Kürzere Therapiedauer:** Bei einer insgesamt eher kurzen Anwendung der Abnehmspritze (z.B. 3–6 Monate) kann der Körper die Umstellung oft gut bewältigen – ein abrupter Ausstieg ist dann eher unproblematisch als nach längerer Anwendung (mehr als 6 Monate).
- **Klarer Übergang:** Einige Patienten empfinden ein direktes Ende der Therapie als befreienden und klaren Schnitt. Dieses bewusste Abschließen kann das Gefühl von Eigenverantwortung stärken und dabei helfen, neue Gewohnheiten bewusst und konsequent weiterzuführen.

Ob ein abruptes Absetzen oder ein Ausschleichen für Sie persönlich die beste Strategie ist, hängt von verschiedenen Faktoren ab – darunter Dosierung, Therapieverlauf, Lebensstil und persönliche Präferenzen.

Besprechen Sie Ihre Optionen offen mit Ihrem Arzt und – falls vorhanden – mit Ihrem Ernährungsberater. Gemeinsam können Sie den Weg finden, der fachlich sinnvoll ist und gut zu Ihrer Situation passt.

In vielen Fällen hat sich ein schrittweises Reduzieren der Dosis bewährt, da es den Übergang körperlich wie emotional erleichtern kann.

Professionelle Begleitung zum Therapieende

Unabhängig davon, wie Sie die Spritzentherapie beenden, ist ärztliche Begleitung in dieser sensiblen Übergangsphase entscheidend. Sie hilft,

Rückfälle zu vermeiden, Veränderungen frühzeitig zu erkennen – und gezielt gegenzusteuern.

Wichtige Elemente einer professionellen Begleitung in dieser Phase sind:

- **Regelmäßige Check-ups:** Gewicht, Blutwerte und andere relevante Gesundheitsindikatoren werden kontrolliert – bei Bedarf kann frühzeitig reagiert werden.
- **Beobachtung körperlicher Veränderungen:** Dazu zählen verändertes Hungergefühl, Energielevel, Verdauung oder Schlaf. Auch neue oder wiederkehrende Beschwerden sollten offen angesprochen werden.
- **Anpassung von Ernährung und Bewegung:** Nach dem Absetzen kann sich (erneut) Ihr Bedarf verändern. Gemeinsam mit Ihrem behandelnden Arzt – und ggf. einer Ernährungsfachkraft – lassen sich Strategien sinnvoll weiterentwickeln.
- **Frühzeitige Einbindung weiterer Experten:** Dazu zählen Ernährungsberatung oder psychologische Unterstützung – besonders wichtig, wenn emotionale Faktoren zum Therapieende eine Rolle spielen.

Eine gute medizinische Begleitung stärkt Ihr Vertrauen in die eigenen Fähigkeiten – und schafft die Grundlage dafür, dass Ihr Therapieergebnis langfristig Bestand haben.

Langfristige Erhaltungstherapie – „Low Dosing"

Neben dem plötzlichen Absetzen und dem langsamen Ausschleichen der Behandlung gibt es noch eine dritte Möglichkeit, die Therapie fortzuführen – das sogenannte „Low Dosing".

Damit ist gemeint, dass die Dosierung deutlich reduziert wird – also wesentlich niedriger liegt als die Menge, die ursprünglich zur Gewichtsabnahme geführt hat. Der Wirkstoff wird jedoch nicht vollständig abgesetzt, sondern weiterhin in einer kleinen Dosis gespritzt. Ziel ist es, das erreichte Gewicht zu stabilisieren und einem erneuten Anstieg vorzubeugen.

Wichtig zu wissen: Für diesen Ansatz gibt es bisher keine eindeutigen wissenschaftlichen Leitlinien oder offiziellen Empfehlungen, verlässliche Ergebnisse aus Langzeitstudien fehlen bislang. Dennoch halten manche Ärzte das Konzept für plausibel – vor allem, weil es eine langfristige Unterstützung bietet, ohne die Behandlung zu beenden.

„Microdosing"

Manche Patienten stoßen, wenn sie sich über die Möglichkeiten eines Therapieendes informieren möchten, häufig auf den Begriff „Microdosing". Dieser bedeutet, dass das jeweilige Medikament in einer Dosierung verabreicht wird, die sogar noch unter der niedrigsten offiziell empfohlenen Anfangsdosis liegt.

Dieses Vorgehen gilt als experimentell, ist wissenschaftlich kaum untersucht und wird von Fachleuten überwiegend kritisch bewertet.

Merke

Die Dosierung der Abnehmspritze sollte niemals auf eigene Faust verändert werden. Ob Absetzen, Ausschleichen oder eine Erhaltungsdosis sinnvoll ist, muss immer gemeinsam mit dem behandelnden Arzt entschieden werden.

Psychische Aspekte des Therapieendes

Einige Patienten berichten, dass nicht der körperliche, sondern der mentale Übergang die größere Herausforderung war – etwa die Sorge, die Kontrolle zu verlieren oder in alte Muster zurückzufallen. Umso wichtiger ist es, sich auch seelisch gut auf diese Phase vorzubereiten.

Akzeptanz als erster Schritt

Veränderungen des Hunger- und Sättigungsgefühl nach Beendigung der Spritzen-Anwendung sind normal – Ihr Körper stellt sich neu ein.

Wenn Sie diese Veränderung bereits erwarten, kann es Ihnen leichter fallen, flexibel darauf zu reagieren. Versuchen Sie, diese Phase als natürlichen Entwicklungsschritt zu betrachten – nicht als Rückschritt. Beobachten Sie die sich einstellenden Veränderungen achtsam und begegnen Sie ihnen mit Offenheit statt Widerstand.

Selbstwirksamkeit aktivieren

Während der Therapie haben Sie ein wichtiges Gefühl gestärkt: Ihre Selbstwirksamkeit – also das Vertrauen darin, dass Sie Ihr Verhalten und Ihre Gesundheit aktiv gestalten können.

Erinnern Sie sich an die Fortschritte, die Sie in dieser Zeit gemacht haben – und an die Herausforderungen, die Sie erfolgreich gemeistert haben.

Notieren Sie bewährte Strategien, die Ihnen geholfen haben – das macht Ihre Erfolge greifbarer und stärkt das Vertrauen in Ihre eigenen Fähigkeiten.

Setzen Sie sich realistische Ziele für die Zeit nach der Therapie.

Lassen Sie sich inspirieren von Menschen, die den Therapieprozess bereits abgeschlossen haben – etwa aus Selbsthilfegruppen oder aus virtuellen Netzwerken, mit denen Sie in Kontakt stehen.

Auch Tagebuchnotizen oder persönliche Reflexionen aus der Therapiezeit können in dieser Phase eine wertvolle Stütze sein – als Erinnerung daran, was Sie bereits erreicht haben.

Der Umgang mit Rückschlägen

Das Leben verläuft selten geradlinig – auch beim Abnehmen nicht. Eine vorausschauende Planung für mögliche Herausforderungen kann Sie dabei unterstützen, Ihren erzielten Gewichtsverlust langfristig zu halten.

Überlegen Sie sich im Voraus, welche Situationen für Sie besonders herausfordernd werden könnten – etwa stressige Arbeitsphasen, Feiertage, besondere Anlässe oder emotionale Belastungen.

Entwickeln Sie dafür konkrete „Wenn-Dann“-Strategien. Zum Beispiel: „Wenn ich nach einem langen Arbeitstag Heißhunger bekomme, dann trinke ich zuerst ein Glas Wasser und gehe zehn Minuten an die frische Luft.“

Legen Sie sich auch Notfallpläne zurecht für Phasen, in denen Sie merken, dass alte Muster zurückkehren – etwa die feste Telefonnummer einer vertrauten Person oder eine Liste gesunder Snacks, die Sie zur Hand haben. Entwickeln Sie Alternativen zu emotionalem Essen – wie das Hören Ihrer Lieblingsmusik, das Ausführen Ihres Lieblingssports oder andere Maßnahmen, die für Sie persönlich ebenfalls emotional positiv besetzt sind.

Ihr soziales „Unterstützungsnetzwerk“, das Sie sich gegebenenfalls während der Spritzen-Therapie aufgebaut haben, kann in dieser Phase ebenfalls eine hilfreiche Unterstützung sein. Halten Sie den Kontakt zu Gleichgesinnten – sei es in Selbsthilfegruppen oder digitalen Communitys.

Sprechen Sie offen mit vertrauten Personen über Ihre Herausforderungen – und zögern Sie nicht, bei Bedarf professionelle Begleitung in Anspruch zu nehmen, etwa Ernährungsberatung, psychische Beratung oder auch ein entsprechendes Coaching.

Michaela, 58: „Nach drei Monaten ohne die Spritze hatte ich eine stressige Phase und merkte, wie alte Angewohnheiten doch wieder zurückkamen. Statt mich hängen zu lassen, habe ich meinen ‚Plan B' aktiviert: wieder mehr Struktur bei den Mahlzeiten, tägliche kurze Spaziergänge und ein Gespräch mit meiner Ernährungsberaterin, die ich mir zu Beginn der Theapie gesucht hatte. Es hat mich einiges an Energie gekostet und war nicht einfach, hat mir aber geholfen, wieder in die Spur zu kommen."

Typische Zweifel und Strategien für den Umgang damit

Die folgende Übersicht greift typische Gedanken auf und zeigt Ihnen konkrete Möglichkeiten, wie Sie konstruktiv damit umgehen können.

Typischer Gedanke: „Ich werde die Kontrolle verlieren."

Richten Sie Ihren Fokus gezielt auf die Fähigkeiten, die Sie während der Therapie gelernt und erfahren haben, sowie auf die Strategien, die Ihnen bereits geholfen haben. Vertrauen Sie darauf, dass Sie über das nötige Handwerkszeug verfügen, um sich selbstständig um Ihre Gesundheit zu kümmern.

Typischer Gedanke: „Ich werde alles an Gewicht zunehmen, was ich verloren habe."

Behalten Sie Ihr Gewicht regelmäßig im Blick – ohne Bewertung, sondern mit positiver Neugier. Eine geringfügige Gewichtszunahme in den ersten Wochen nach Beendigung der Spritzentherapie ist als normal zu bewerten.

Sollten Sie tatsächlich einen Trend zu einer kontinuierlichen Gewichtszunahme erkennen können, gibt Ihnen das die Chance, frühzeitig gegenzusteuern.

Typischer Gedanke: „Ich kann das nicht ohne Medikament schaffen."

Erinnern Sie sich bewusst an Ihre bisherigen Fortschritte und daran, welche Kompetenzen Sie bereits im Hinblick auf Ihre Gewichtsabnahme, den Erwerb neuer Gewohnheiten, die Umstellung Ihrer Essgewohnheiten, die Auswahl Ihrer Nahrungsmittel etc. entwickelt haben.

Diese Rückschau kann Ihr Vertrauen in die eigenen Fähigkeiten stärken – also die Überzeugung, dass Sie die Situation bewältigen können.

Sie sind nicht allein auf das Medikament angewiesen, sondern haben sich parallel zu der medikamentöse unterstützten Phase Ihrer Therapie tragfähige Strukturen und neue Gewohnheiten erarbeitet, die Sie jetzt nutzen können.

Typischer Gedanke: „Mein Hungergefühl wird unerträglich sein."

Eine gezielte Entwicklung von Gelassenheit gegenüber Hungergefühlen – also der Fähigkeit, Hunger bewusst zu erleben, ohne sofort handeln zu müssen – kann hilfreich sein.

Auch Achtsamkeitsübungen können Ihnen dabei helfen, das eigene Hungergefühl besser wahrzunehmen und einzuordnen.

Ergänzend kann eine angepasste Mahlzeitenstruktur (z. B. regelmäßige, eiweißreiche Mahlzeiten) das Hungergefühl besser regulieren.

Zweifel sind kein Zeichen von Schwäche – sondern ein Hinweis auf innere Wachsamkeit. Wer sich mit seinen Sorgen ehrlich auseinandersetzt, schafft die Grundlage für nachhaltige Veränderung.

Sie haben in den vergangenen Wochen bzw. Monaten, in denen Sie die Abnehmspritze angewendet haben, viel über sich selbst, Ihren Körper und Ihre Verhaltensmuster gelernt. Nutzen Sie dieses Wissen ganz bewusst für die Zeit nach der medikamentös gestützten Therapie.

Im folgenden Abschnitt finden Sie eine kompakte Übersicht der wichtigsten Botschaften dieses Kapitels – als Orientierung und Stärkung für Ihren weiteren Weg, bevor wir dann dieses Kapitel, wie üblich, mit den persönlichen Reflexionsfragen abschließen.

Zum Mitnehmen – Die wichtigsten Erkenntnisse

- **Der Übergang ist ein Prozess:** Das Ende der medikamentösen Unterstützung bedeutet nicht das Ende Ihrer Gewichtskontrolle – sondern den Beginn eines neuen Abschnitts, auf den Sie gut vorbereitet sind.
- **Neue Gewohnheiten als Fundament:** Die während der Therapie entwickelten Routinen und Strategien sind Ihr stärkstes Werkzeug, um das Erreichte langfristig zu stabilisieren.
- **Akzeptanz und Vorbereitung zählen:** Körperliche Veränderungen nach dem Absetzen sind normal. Mit einer klaren Haltung und guter Vorbereitung lässt sich dieser Übergang gezielt gestalten.
- **Selbstwirksamkeit ist der Schlüssel:** Ihr Vertrauen in die eigene Fähigkeit, Herausforderungen zu meistern, bleibt ein zentraler Erfolgsfaktor – auch ohne medikamentöse Unterstützung.

- **Sie sind nicht allein:** Nutzen Sie Ihr persönliches Unterstützungsnetzwerk – und ziehen Sie professionelle Hilfe in Betracht, wenn Sie spüren, dass zusätzliche Begleitung sinnvoll sein könnte.

Reflexionsfragen

Die folgenden Fragen helfen Ihnen dabei, sich auf den Übergang in ein Leben ohne die Abnehmspritze vorzubereiten und einen persönlichen Plan zu entwickeln. Nehmen Sie sich ausreichend Zeit, um diese Fragen in Ruhe zu beantworten. Ihre Antworten bilden die Grundlage für Ihren persönlichen Weg in der Zeit nach der Therapie.

1. Wertvolle neue Gewohnheiten

Welche neuen Gewohnheiten, die ich während der Therapie entwickelt habe, waren für mich besonders relevant? Welche drei konkreten Strategien haben mir am besten geholfen, mit Hunger und Appetit umzugehen? Welche dieser Gewohnheiten fühlen sich bereits so natürlich an, dass ich sie automatisch beibehalte? Welche Strategie war für mich überraschend wirkungsvoll?

Denken Sie z. B. an bewussteres Essen, regelmäßige Mahlzeiten, neue Bewegungsroutinen oder veränderte Entspannungsrituale. Diese Reflexion begleitet Sie dabei, Ihre stärksten Werkzeuge zu identifizieren.

2. Strategien für die Zeit ohne medikamentöse Begleitung

Wie kann ich meine bewährtesten Strategien auch ohne die Begleitung des Medikaments fortführen? Welche Situationen könnten nach dem Absetzen besonders herausfordernd werden? Welche Anpassungen könnten notwendig werden?

Überlegen Sie, welche Ihrer Strategien direkt mit der Medikamentenwirkung zusammenhingen und welche unabhängig davon funktionieren. Denken Sie an stressige Arbeitsphasen, Feiertage, emotionale Belastungen oder soziale Anlässe. Diese Vorbereitung erleichtert den Übergang.

3. Der persönliche Umgang mit körperlichen Veränderungen

Wie gehe ich normalerweise mit körperlichen Veränderungen um? Was begleitet mich dabei? Welche Gedanken und Sorgen habe ich bezüglich des Absetzens der Medikation? Welche Bewältigungsstrategien haben mir in der Vergangenheit geholfen? Welche Ängste sind berechtigt, welche eher unbegründet?

Denken Sie an frühere Situationen, in denen sich Ihr Körper verändert hat – nach Krankheiten, bei Stress oder in anderen Lebensphasen. Diese Selbstreflexion stärkt Ihr Vertrauen in Ihre Anpassungsfähigkeit.

4. Persönliche Notfallpläne

Welche konkreten „Wenn-Dann"-Pläne kann ich für herausfordernde Situationen entwickeln? Wer kann mich in dieser Übergangsphase begleiten?

Denken Sie an spezifische Szenarien: „Wenn ich nach einem stressigen Tag Heißhunger verspüre, dann ..." oder „Wenn ich merke, dass alte Essgewohnheiten zurückkehren, dann ...". Welche Menschen in Ihrem Umfeld können Sie begleiten – Familie, Freunde, Fachleute? Diese konkreten Pläne geben Sicherheit für unerwartete Momente.

5. Die persönliche Selbstbeobachtung

Wie möchte ich mein Gewicht und meine Gewohnheiten in Zukunft beobachten, ohne dass es zur Belastung wird? Welche Form der körperlichen Aktivität bereitet mir wirklich Freude und ist langfristig für mich umsetzbar? Welche Bewegungsformen habe ich in der

Therapiezeit entdeckt oder wiederentdeckt? Was macht mir Spaß und lässt sich dauerhaft in meinen Alltag integrieren?

Überlegen Sie, welche Form der Selbstbeobachtung zu Ihrem Alltag passt – regelmäßiges Wiegen, Tagebuch führen oder Körpergefühl beachten. Diese Strategien werden Ihre langfristige Stabilität begleiten.

6. Realistische Ziele für die ersten Monate

Welche Ziele möchte ich mir für die ersten drei Monate nach dem Absetzen setzen? Wie möchte ich mit mir selbst umgehen, wenn ich einmal von meinen Vorhaben abweiche? Welche Haltung möchte ich mir selbst gegenüber einnehmen, wenn nicht alles nach Plan verläuft?
Denken Sie an konkrete, messbare Ziele – nicht nur gewichtsbezogen, sondern auch für Bewegung, Ernährung oder Wohlbefinden. Diese Vorbereitung erleichtert den Umgang mit unvermeidlichen Schwankungen.

7. Wichtige persönliche Erkenntnisse

Was habe ich durch die Therapie über mich selbst gelernt? Wie hat sich meine Beziehung zu Essen, Bewegung und meinem Körper verändert? Welche Beziehung hatte ich früher zu meinem Körper, welche habe ich heute?

Denken Sie an Überraschungen über sich selbst, neue Erkenntnisse über Ihre Gewohnheiten oder veränderte Einstellungen. Diese Reflexion zeigt, wie viel Sie bereits erreicht haben.

8. Übertragung auf andere Lebensbereiche

Was möchte ich aus dieser Erfahrung für mein weiteres Leben mitnehmen? Wie kann ich das gewonnene Wissen und die neuen Fähigkeiten auch in anderen Lebensbereichen nutzen? Welche Erkenntnisse über Veränderungsprozesse kann ich auf berufliche oder private Projekte übertragen?

Überlegen Sie, welche Strategien – wie bewusstere Entscheidungen, regelmäßige Routinen oder achtsame Wahrnehmung – auch bei anderen Herausforderungen relevant sein könnten. Diese Übertragung Ihrer Erfahrungen aus der Zeit der medikamentösen Therapie in andere Lebensbereiche kann Ihre Erfahrungen noch wertvoller machen.

Notizen

Rückfälle in alte Gewohnheiten

Stellen Sie sich vor, Sie würden gerade das Fahrradfahren lernen: Anfangs verlieren Sie möglicherweise mehrmals das Gleichgewicht und stürzen, bevor Sie sicher fahren können. Diese kleinen „Stürze" sind kein Versagen, sondern Teil des Lernprozesses. Ähnlich verhält es sich mit der Gewichtsabnahme unter Verwendung einer Abnehmspritze: Auch wenn Sie bereits Fortschritte gemacht haben, kann es immer wieder Phasen geben, in denen Sie in alte Muster zurückfallen. Das ist kein Zeichen für ein Scheitern, sondern ein ganz normaler Bestandteil jeder langfristigen Veränderung.

Denken Sie daran

Entscheidend ist nicht, ob Rückschläge auftreten – sondern, wie Sie damit umgehen.

Einen Rückfall frühzeitig erkennen und überwinden

Eine zentrale Erkenntnis vorweg: Rückfälle sind nicht die Ausnahme, sondern die Regel bei langfristigen Verhaltensänderungen. Studien aus der Verhaltenspsychologie zeigen, dass zwischen 80 und 90 Prozent aller Menschen, die ihr Essverhalten oder andere Gesundheitsgewohnheiten verändern möchten, mindestens einmal einen Rückfall erleben. Diese Zahl verdeutlicht: Ein Rückfall ist kein persönliches Scheitern, sondern ein ganz normaler Bestandteil eines Veränderungsprozesses.

Wie unser Gehirn Gewohnheiten speichert

Unser Gehirn ist ein Speicher für Gewohnheiten. Stellen Sie sich vor, Sie laufen jahrelang denselben Waldweg entlang – mit der Zeit entsteht ein deutlich sichtbarer Pfad. Genauso entstehen bei wiederholten Verhaltensmustern, etwa bestimmten Essgewohnheiten, sogenannte „Denkpfade“ im Gehirn. Diese etablierten Pfade verschwinden nicht einfach, nur weil Sie über einige Wochen oder Monate neue Gewohnheiten eingeübt haben – der alte Weg bleibt bestehen.

Die Abnehmspritze beeinflusst das Hungergefühl und reduziert Heißhungerattacken. Doch sie kann die alten Denkmuster nicht löschen. Ist ein Verhaltensmuster einmal tief im Gehirn verankert, wird es durch bestimmte Auslöser schnell wieder aktiviert – besonders in Stresssituationen, bei emotionaler Belastung oder wenn bekannte Umgebungsreize auftreten, wie bestimmte Orte, Gerüche oder soziale Situationen.

In solchen Momenten greift das Gehirn auf bewährte, automatische Reaktionen zurück – selbst wenn Sie sich zuvor neue Verhaltensweisen angeeignet haben.

Die Rolle von Stress und emotionaler Belastung

Unter Stress sinkt unsere Fähigkeit zur Selbstkontrolle. Der Körper schüttet dann Stresshormone wie Kortisol aus. Diese Hormone können nicht nur das Hungergefühl beeinflussen, sondern auch unsere Fähigkeit, überlegt zu handeln und gute Entscheidungen zu treffen, beeinträchtigen. In Stresssituationen wird der „vernünftige Teil“ unseres Gehirns weniger aktiv – automatische Reaktionen gewinnen die Oberhand. In solchen Momenten ist es ganz natürlich, dass wir in alte, eingeübte Verhaltensweisen zurückfallen – unser Gehirn schaltet auf „Autopilot“, wenn es unter Druck steht.

Patienten berichten, dass gerade in stressreichen Lebensphasen – sei es durch berufliche Belastung, familiäre Konflikte oder gesundheitliche Probleme – die ersten Rückfälle auftreten. Selbst unter der Wirkung der Abnehmspritze kann emotionaler Stress alte Essgewohnheiten wieder aktivieren.

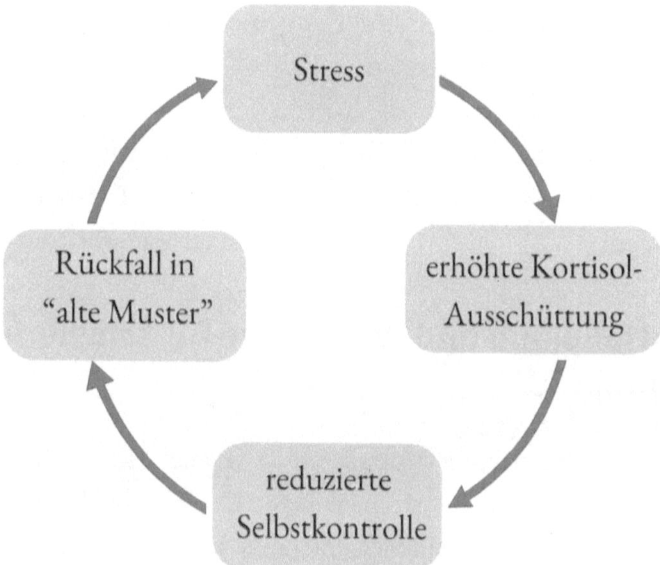

Abb. 6: Stresskreislauf durch Rückfall in alte Muster

Perfektionismus als Fallstrick

Ein häufiger Grund, warum Menschen nach einem kleinen Ausrutscher ein Ziel aufgeben, ist die „Alles-oder-nichts"-Denkweise. Psychologen nennen dies auch den „Alles-umsonst-Effekt" (fachlich:

Abstinenz-Verletzungseffekt). Nach einem kleinen „Regelbruch" – etwa einem Stück Torte auf einer Feier – folgt häufig der Gedanke: „Jetzt habe ich es sowieso vermasselt – dann kann ich auch gleich weitermachen und noch mehr essen."

Vergleichbar wäre das mit einer Autofahrt, bei der Sie nach einem falschen Abbiegen denken: „Jetzt habe ich mich verfahren – dann kann ich auch gleich die ganze Fahrt abbrechen." Diese Perfektionismusfalle gehört zu den größten Herausforderungen für den langfristigen Erfolg. Die Vorstellung, dass eine Gewichtsabnahme perfekt und geradlinig verlaufen muss, entspricht nicht der Realität menschlicher Veränderungsprozesse.

Nachdem wir dargestellt haben, warum Rückfälle entstehen und dass sie ein normaler Teil des Veränderungsprozesses sind, werfen wir nun einen Blick darauf, wie Sie sich konkret darauf vorbereiten können.

Notfallpläne und Werkzeuge für schwierige Zeiten

Ein gut durchdachter Notfallplan ist wie ein Sicherheitsnetz, das Sie auffängt, wenn Sie ins Straucheln geraten. Er gibt Ihnen klare Handlungsschritte vor, sobald Sie bemerken, dass alte Muster zurückkehren oder schwierige Situationen Ihre neuen Gewohnheiten gefährden.

Der zentrale Gedanke eines Notfallplans lautet: Bereiten Sie sich auf Herausforderungen vor, solange Sie sich in einer stabilen Phase befinden – nicht erst, wenn die Krise bereits da ist. So, wie ein Pilot regelmäßig Notfallabläufe trainiert, um im Ernstfall sicher reagieren zu können.

Die 24-Stunden-Regel

Eine bewährte Strategie, um echte Rückfälle zu vermeiden, ist die sogenannte 24-Stunden-Regel: Wenn Sie in eine Phase geraten, in der Sie von Ihrem Plan abweichen – etwa durch eine übermäßige Mahlzeit oder einen Tag ohne Bewegung – setzen Sie sich das Ziel, innerhalb der nächsten 24 Stunden wieder zu Ihren gesunden Gewohnheiten zurückzukehren.

Diese Regel hat zwei entscheidende Vorteile:

- Sie verhindert, dass aus einem einzelnen Ausrutscher eine längere Phase des Rückfalls wird.
- Sie entlastet Sie psychologisch, weil sie deutlich macht: Ein einzelner Ausrutscher ist kein Weltuntergang.

Ein praktisches Beispiel: Wenn Sie am Sonntagabend bei einem Familienfest mehr gegessen haben als geplant, sorgen Sie dafür, dass Sie am Montagmorgen wieder mit einem ausgewogenen, proteinreichen Frühstück starten – und Ihre Bewegungseinheit wie gewohnt durchführen.

Checkliste – Ihr persönlicher Krisenkoffer

Es lohnt sich, einen persönlichen „Krisenkoffer" mit bewährten Strategien zusammenzustellen, die Ihnen dabei helfen, schwierige Momente zu überstehen.

Ein solcher Krisenkoffer kann ganz praktisch als kleine Kiste, als Ordner mit persönlichen Notizzetteln oder als digitale Sammlung auf dem Smartphone gestaltet sein – je nachdem, was für Sie am besten funktioniert.

Was Sie in Ihren „Koffer" packen könnten:

☐ **Ihre emotionalen Notfallkontakte**
Notieren Sie zwei bis drei Personen, die Sie anrufen können, wenn Sie emotionale Unterstützung brauchen. Wählen Sie bewusst Menschen aus, bei denen Sie sich verstanden fühlen – nicht unbedingt diejenigen mit den besten Ratschlägen.
Legen Sie Telefonnummern oder Sprachnachrichten bereit, die Sie im Bedarfsfall leicht erreichen.

☐ **Ihre Ablenkungsstrategien**
Was hilft Ihnen, wenn Heißhunger aufkommt oder emotionale Anspannung entsteht? Zum Beispiel ein kurzer Spaziergang, eine Tasse Tee oder eine Atemübung. Auch einfache Tätigkeiten wie Aufräumen, Duschen oder Musik hören können den inneren Fokus umlenken.

Erstellen Sie eine kleine Liste von drei bis fünf konkreten Aktivitäten, die Sie schnell umsetzen können.

☐ **Ihre Motivationsanker**
Sammeln Sie Erinnerungen an bisherige Fortschritte – etwa Fotos, kurze Tagebucheinträge, einen Brief an sich selbst oder eine Liste positiver Entwicklungen. Auch kleine Belohnungen für Ihren persönlichen Fortschritt oder die Auflistung Ihrer Gründe für Ihre Therapie bzw. die angestrebten Veränderungen (z. B. Gesundheit, Wohlbefinden, Alltagsziele) können hier ihren Platz finden.

Je persönlicher, desto wirkungsvoller – halten Sie Ihre Motive sichtbar und greifbar.

☐ **Ihre gesunden Alternativen**
Planen Sie im Voraus, welche alltagstauglichen, gesunden Optionen Sie wählen können, wenn der Drang nach ungesunden Lebensmitteln

besonders stark wird. Das können bestimmte Snacks, Getränke, Aktivitäten oder auch kurze Denkstopps sein.

Bewährt hat sich eine kleine Notiz auf dem Kühlschrank oder am Vorratsschrank, die Sie im entscheidenden Moment „erinnert".

Die HALT-Strategie

Eine etablierte Methode, um in kritischen Momenten innezuhalten und bewusst zu handeln, ist die sogenannte HALT-Strategie.

HALT steht für:

- **H**ungry (hungrig)
- **A**ngry (wütend)
- **L**onely (einsam)
- **T**ired (müde)

Diese vier Zustände machen uns besonders anfällig für Rückfälle in alte, ungesunde Verhaltensmuster. Wenn Sie merken, dass Sie kurz davorstehen, frühere Gewohnheiten wieder aufzunehmen, halten Sie einen Moment inne und fragen Sie sich:

- **Bin ich tatsächlich hungrig?** Vielleicht haben Sie zu wenig gegessen – oder es fehlen wichtige Nährstoffe.
- **Bin ich wütend oder frustriert?** Starke Emotionen wie Ärger oder Enttäuschung können Heißhunger auslösen.
- **Fühle ich mich einsam?** Soziale Verbundenheit ist ein wichtiger Schutzfaktor für das emotionale Gleichgewicht.
- **Bin ich müde oder erschöpft?** Schlafmangel stört die Regulation von Hunger- und Sättigungshormonen – und schwächt die Impulskontrolle.

Die passende Antwort ergibt sich dann aus dem tatsächlichen Auslöser – und oft ist es eben nicht echter Hunger, sondern ein anderes, unerfülltes Bedürfnis, das beachtet werden möchte.

Wir möchten betonen: Es ist natürlich nicht immer einfach, dem Verlangen zu widerstehen. Hinter scheinbar einfachen Hungerreaktionen können auch komplexe emotionale oder körperliche Bedürfnisse stehen, die für Sie in Form von „Hunger“ wahrgenommen werden können. Wenn Sie dies erkennen, können Sie für sich in diesen Momenten mehr Spielraum für bewusste Entscheidungen schaffen.

Umgang mit sozialen Herausforderungen

Soziale Situationen gehören auch langfristig zu den größten Herausforderungen bei der Entwicklung eines gesünderen Lebensstils. Mit etwas Vorbereitung gelingt es jedoch, in solchen Momenten flexibel und selbstsicher zu bleiben. Für viele Alltagsszenarien lassen sich konkrete Strategien entwickeln.

Hier finden Sie eine kleine Auswahl zur Inspiration – einige Vorschläge mögen auf den ersten Blick überraschend oder ungewöhnlich erscheinen, können aber gerade deshalb hilfreich sein. Betrachten Sie sie als Anregung, auch einmal neue Denkwege zuzulassen und über vertraute Reaktionsmuster hinauszugehen.

Restaurantbesuche

- Sehen Sie sich die Speisekarte bereits vorab online an – so können Sie in Ruhe entscheiden, was gut zu Ihren Zielen passt.
- Bestellen Sie bewusst als Erste oder Erster, um sich nicht ungewollt von den Entscheidungen anderer beeinflussen zu lassen.
- Bitten Sie – wenn möglich – darum, die Hälfte Ihrer Portion direkt einpacken zu lassen, bevor sie serviert wird. Das wirkt vielleicht ungewöhnlich, hilft aber, größere Mengen zu vermeiden.

- Alternativ können Sie gezielt eine Vorspeise oder eine kleinere Portion wählen – so behalten Sie die Kontrolle, ohne auf Genuss verzichten zu müssen.

Familienfeiern

- Bringen Sie eine gesunde Beilage mit, die Sie selbst gerne essen. So ist zumindest eine Option dabei, die zu Ihren Zielen passt – und Sie zeigen Initiative, ohne Diskussionen auszulösen. Besonders bei Mitbringpartys lässt sich dieser Tipp unkompliziert umsetzen.
- Definieren Sie für sich ein persönliches „Geschmacksbudget“: Probieren ja – aber bewusst in kleinen Portionen. So bleiben Sie flexibel, ohne das Gefühl von Verzicht.
- Halten Sie bei Gesprächen ein (alkoholfreies) Getränk in der Hand – und stellen Sie sich möglichst nicht direkt neben das Buffet. Das hilft, unbewusstes Naschen zu vermeiden und schafft Distanz zur Versuchung.

Urlaub und Reisen

- Buchen Sie – wenn möglich – eine Unterkunft mit Küchenzeile, um sich (zusätzlich) selbst versorgen zu können.
- Packen Sie gesunde Snacks für unterwegs ein – so bleiben Sie unabhängig von spontanen, ungünstigen Angeboten.
- Integrieren Sie tägliche Bewegung fest in Ihre Reiseroutine – zum Beispiel durch Spaziergänge, Stadtbesichtigungen zu Fuß oder kleine Bewegungseinheiten am Morgen.

Checkliste - Der „Neustart"-Plan

Wenn es doch einmal passiert ist und Sie über einen längeren Zeitraum „rückfällig" geworden sind, ist das kein Grund zur Selbstverurteilung.

Ein Rückfall zeigt oft, dass die neuen Routinen noch nicht fest im Alltag verankert sind – also noch keine stabilen Gewohnheiten geworden sind.

Wichtig ist, dass Sie sich nicht entmutigen lassen – sondern mit Klarheit und Struktur den Weg zurück zu Ihren gesunden Routinen finden.

Ein durchdachter Plan für den „Neustart" kann Ihnen Orientierung und Sicherheit geben. Er könnte so aussehen:

Tag 1–2, sanfter Wiedereinstieg

- ☐ ausreichend trinken: mindestens 2 Liter Wasser täglich
- ☐ viel Gemüse und eiweißreiche Lebensmittel bei jeder Mahlzeit
- ☐ keine strikten Regeln – aber bewusstes Essen ohne Ablenkung (kein Smartphone oder TV)
- ☐ kurze Spaziergänge an der frischen Luft (10–15 Minuten)
- ☐ früh zu Bett gehen und auf erholsamen Schlaf achten

Tag 3–5, Struktur aufbauen

- ☐ vorab geplante, regelmäßige Mahlzeiten etablieren, z.B. 3 Hauptmahlzeiten mit zusätzlich 1–2 fest eingeplanten Snacks
- ☐ Fokus auf protein- und ballaststoffreiche Kost
- ☐ Mahlzeiten am Vorabend oder morgens planen
- ☐ Bewegung auf 20–30 Minuten täglich steigern
- ☐ Achtsamkeitsübungen oder kleine Entspannungsrituale einbauen

Ab Tag 6 – Routinen festigen

- ☐ schrittweise Rückkehr zur gewohnten Bewegungsroutine
- ☐ kurze, angenehme Bewegungseinheiten, die Sie nicht überfordern
- ☐ zusätzliche körperliche Aktivität bewusst in den Alltag integrieren
- ☐ soziale Kontakte reaktivieren (Spaziergang mit Freunden, gemeinsames Kochen)

Ab Tag 10 – Vollständige Rückkehr zu neuen Routinen

- ☐ Wiederaufnahme Ihres Ernährungs- und Bewegungsplans
- ☐ Anpassung an Ihre aktuelle Situation und Energie
- ☐ wöchentliche Reflexion und Planung einführen
- ☐ Strategien zur Rückfallprävention weiterentwickeln

Praxistipp

Begleiten Sie Ihren Neustart mit kurzen, täglichen Reflexionen – zum Beispiel mit diesen Fragen:

- Was hat heute gut funktioniert?
- Worauf bin ich stolz?
- Was möchte ich morgen anders oder besser machen?

Ergänzende Maßnahmen für Ihren Neustart

Manchmal reichen allgemeine Tipps allein nicht aus, um nachhaltige Veränderungen zu verankern. Gerade bei wiederholten Rückfällen oder besonderen Herausforderungen im Alltag kann es hilfreich sein, gezielt weitere Schritte einzuleiten.

Die folgenden Maßnahmen können Sie dabei unterstützen, die Ursachen Ihres Rückfalls besser zu verstehen, passende Lösungen zu entwickeln und Ihre persönliche Situation zu berücksichtigen. So können Sie Ihren Neustart flexibel und effektiv gestalten.

☐ **Selbstreflexion nach einem Rückfall**

Nehmen Sie sich Zeit für eine umfassende Selbstreflexion: Was hat den Rückfall ausgelöst? Welche Situationen und Gefühle waren beteiligt? Gibt es Muster, die wiederkehren?

☐ **Individuelle Hilfe**

Wenn es Ihnen trotz mehrerer Versuche schwerfällt, Ihre neuen Routinen zu festigen, kann es sinnvoll sein, professionelle Unterstützung in Anspruch zu nehmen.

Orientieren Sie sich dabei an den Fachpersonen oder Einrichtungen, die Sie bereits in früheren Therapiephasen begleitet haben – zum Beispiel der behandelnde Arzt während der medikamentösen Phase, eine Ernährungsberatung, psychologische Begleitung oder eine Selbsthilfegruppe, die Ihnen bereits vertraut ist.

☐ **Flexibilität**

Passen Sie den Plan an Ihre persönliche Lebenssituation und Ihr Energielevel an. Überfordern Sie sich nicht. Was heute möglich ist, kann morgen anders aussehen – seien Sie flexibel und erlauben Sie sich Anpassungen.

☐ **Fortschritte würdigen**

Notieren Sie kleine Erfolge und Fortschritte Ihres Neustarts. Die persönliche Wertschätzung des eigenen Einsatzes kann Ihre Motivation stärken, diesen Neustart erfolgreich anzugehen und umzusetzen.

☐ **Unterstützung durch Ihr Netzwerk**

Der Austausch mit anderen (z.B. in Selbsthilfegruppen, Foren) kann helfen, Rückfälle zu verstehen und neue Impulse zu erhalten.

Checklisten – Frühwarnsignale erkennen

Die Fähigkeit, Frühwarnsignale eines drohenden Rückfalls in alte Essroutinen und frühere Gewohnheiten zu erkennen, ist eine wertvolle Fähigkeit für Ihren langfristigen Erfolg.

Wie bei einer Lawine beginnt auch ein Rückfall oft mit kleinen, kaum wahrnehmbaren Veränderungen – lange bevor er sich zu einem größeren Problem entwickelt.

Körperliche Frühwarnsignale

Es kann sein, dass Ihr Körper Ihnen schon Signale sendet, bevor Sie sich überhaupt bewusst werden, dass Sie sich von Ihren neuen, gesünderen Routinen entfernen, noch ehe diese zu echten Gewohnheiten haben werden können:

☐ **Verändertes Hungergefühl**
Nehmen Sie wahr, dass Ihr Hunger wieder stärker wird, obwohl Sie Portionsgröße, Mahlzeitenfrequenz und Zusammensetzung beibehalten? Das könnte bedeuten, dass Ihr Körper mehr Energie einfordert – oder dass emotionale Faktoren Ihr Hungergefühl beeinflussen.

☐ **Energiemangel oder ständige Müdigkeit**
Wenn Sie feststellen, dass Ihre Energie spürbar nachlässt, kann dies auf eine unzureichende Nährstoffversorgung oder Flüssigkeitszufuhr hinweisen – oder auch ein Zeichen dafür sein, dass Sie sich zu sehr unter Druck setzen.

☐ **Verdauungsprobleme**
Veränderungen Ihrer Verdauung – wie vermehrte Blähungen, Verstopfung oder Durchfall – können Hinweise auf eine unbewusste Ernährungsumstellung sein.

☐ **Schlafstörungen**

Schwierigkeiten beim Ein- oder Durchschlafen können Ausdruck von innerem Stress sein. Gleichzeitig erhöhen sie die Wahrscheinlichkeit, am nächsten Tag auf schnelle, oft ungesunde Energielieferanten zurückzugreifen.

☐ **Gewichtsschwankungen**

Leichte Schwankungen sind völlig normal. Wenn Sie jedoch beobachten, dass Ihr Gewicht über einen Zeitraum von mehr als einer Woche kontinuierlich steigt, kann dies ein erstes Warnsignal sein.

Psychische Frühwarnsignale

Rückfälle kündigen sich häufig schon lange vor einer sichtbaren Verhaltensänderung durch subtile Veränderungen im Denken und Fühlen an.

Gedanken kreisen dann zunehmend um Selbstzweifel, Unsicherheit oder vertraute Gewohnheitsmuster. Auch emotionale Schwankungen – etwa Frustration, Überforderung oder innere Unruhe – können frühe Hinweise darauf sein, dass sich ein Rückfall ankündigt.

Das bewusste Wahrnehmen dieser inneren Prozesse eröffnet die Möglichkeit, rechtzeitig Unterstützung zu suchen und gezielt gegenzusteuern – noch bevor der Rückfall im Verhalten sichtbar wird.

☐ **Gedanken der Verharmlosung**

Gedanken der Verharmlosung, wie Aussagen „Eine kleine Ausnahme schadet nicht" oder „Das eine Mal ist nicht so schlimm", können erste Anzeichen für einen beginnenden Rückfall sein.

Solche Gedanken vermitteln kurzfristig Erleichterung und Entlastung, bergen jedoch das Risiko, alte Verhaltensmuster unbewusst wieder zu aktivieren.

Wenn diese Verharmlosungen häufiger auftreten, ist es wichtig, sich ihrer bewusst zu werden und sie kritisch zu hinterfragen, um den Rückfallprozess frühzeitig zu stoppen.

☐ **Rückkehr zum „Schwarz-Weiß-Denken"**
Wenn Sie sich dabei ertappen, wieder in Kategorien wie „erlaubte" und „verbotene" Lebensmittel zu denken oder Ihre Tage als „gut" oder „schlecht" zu bewerten, ist das ein deutliches Warnsignal.

Solche Denkmuster erschweren einen flexiblen und nachhaltigen Umgang mit Ernährung und Gesundheit.

☐ **Zunehmendes Kreisen um bestimmte Lebensmittel**
Wenn sich Ihre Gedanken immer häufiger um bestimmte (oft stark verarbeitete oder zuckerreiche) Lebensmittel drehen, könnte dies auf ein wachsendes inneres Verlangen hindeuten – besonders in stressreichen oder emotional belastenden Phasen.

☐ **Nachlassende Motivation**
Wenn Ihre Gesundheitsziele an Bedeutung verlieren oder sich Gleichgültigkeit einstellt, kann das ein Hinweis auf eine bevorstehende Phase der Stagnation oder eines Rückfalls sein.

☐ **Zunahme von Stress oder emotionaler Belastung**
In Phasen von Stress, Überforderung oder belastenden Gefühlen fällt es oft schwerer, gesunde Entscheidungen zu treffen. In solchen Momenten greifen viele Menschen zu alten, emotional verankerten Verhaltensweisen zurück – etwa emotionalem Essen.

Verhaltens-Frühwarnsignale

Bestimmte Veränderungen im Alltag können ein Hinweis darauf sein, dass sich ein Rückfall anbahnt. Häufig zeigen sich diese Signale in kleinen Verschiebungen des gewohnten Verhaltens, die zunächst unbedeutend erscheinen mögen.

Achten Sie besonders auf folgende Anzeichen, um frühzeitig gegenzusteuern und Ihren Weg zu gesünderen Routinen weiterzuverfolgen – bis diese zu stabilen Gewohnheiten geworden sind:

☐ **Nachlassende Achtsamkeit beim Essen**
Sie essen wieder häufiger nebenbei – zum Beispiel vor dem Fernseher, am Schreibtisch oder im Auto – und nehmen Ihre Mahlzeiten nicht mehr bewusst wahr. Das kann darauf hinweisen, dass zuvor etablierte achtsame Essgewohnheiten ins Wanken geraten.

☐ **Auslassen geplanter Mahlzeiten**
Das bewusste oder unbewusste Überspringen von Mahlzeiten kann auf einen Rückfall in restriktive Muster hindeuten – etwa den Versuch, über Verzicht oder Kontrolle gegenzusteuern.

☐ **Vermeidung von Selbstbeobachtung**
Wenn Sie die Waage meiden, Ihre Ernährung nicht mehr dokumentieren oder Fortschritte nicht mehr festhalten möchten, kann das bedeuten, dass Sie sich innerlich von Ihren Zielen entfernen – oder sich mit der aktuellen Realität unwohl fühlen.

☐ **Rückgang körperlicher Aktivität**
Wenn Bewegungseinheiten unter dem Vorwand „Ich habe keine Zeit" ausgelassen werden, kann das ein erstes Anzeichen für eine beginnende Rückfallphase sein.

☐ **Verändertes Einkaufsverhalten**
Wenn Lebensmittel, die Sie bewusst reduziert oder vermieden hatten, plötzlich wieder häufiger in Ihrem Einkaufswagen landen, lohnt es sich innezuhalten und Ihre aktuellen Bedürfnisse und Motivationen zu hinterfragen.

Soziale Frühwarnsignale

Auch in Ihrem sozialen Umfeld können sich Hinweise darauf zeigen, dass Sie sich in eine Rückfallphase bewegen. Veränderungen im Umgang mit anderen oder in sozialen Situationen sind oft erste Zeichen, die auf innere Belastungen oder Rückfallrisiken hinweisen.

Achten Sie besonders auf folgende Verhaltensmuster, um frühzeitig aufmerksam zu bleiben und Unterstützung zu suchen:

☐ Vermeidung von Unterstützung

Wenn Sie – unabhängig davon, ob es um Fortschritte oder Schwierigkeiten geht – Gespräche mit unterstützenden Personen meiden oder sich nicht mehr öffnen, kann das darauf hinweisen, dass Sie sich innerlich von Ihrem Vorhaben distanzieren.

☐ Ablehnung von Feedback

Reagieren Sie gereizt, defensiv oder abweisend, wenn Freunde, Familie oder Kollegen Ihre Veränderungen oder neuen Gewohnheiten ansprechen? Solche Reaktionen können darauf hinweisen, dass Sie sich mit Ihrer aktuellen Situation unwohl fühlen und möglicherweise innerlich Widerstand gegen die Veränderungen entwickelt wird.

Das Bewusstwerden dieses Musters bietet die Chance, offen mit dem Thema umzugehen und gegebenenfalls Unterstützung anzunehmen.

☐ Sozialer Rückzug

Wenn Sie Einladungen oder Aktivitäten, die mit Essen, Bewegung oder dem Austausch zu Ihren Gesundheitszielen verbunden sind, häufiger absagen, lohnt sich eine ehrliche Reflexion: Steckt dahinter möglicherweise Unsicherheit oder Scham über eigene Rückschritte?

Ihr persönliches Frühwarnsystem entwickeln

Ein individuell angepasstes Frühwarnsystem zu entwickeln, gehört zu den wirkungsvollen Strategien der Rückfallprävention. Je früher Sie erste Signale erkennen und reagieren, desto leichter fällt es, wieder auf Kurs zu kommen.

Die Fähigkeit, eigene Frühwarnzeichen frühzeitig zu deuten und gezielt gegenzusteuern, ist oft ein zentrales Merkmal jener Menschen, die ihr Gewicht langfristig stabilisieren – im Unterschied zu denen, die immer wieder in den Kreislauf von Gewichtsabnahme und -zunahme geraten.

Beim Aufbau Ihres Frühwarnsystems können Ihnen folgende Schritte helfen:

☐ Vergangene Rückfälle reflektieren

Wenn Sie bereits Rückfälle erlebt haben, nehmen Sie sich Zeit zurückzudenken: Welche Anzeichen haben sich im Vorfeld gezeigt? Gab es wiederkehrende Gedanken, Gefühle oder äußere Umstände, die diesen Phasen vorausgingen? Diese Reflexion ermöglicht es Ihnen, Muster zu erkennen und gezielte Strategien zu entwickeln, um ähnliche Situationen künftig besser zu bewältigen.

☐ Persönliche Risikofaktoren identifizieren

Reflektieren Sie, welche Situationen für Sie besonders herausfordernd sind: Sind es bestimmte soziale Anlässe, emotionale Belastungen oder stressige Alltagssituationen, in denen Rückfälle für Sie wahrscheinlicher werden?

Das bewusste Erkennen und Benennen solcher Risikofaktoren hilft Ihnen, gezielt vorbereitete Strategien zu entwickeln und in kritischen Momenten schneller reagieren zu können. So stärken Sie Ihre Selbstwirksamkeit und bleiben langfristig auf Kurs.

☐ **Eine persönliche Checkliste erstellen**
Notieren Sie konkrete Warnsignale, die für Ihre individuelle Situation besonders relevant sind – das können Gedanken, Gefühle oder bestimmte Verhaltensmuster sein.

Planen Sie regelmäßig Zeit für eine kurze Selbstüberprüfung ein, zum Beispiel einmal pro Woche. Auf diese Weise behalten Sie den Überblick, bleiben sensibilisiert für mögliche Rückfallwarnungen und können frühzeitig unterstützende Maßnahmen ergreifen.

☐ **Konkrete Gegenmaßnahmen festlegen**
Notieren Sie zu jedem von Ihnen erkannten Warnsignal eine passende Sofortmaßnahme. Das kann eine bewusst gewählte Handlung, ein Gespräch mit einer vertrauten Person oder eine kleine Entspannungsübung sein.

So wissen Sie im entscheidenden Moment genau, wie Sie reagieren können – und behalten auch in herausfordernden Situationen die Kontrolle über Ihr Verhalten.

Ein Beispiel für ein persönliches Frühwarnsystem könnte so aussehen:

Warnsignal: Ich habe das Gefühl, sofort etwas Süßes essen zu müssen.
Maßnahme: Ich trinke ein großes Glas Wasser und gehe für 10 Minuten spazieren, um den Fokus zu verändern.

Warnsignal: Ich lasse meine Morgenroutine mit Bewegung ausfallen.
Maßnahme: Ich plane für den nächsten Tag bewusst eine besonders angenehme Bewegungseinheit ein – und stelle mir einen Wecker zur Erinnerung.

Warnsignal: Ich esse wieder häufiger im Stehen oder nebenbei.
Maßnahme: Ich führe für drei Tage ein kurzes Protokoll über meine Mahlzeiten und mein Essverhalten, um wieder mehr Bewusstsein zu schaffen.

Den Jo-Jo-Effekt vermeiden

Über den Jo-Jo-Effekt haben wir bereits im Kapitel „Warum ist Abnehmen so schwer?" gesprochen. In diesem Abschnitt geht es nun um Aspekte, die im Zusammenhang mit der Anwendung einer Abnehmspritze besonders relevant sind.

Gewichtszunahme nach Therapieende

Studien zeigen, dass viele Patienten nach dem Absetzen der Medikation wieder deutlich an Gewicht zunehmen.

Dabei spielen vor allem drei Faktoren eine zentrale Rolle:

Wiederanstieg des Appetits
Mit dem Nachlassen der Wirkung auf Hungergefühl und Sättigung steigt oft die Kalorienaufnahme – vor allem dann, wenn keine alternativen Strategien aufgebaut wurden. Viele Betroffene berichten von verstärktem Hunger, größerer Lust auf kalorienreiche Speisen und häufigeren Heißhungerattacken.

Rückfall in alte Ernährungs- und Lebensgewohnheiten
Wird die Abnehmspritze vor allem als „Wundermittel" verstanden und bleiben begleitende Veränderungen im Essverhalten und Bewegungsalltag aus, ist das Risiko eines Jo-Jo-Effekts besonders hoch.

Verminderter Grundumsatz durch Muskelabbau
Die Spritze reduziert zwar das Körpergewicht, doch ohne begleitendes Krafttraining kann in erheblichen Maßen auch Muskelmasse verloren

gehen. Da Muskeln den Grundumsatz mitbestimmen, führt eine verringerte Muskelmasse zu einem niedrigeren Kalorienverbrauch. Wird die Medikation dann abgesetzt und die Kalorienzufuhr steigt, kann das bei niedrigem Grundumsatz schneller zur erneuten Gewichtszunahme führen.

Merke – Gewicht stabilisieren nach Spritzen-Ende

Das Risiko einer erneuten Gewichtszunahme nach Absetzen der Abnehmspritze ist individuell verschieden – ohne gezielte Begleitmaßnahmen jedoch deutlich erhöht. Entscheidend ist vor allem die konsequente Umstellung der Ernährung, ergänzt durch eine bewusste Anpassung des Lebensstils mit regelmäßiger Bewegung, Stressbewältigung und stabilen Alltagsroutinen. Eine ärztliche Begleitung sowie – je nach Bedarf – die Unterstützung durch Ernährungsexperten kann zusätzlich helfen, Rückfälle zu vermeiden und langfristige Stabilität zu fördern.

Checkliste – 10 Strategien gegen den Jo-Jo-Effekt

Mit den richtigen Ansätzen können Sie das Risiko eines Jo-Jo-Effekts deutlich verringern:

☐ Langsam und stetig abnehmen

Nach aktuellem wissenschaftlichen Verständnis bietet ein eher langsamer, aber stetiger Gewichtsverlust den besten Schutz vor dem sogenannten Jo-Jo-Effekt. Empfohlen wird ein moderates Abnehmtempo von etwa 0,5 bis 1 Kilogramm pro Woche.

Auch wenn die Abnehmspritze schnellere Erfolge ermöglichen kann, lohnt es sich, bewusst ein langsames Tempo anzustreben. So minimieren Sie den Verlust an Muskelmasse und geben Ihrem Körper

Zeit, sich an das neue Gewicht zu gewöhnen. Zusätzlich ermöglicht ein langsamer Gewichtsverlust Ihnen, gesunde Ess- und Bewegungsgewohnheiten langfristig zu etablieren, was entscheidend für den dauerhaften Erfolg ist. Geduld und Kontinuität sind dabei oft wichtiger als schnelle Ergebnisse.

☐ **Muskelmasse erhalten und aufbauen**

Ein zentrales Element jeder Gewichtsabnahme – und vor allem der Gewichtsstabilisierung – ist der Erhalt der Muskelmasse. Regelmäßiges Krafttraining unterstützt diesen Effekt. Auch nach dem Erreichen Ihres Zielgewichts sollten Sie körperliche Aktivität – insbesondere Krafttraining – als festen Bestandteil Ihres Alltags beibehalten. Denn Muskelgewebe erhöht den Grundumsatz dauerhaft und unterstützt die Gewichtsstabilität.

☐ **Auf ausreichend Protein achten**

Eine proteinreiche Ernährung trägt wesentlich zur Erhaltung von Muskelmasse bei. Eine tägliche Zufuhr von etwa 1,2 bis 1,6 Gramm Eiweiß pro Kilogramm Körpergewicht gilt als sinnvoll.

Für eine Person mit 70 Kilogramm bedeutet das 84 bis 112 Gramm Eiweiß täglich. Zum Vergleich: 100 g Hühnerbrust enthalten ca. 25 g, ein Becher Magerquark etwa 12 g, ein Ei rund 7 g Eiweiß.

☐ **Kalorienzufuhr schrittweise anpassen**

Nach Erreichen Ihres Zielgewichts sollte die Kalorienzufuhr langsam und kontrolliert erhöht werden – zum Beispiel um 100 bis 200 Kalorien alle ein bis zwei Wochen. So vermeiden Sie Rückfälle in alte Essmuster oder unerwünschte Gewichtszunahmen.

☐ **Neue Gewohnheiten dauerhaft beibehalten**

Entscheidend ist nicht nur die Abnahmephase, sondern vor allem das, was danach kommt. Verhaltensweisen wie bewusstes Essen, Portionskontrolle, regelmäßige Bewegung und achtsamer Umgang mit Hunger und Sättigung sollten langfristig Bestand haben – auch über die Phase der medikamentösen Unterstützung hinaus.

☐ **Gewicht regelmäßig kontrollieren**

Die regelmäßige Selbstbeobachtung ist ein bewährtes Mittel zur Gewichtsstabilisierung. Studien zeigen: Wer sich ein- bis zweimal pro Woche wiegt und frühzeitig auf Veränderungen reagiert, kann sein Gewicht besser halten. So lassen sich kleinere Zunahmen rechtzeitig ausgleichen.

☐ **Realistische Ziele setzen**

Ein Gewicht, das sich durch einen gesunden und nachhaltigen Lebensstil dauerhaft halten lässt, ist wertvoller als ein Idealgewicht, das nur mit extremen Maßnahmen erreicht werden kann.

Setzen Sie sich Ziele, die realistisch und erreichbar sind, um Frustration zu vermeiden und die Motivation langfristig aufrechtzuerhalten. Kleine Fortschritte und eine positive Einstellung sind oft der Schlüssel zu dauerhaften Erfolgen.

☐ **Medikation nicht abrupt absetzen**

Wenn Sie planen, die Abnehmspritze abzusetzen, besprechen Sie dies frühzeitig mit Ihrem behandelnden Arzt. Ein schrittweises Ausschleichen kann sinnvoller sein als ein abruptes Ende, da sich der Körper so besser an die veränderten Bedingungen anpassen kann. Verbindliche Empfehlungen gibt es dazu bislang jedoch nicht.

☐ **Emotionale Aspekte berücksichtigen**

Psychische Faktoren spielen eine wichtige Rolle beim langfristigen Erfolg einer Gewichtsreduzierung. Lernen Sie, mit Stress, Frust oder Langeweile anders umzugehen als durch Essen. Oft sind genau diese Situationen Auslöser für unkontrollierte Essanfälle oder Rückfälle.

Unterstützungsangebote wie psychologische Beratung, Selbsthilfegruppen oder Coaching können helfen, neue Bewältigungsstrategien zu entwickeln und emotionale Herausforderungen besser zu meistern.

☐ **Soziale Unterstützung suchen**
Beziehen Sie Ihr Umfeld aktiv in Ihre Ziele ein. Menschen, die soziale Unterstützung haben, stabilisieren ihr Gewicht langfristig häufiger. Ob durch Familie, Freunde oder Gleichgesinnte – gemeinsam fällt vieles leichter.

Der mentale Umstieg von „Diät" zu „Lebensstil"

Der entscheidende Faktor zur Vermeidung des Jo-Jo-Effekts ist der mentale Wandel – weg von der Vorstellung einer zeitlich begrenzten „Diät" hin zu einem dauerhaften, gesunden Lebensstil, den Sie dauerhaft leben möchten.

Diese innere Umorientierung umfasst:

- Die Akzeptanz, dass es keinen festen „Endpunkt" gibt, an dem eine Rückkehr zu früheren Ernährungsweisen sinnvoll oder wünschenswert wäre,
- die Entwicklung von Verhaltensweisen und Routinen, die Sie langfristig in Ihren Alltag integrieren und mit Überzeugung umsetzen können,
- einen Perspektivwechsel: weg vom reinen Zahlenfokus (Kalorienzählen, tägliches Wiegen) hin zu einem ganzheitlichen Blick auf Gesundheit, Lebensqualität und Wohlbefinden,
- die Fähigkeit, gesunde Ernährung und Bewegung nicht als Pflicht, sondern als Bereicherung für Ihr Leben zu erleben.

Wenn Sie die Mechanismen des Jo-Jo-Effekts verstehen und gezielt Strategien mit langfristiger Wirkung anwenden, steigen Ihre Chancen, die mit der Abnehmspritze erreichten Fortschritte dauerhaft zu erhalten. Sie schaffen damit die Basis für ein stabiles Gleichgewicht – nicht durch ständigen Kampf, sondern durch Selbstvertrauen, Struktur und Flexibilität.

Merke

Nachhaltiger Erfolg entsteht nicht durch perfekte Disziplin, sondern durch einen mentalen Wandel – weg von der „Diät“, hin zu einem Lebensstil mit Gewohnheiten, die Sie gerne dauerhaft beibehalten möchten.

Zum Mitnehmen – Die wichtigsten Erkenntnisse

- **Rückfälle sind kein Versagen, sondern ein normaler Bestandteil von Veränderung.** Bis zu 90 % aller Menschen erleben Rückfälle bei Verhaltensänderungen – entscheidend ist nicht, ob sie passieren, sondern wie Sie damit umgehen.
- **Ein durchdachter Notfallplan gibt Sicherheit in kritischen Momenten.** Die 24-Stunden-Regel, Ihr persönlicher Krisenkoffer und gezielte Strategien für herausfordernde Situationen helfen Ihnen, schnell wieder auf Kurs zu kommen.
- **Frühwarnsignale rechtzeitig zu erkennen und darauf zu reagieren, ist entscheidend für die Rückfallprävention.** Körperliche, psychische und verhaltensbezogene Anzeichen können frühzeitig warnen – bevor es zu einem vollständigen Rückfall kommt.
- **Der Jo-Jo-Effekt ist biologisch erklärbar – und mit den richtigen Strategien vermeidbar.** Langsamer Gewichtsverlust,

Erhalt der Muskelmasse, eine ausreichende Proteinzufuhr und ein bewusst flexibler Umgang mit Ernährung zählen zu den wichtigsten Schutzfaktoren.

- **Der mentale Wechsel von einer Diät-Mentalität hin zu einem nachhaltigen Lebensstil ist grundlegend für langfristigen Erfolg.** Es geht nicht um perfekte Disziplin, sondern um Balance, Flexibilität und die dauerhafte Integration gesunder Gewohnheiten in Ihren Alltag.

Reflexionsfragen

Je besser Sie sich selbst kennen, desto effektiver können Sie Herausforderungen bewältigen und Ihren langfristigen Erfolg sichern. Die folgenden Fragen laden Sie dazu ein, sich mit Ihren bisherigen Erfahrungen, typischen Frühwarnzeichen und bewährten Strategien auseinanderzusetzen.

Nehmen Sie sich Zeit, diese Fragen in Ruhe zu beantworten – idealerweise schriftlich. Durch eine klare persönliche Reflexion können Sie Ihre Gesundheitsziele bewusster gestalten und Lösungen entwickeln, die auch wirklich zu Ihnen persönlich passen.

1. Meine bisherigen Erfahrungen mit Rückfällen

Wenn ich auf frühere Versuche zurückblicke, mein Gewicht zu reduzieren oder gesunde Gewohnheiten zu etablieren: Welche wiederkehrenden Muster erkenne ich in meinen Rückfällen? Gab es bestimmte Situationen, Lebensphasen oder Auslöser, die besonders häufig dazu beigetragen haben, dass ich meine neuen Verhaltensweisen nicht aufrechterhalten konnte? Was hat mir in der Vergangenheit geholfen, nach einem Rückschlag wieder auf den richtigen Weg zurückzufinden?

Denken Sie an konkrete Situationen: War es Stress bei der Arbeit, familiäre Konflikte, bestimmte Jahreszeiten oder emotionale Belastungen? Diese Erkenntnisse können Ihnen helfen, frühzeitig ähnliche Situationen zu erkennen und gezielt gegenzusteuern.

2. Meine persönlichen Frühwarnsignale

Welche körperlichen Signale könnten bei mir auf einen bevorstehenden Rückfall hindeuten? Welche Gedanken und Gefühle treten bei mir typischerweise auf, bevor ich in alte Verhaltensmuster zurückfalle? Welche Verhaltensänderungen könnte ich bei mir selbst beobachten, die als Frühwarnsignale dienen könnten? Welche sind meine fünf wichtigsten persönlichen Frühwarnsignale – und welche Gegenmaßnahmen werde ich ergreifen, wenn sie auftreten?

Denken Sie an konkrete Beispiele: Verändert sich Ihr Hungergefühl, leiden Sie unter Schlafproblemen oder Energiemangel? Ertappen Sie sich bei bestimmten Gedanken oder beginnen Sie, Ihre Fortschritte nicht mehr zu dokumentieren?

3. Mein persönlicher Notfallplan

Wer sind die Menschen in meinem Leben, die ich kontaktieren könnte, wenn ich Unterstützung brauche, um einen Rückfall zu vermeiden oder zu überwinden? Welche Aktivitäten helfen mir dabei, mit schwierigen Emotionen oder Heißhunger umzugehen, ohne auf ungesunde Essmuster zurückzugreifen? Welche Erinnerungen oder Erfolge können mich motivieren, wenn ich das Gefühl habe, vom Weg abzukommen? Wie würde mein persönlicher „Neustart-Plan“ aussehen, wenn ich nach einem Rückfall wieder zu meinen gesunden Gewohnheiten zurückkehren möchte?

Ein gut durchdachter Notfallplan gibt Ihnen Sicherheit und konkrete Handlungsschritte für schwierige Momente.

4. Meine HALT-Reflexion

In welchen der vier HALT-Zustände (Hungry, Angry, Lonely, Tired) bin ich besonders anfällig für Rückfälle? Welche konkreten Strategien kann ich für jeden dieser Zustände entwickeln?

Denken Sie an Ihre persönlichen Muster: Neigen Sie dazu, bei Müdigkeit zu ungesunden Snacks zu greifen? Essen Sie bei Einsamkeit oder Ärger? Erkennen Sie echten Hunger nicht mehr richtig? Entwickeln Sie für jeden Zustand eine konkrete Strategie, die Sie anwenden können, bevor das Verlangen nach alten Gewohnheiten zu stark wird.

5. Meine Strategie gegen den Jo-Jo-Effekt

Welche der beschriebenen Strategien zur Vermeidung des Jo-Jo-Effekts erscheinen mir besonders relevant für meine persönliche Situation? Wie kann ich langfristig einen flexiblen statt eines rigiden Ansatzes in Bezug auf meine Ernährung entwickeln? Was bedeutet „gesunder Lebensstil" konkret für mich? Welche gesunden Gewohnheiten möchte ich auch nach Ende der medikamentösen Therapie beibehalten – und wie stelle ich sicher, dass mir dies gelingt?

Diese Überlegungen sind mit entscheidend für Ihren langfristigen Erfolg das erreichte Gewicht zu halten.

6. Meine Widerstandskraft stärken

Was habe ich durch bisherige Rückfälle über mich selbst gelernt? Wie hat sich mein Umgang mit Herausforderungen verändert? Welche inneren Stärken helfen mir dabei, nach Rückschlägen wieder aufzustehen? Bin ich geduldiger mit mir geworden? Habe ich gelernt, Rückschläge nicht (mehr) als Versagen zu sehen? Welche (neuen) Bewältigungsstrategien habe ich entwickelt?

Diese Reflexion zeigt Ihnen, wie viel Sie bereits erreicht haben und auf welche Stärken Sie in Zukunft bauen können.

Notizen

Ihr persönlicher Ansatz für nachhaltige Gesundheit

Am Ende dieses Ratgebers ist es ein guter Moment, um innezuhalten und den Blick auf das große Ganze zu richten. Die Entscheidung, sich mit dem Thema Gewichtsmanagement auseinanderzusetzen – sei es durch Information, durch die Überlegung einer medikamentösen Therapie oder bereits deren konkreter Umsetzung – zeigt, dass Sie Verantwortung für Ihre Gesundheit übernehmen und Veränderungen bewusst gestalten möchten.

Was dieser Ratgeber Ihnen mitgeben möchte

Übergewicht und Adipositas sind komplexe, vielschichtige Herausforderungen, die weit über die vereinfachte Vorstellung von „zu viel essen, zu wenig bewegen" hinausgehen. Die moderne Medizin hat mit der Entwicklung von Abnehmspritzen einen wichtigen Fortschritt erzielt – nicht als Wundermittel, sondern als unterstützendes Werkzeug in einem Prozess, der immer auch Lebensstilveränderung, Selbstreflexion und persönliches Engagement erfordert.

Die Inhaltsstoffe der Abnehmspritzen beeinflussen körpereigene Mechanismen zur Hunger- und Sättigungsregulation. Sie eröffnen ein Zeitfenster, in dem neue Gewohnheiten aufgebaut werden können – ohne dabei ständig gegen starke biologische Signale ankämpfen zu müssen. Dieses Zeitfenster sinnvoll zu nutzen, kann ein Schlüssel für langfristigen Gewichtsverlust und nachhaltige Veränderung sein.

Vielleicht haben Sie diesen Ratgeber gelesen, um eine fundierte Entscheidung zu treffen, ob eine Therapie mit Abnehmspritzen für

Sie infrage kommt. Vielleicht stehen Sie am Anfang Ihrer Behandlung und suchen nach Orientierung. Oder Sie befinden sich bereits mitten in der Therapie und möchten Ihr Wissen vertiefen. Vielleicht liegt die Behandlung bereits hinter Ihnen – und Sie blicken nun zurück auf Ihre Erfahrungen.

Unabhängig davon, wo Sie gerade stehen – einige zeitlose Prinzipien machen den Unterschied aus zwischen kurzfristiger Gewichtsabnahme und nachhaltigem Gesundheitsmanagement.

Prinzipien für Ihren nachhaltigen Erfolg

Am Ende dieses Ratgebers möchten wir die Erkenntnisse noch einmal zusammenfassen. Nachhaltiger Erfolg bei der Gewichtsregulation beruht auf einigen grundlegenden Prinzipien, die über die Wirkung einer Abnehmspritze hinausgehen.

Die bewusste Auseinandersetzung mit den eigenen Essgewohnheiten, emotionalen Auslösern und körperlichen Reaktionen bildet das Fundament für dauerhafte Veränderung. Wenn Sie verstehen, warum Sie in bestimmten Situationen auf gewohnte Weise handeln, stärken Sie Ihre Fähigkeit, bewusste Entscheidungen für Ihre Ernährung zu treffen.

Die Wissenschaft der Verhaltensänderung belegt eindeutig: Nachhaltige Veränderung entsteht nicht durch radikale Umstellungen, sondern durch kleine, konsequent umgesetzte Schritte. Ein kurzer Spaziergang nach jeder Mahlzeit mag zunächst unbedeutend erscheinen, kann aber über Monate betrachtet eine spürbare Wirkung entfalten.

Bewegung sollte nicht nur als Mittel zum Kalorienverbrauch gesehen werden, sondern als elementarer Bestandteil eines gesunden Lebensstils. Sie beeinflusst die Insulinsensitivität, stärkt das Herz-Kreislauf-System, baut Muskelmasse auf, unterstützt die Knochengesundheit und fördert Ihre mentale und emotionale Ausgeglichenheit. Weniger entscheidend ist die Art der Bewegung – wichtiger sind Regelmäßigkeit und Freude daran.

Eine nachhaltige Ernährungsweise verzichtet auf strikte Verbote oder Kalorienzählen und setzt stattdessen auf Nährstoffqualität. Proteinreiche Kost, Gemüse, gesunde Fette und komplexe Kohlenhydrate versorgen Ihren Körper gut und helfen, das Hungergefühl zu regulieren. Die Reduktion stark verarbeiteter Lebensmittel und der Fokus auf Qualität statt Quantität sind dabei zentrale Strategien.

Der Weg zu nachhaltiger Gesundheit verläuft selten geradlinig. Rückschläge, Plateaus und unvorhergesehene Herausforderungen gehören dazu. Entscheidend ist nicht die Vermeidung dieser Hindernisse, sondern die Entwicklung von Widerstandskraft und Flexibilität, also die Fähigkeit, sich immer wieder neu auszurichten.

Unabhängig davon, ob Sie eine medikamentöse Therapie in Erwägung ziehen, gerade begonnen haben oder diese bereits abgeschlossen ist – nachhaltige Gesundheit ist ein fortlaufender Prozess. Die Abnehmspritze kann dabei ein unterstützendes Element sein, doch die entscheidende Kraft für langfristige Veränderung liegt in Ihren eigenen Händen.

Die Wissenschaft der Gewichtsregulation entwickelt sich ständig weiter. Was heute als sinnvoll gilt, kann morgen ergänzt oder angepasst werden. Bleiben Sie offen, informiert und neugierig – und behalten Sie gleichzeitig die grundlegenden Prinzipien im Blick: ausgewogene Ernährung, regelmäßige Bewegung, ausreichend Schlaf und ein achtsamer Umgang mit den eigenen Bedürfnissen.

Zum Abschluss – was ich Ihnen mitgeben möchte

Gesundheit ist so viel mehr als eine Zahl auf der Waage. Sie bedeutet, morgens aufzuwachen und sich gut zu fühlen. Energie für die Dinge zu haben, die Ihnen wichtig sind. Sich in Ihrem eigenen Körper wohl und zu Hause zu fühlen.

Falls Sie durch diesen Ratgeber einen neuen Blick auf Ihr Gewicht und Ihre Gesundheit bekommen haben – dann hat sich jede Seite gelohnt.

Vergessen Sie nie: Jeder einzelne Schritt zählt. Auch der kleinste Fortschritt ist ein Erfolg. Feiern Sie diese Momente! Lernen Sie aus den schwierigen Tagen, aber lassen Sie sich nicht entmutigen. Ihr Weg ist einzigartig – und das ist gut so.

Sie kennen sich selbst am besten. Hören Sie auf Ihren Körper, vertrauen Sie Ihrem Gefühl und gehen Sie Ihren eigenen Weg – nicht den, den andere für richtig halten.

Ich wünsche Ihnen Mut für die nächsten Schritte, Freude an Ihren Erfolgen und vor allem: dass Sie sich jeden Tag ein bisschen wohler in Ihrer Haut fühlen.

Das haben Sie verdient.

Glossar – Begriffe rund um die Abnehmspritze

24-Stunden-Regel
Strategie zur Rückfallprophylaxe: Innerhalb von 24 Stunden nach einem Ausrutscher bewusst zu gesunden Gewohnheiten zurückkehren.

Abstinenz-Verletzungseffekt
Psychologisches Muster nach einem Regelbruch, bei dem das Denken nach dem Motto „Jetzt ist sowieso alles egal" einsetzt. Dies kann dazu führen, dass ein kleiner Ausrutscher in ein vollständiges Aufgeben der gesunden Verhaltensweise mündet.

Adaptive Thermogenese
Anpassung des Energieverbrauchs nach Gewichtsverlust: Der Körper schaltet in den „Sparmodus" und verbraucht dauerhaft weniger Energie. Dies kann das Halten des neuen Gewichts erschweren.

Adipositas
Starkes Übergewicht mit einem Body-Mass-Index (BMI) über 30. Es handelt sich um eine chronische Erkrankung, die durch genetische, hormonelle und Umweltfaktoren beeinflusst wird.

Alkoholgebrauchsstörung
Störung, bei der die Kontrolle über das Trinkverhalten verloren geht. Früher wurde dieser Zustand oft als „Alkoholismus" bezeichnet.

Anästhesist
Facharzt für Narkose und Schmerzfreiheit während Operationen. Er überwacht lebenswichtige Funktionen wie Atmung und Kreislauf und sorgt dafür, dass Patienten sicher und schmerzfrei operiert werden können.

Aspiration
Unbeabsichtigtes Eindringen von Mageninhalt in die Atemwege. Dies ist insbesondere während Operationen ein ernstzunehmendes Risiko.

Ballaststoffe
Unverdauliche Pflanzenfasern aus Vollkornprodukten, Gemüse und Obst. Sie fördern die Verdauung und sollten bei empfindlichem Darm langsam gesteigert werden.

Biopsychosoziales Modell
Ganzheitliches Gesundheitsverständnis, bei dem Körper, Psyche und soziales Umfeld gemeinsam betrachtet werden. Es geht davon aus, dass Gesundheit durch das Zusammenspiel dieser drei Bereiche entsteht.

BMI (Body-Mass-Index)
Maßzahl zur Einschätzung des Körpergewichts im Verhältnis zur Körpergröße. Berechnung: Gewicht (kg) ÷ Körpergröße $(m)^2$. Ein normaler Wert liegt zwischen 18,5 und 24,9.

Blutzuckerspiegel
Konzentration von Zucker (Glukose) im Blut.
Nüchtern liegt der Normalwert zwischen 70 und 100 mg/dl. Abweichungen können gesundheitliche Probleme verursachen.

Cholezystitis
Entzündung der Gallenblase, meist ausgelöst durch Gallensteine. Typische Symptome sind starke Schmerzen im rechten Oberbauch, oft mit Ausstrahlung in Rücken oder Schulter.

Cholelithiasis
Medizinischer Fachbegriff für Gallensteine – kristallartige Ablagerungen in der Gallenblase. Sie können unterschiedlich groß sein und Beschwerden verursachen.

Dehydration
Flüssigkeitsmangel, etwa durch zu wenig Trinken oder Flüssigkeitsverluste bei Erbrechen oder Durchfall. Typische Anzeichen sind Durst, Müdigkeit und Schwindel.

Diabetologe
Facharzt für Diabetes mellitus und andere Stoffwechselerkrankungen. Er begleitet die Diagnose, Therapie und langfristige Betreuung.

DOAK (Direkte orale Antikoagulanzien)
Neuere blutverdünnende Medikamente, die im Vergleich zu älteren Präparaten weniger ernährungsabhängig sind. Sie senken das Risiko für Blutgerinnsel.

Dopamin
Botenstoff im Gehirn, der unter anderem beim Essen ausgeschüttet wird. Er löst ein Belohnungsgefühl aus und beeinflusst unser Verhalten.

Dual-Agonisten
Wirkstoffe, die gleichzeitig auf zwei Hormonsysteme einwirken – beispielsweise GLP-1 und GIP. Sie werden zur Behandlung von Adipositas und Diabetes eingesetzt.

EKG (Elektrokardiogramm)
Untersuchung der Herzfunktion mithilfe von Elektroden auf der Haut. Ist schmerzfrei und dauert nur wenige Minuten.

Elektrolyte
Lebenswichtige Mineralstoffe wie Natrium, Kalium, Kalzium und Magnesium. Sie sind unerlässlich für die Funktion von Nerven, Muskeln und Herz.

Emotionales Essen
Essen als Reaktion auf Gefühle wie Stress, Traurigkeit oder Langeweile – nicht auf körperlichen Hunger. Kann eine gesunde Gewichtsregulation erschweren.

Erhaltungsdosis
Langfristige Medikamentendosis bei Erreichen der gewünschten Wirkung. Sie dient der Stabilisierung des Therapieerfolgs.

Ernährungsberater
Fachkraft für individuelle Ernährungspläne und gesundheitsförderndes Essverhalten. Begleitet Menschen bei der Umstellung auf eine ausgewogene Ernährung.

Evolutionsbiologie
Wissenschaft, die erforscht, wie sich Lebewesen über Millionen Jahre hinweg entwickelt haben.
Erkenntnisse daraus erklären auch heutige Gesundheitsverhalten.

Fertigpen
Vorgefüllter Injektionsstift zur einfachen Verabreichung von Medikamenten. Er erleichtert die Selbstinjektion.

Fettverbrennung
Energiegewinnung durch Abbau von gespeichertem Körperfett.

FTO-Gen
Genvariante, die Appetit und Sättigungsgefühl beeinflusst. Wird umgangssprachlich auch als „Fettgen" bezeichnet.

Gastroskopie (Magenspiegelung)
Untersuchung des Magens mit einem flexiblen Kamerakabel durch den Mund. Dauert nur wenige Minuten und wird häufig in leichter Sedierung (Schafnarkose) durchgeführt.

Ghrelin
Das sogenannte „Hungerhormon" aus dem Magen. Steigt vor Mahlzeiten an und sinkt nach dem Essen.

GIP (Glukoseabhängiges Insulinotropes Polypeptid)
Darmhormon, das die Insulinfreisetzung unterstützt und das Sättigungsgefühl fördert.

GLP-1 (Glucagon-like Peptide-1)
Darmhormon, das Sättigung fördert, die Magenentleerung verlangsamt und den Blutzucker reguliert.

Glukagon-Notfallpen
Notfallmedikament zur Behandlung schwerer Unterzuckerung. Anwender und Angehörige sollten mit der Anwendung vertraut sein.

Grundumsatz
Menge an Energie, die der Körper in völliger Ruhe zur Aufrechterhaltung lebenswichtiger Funktionen benötigt. Macht etwa 60–70 % des täglichen Energieverbrauchs aus.

HALT-Strategie
Rückfallprophylaxe: Vier Risikozustände erkennen – Hungry, Angry, Lonely, Tired (hungrig, wütend, einsam, müde). Bewusstes Gegensteuern kann Essensrückfälle verhindern.

HbA1c (Glykiertes Hämoglobin)
Langzeitwert für den durchschnittlichen Blutzuckerspiegel der letzten 8–12 Wochen. Ein Wert unter 5,7 % gilt als normal; ab 6,5 % besteht Diabetesverdacht.

HDL-Cholesterin
Das „gute" Cholesterin. Hilft, überschüssiges Cholesterin aus dem Blut abzutransportieren und schützt so die Gefäße.

HET (Hormonersatztherapie)
Behandlung mit Hormonen in den Wechseljahren zur Linderung von Beschwerden durch Hormonmangel. Nur nach individueller ärztlicher Abwägung.

Hitzewallungen
Plötzliche Wärmeschübe in Gesicht und Oberkörper. Typisches Symptom in den Wechseljahren.

Hyperpalatable Foods (hochschmackhafte Lebensmittel)
Industriell entwickelte Lebensmittel mit besonders intensiver Kombination aus Zucker, Fett, Salz und Aromen. Fördern übermäßiges Essen und machen das Aufhören schwer.

Hypoglykämie
Unterzuckerung mit potenziell gefährlichen Symptomen wie Zittern, Schwitzen und Herzrasen. Schnelle Zuckerzufuhr ist nötig.

Hypothalamus
Zentrale Schaltstelle im Gehirn für Hunger, Sättigung, Körpertemperatur und Schlaf-Wach-Rhythmus.

Inkretin-Mimetika
Medikamente, die natürliche Verdauungshormone wie GLP-1 nachahmen. Werden zur Behandlung von Diabetes und Adipositas eingesetzt.

INR-Wert
Laborwerte zur Kontrolle der Blutgerinnung bei Einnahme bestimmter blutverdünnender Medikamente. Normalwert liegt bei etwa 1,0; therapeutischer Bereich meist zwischen 2,0 und 3,0.

Insulin
Hormon aus der Bauchspeicheldrüse zur Regulation des Blutzuckerspiegels. Fördert gleichzeitig die Speicherung von Fett.

Insulinsensitivität
Maß dafür, wie gut Körperzellen auf Insulin reagieren. Bei verminderter Sensitivität wird mehr Insulin benötigt.

Jo-Jo-Effekt
Gewichtszunahme nach einer Diät durch verlangsamten Stoffwechsel und verstärkten Hunger. Oft Folge radikaler oder kurzfristiger Abnehmversuche.

Kalorie
Maßeinheit für Energie aus Lebensmitteln. Umgangssprachlich meist als „Kilokalorie (kcal)“ verwendet.

Kalzium
Mineralstoff für stabile Knochen und Zähne. In den Wechseljahren besonders wichtig zur Vorbeugung von Osteoporose.

Kilokalorie (kcal)
1000 Kalorien entsprechen 1 Kilokalorie. Diese Einheit wird auf Lebensmittelverpackungen verwendet und meint in der Praxis meist dasselbe wie „Kalorie".

Knochendichtemessung
Schmerzfreie Untersuchung zur Bestimmung der Knochendichte.

Koloskopie (Darmspiegelung)
Untersuchung des Dickdarms mit einem flexiblen Endoskop. Wichtige Maßnahme zur Früherkennung von Darmkrebs.

Kontrastmittel
Spezielle Flüssigkeiten zur besseren Darstellung von Organen oder Gefäßen bei Röntgen, CT oder MRT. Werden je nach Verfahren oral oder direkt in die Gefäße verabreicht.

Kortisol
Stresshormon, das bei Dauerbelastung zu vermehrter Fetteinlagerung, vor allem im Bauchbereich, führen kann. Es steigert außerdem das Verlangen nach süßen oder fettigen Lebensmitteln.

Laxanzien
Abführmittel zur kurzfristigen Behandlung von Verstopfung. Nur unter ärztlicher Anleitung und nicht zur Gewichtskontrolle einsetzen.

LDL-Cholesterin
Das „schlechte" Cholesterin. Lagert sich an Gefäßwänden ab und erhöht das Risiko für Herz-Kreislauf-Erkrankungen.

Leber- und Nierenwerte
Laborparameter zur Überprüfung der Organfunktion. Wichtig bei langfristiger Medikamenteneinnahme.

Leptin
Sättigungshormon, das im Fettgewebe gebildet wird. Bei Übergewicht kann eine Leptinresistenz entstehen – das Sättigungsgefühl bleibt aus.

Lipohypertrophie
Verhärtungen oder Verdickungen der Haut durch häufige Injektionen an derselben Stelle. Regelmäßiger Wechsel der Injektionsstelle kann vorbeugen.

L-Thyroxin
Künstlich hergestelltes Schilddrüsenhormon zur Behandlung einer Unterfunktion. Die Dosierung richtet sich nach Körpergewicht und Laborwerten.

Magenentleerung
Transport der vorverdauten Nahrung vom Magen in den Dünndarm. Dauert normalerweise 1–4 Stunden und wird durch Abnehmspritzen verlangsamt.

Mangelerscheinungen
Körperliche Beschwerden durch einen Mangel an Nährstoffen. Typische Anzeichen sind Müdigkeit, Haarausfall und brüchige Nägel.

Medikamentenwechselwirkung
Eine Reaktion, die entsteht, wenn mehrere Medikamente gleichzeitig eingenommen werden. Sie kann die Wirkung verstärken, abschwächen oder neue Nebenwirkungen verursachen.

Meilenstein
Zwischenziele zur Unterteilung eines großen Ziels in erreichbare Etappen. Machen Fortschritte sichtbar und motivieren zum Dranbleiben.

Mesolimbisches System
Teil des Belohnungssystems im Gehirn. Wird durch schmackhaftes Essen aktiviert und schüttet dabei Dopamin aus.

Metabolische Adaptation
Langfristige Verlangsamung des Stoffwechsels nach Gewichtsverlust. Kann das Gewichtshalten erschweren und jahrelang bestehen bleiben.

Millimeter Quecksilbersäule (mmHg)
Maßeinheit zur Angabe des Blutdrucks. Wird bei Blutdruckmessungen verwendet.

Mineralstoffe
Anorganische Nährstoffe wie Kalzium, Kalium und Natrium. Wichtig für Nerven, Muskeln, Knochen und den Flüssigkeitshaushalt.

NAKOS (Nationale Kontakt- und Informationsstelle zur Anregung und Unterstützung von Selbsthilfegruppen)
Öffentlich geförderte Stelle ohne kommerzielle Interessen. Bietet bundesweite Informationen und Kontakte rund um das Thema Selbsthilfe.

NSAR (Nichtsteroidale Antirheumatika)
Schmerz- und Entzündungsmedikamente, die häufig eingesetzt werden. Sie können den Magen reizen deshalb sollte man sie am besten zusammen mit einer Mahlzeit einnehmen.

Nüchternblutzucker
Blutzuckerwert nach mindestens 8 Stunden ohne Nahrungsaufnahme. Normalbereich: 70–100 mg/dl.

Nüchternzeit
Ess- und Trinkpause vor medizinischen Untersuchungen. Bei Abnehmspritzen-Patienten oft verlängert – individuell mit dem Arzt abstimmen.

Obesogene Umwelt
Umgebung, die unbewusst Übergewicht fördert. Beispiele: ständige Verfügbarkeit energiereicher Lebensmittel, große Portionen, wenig Bewegung.

Osteoporose
Knochenschwund mit erhöhter Bruchgefahr. Betrifft besonders Frauen nach den Wechseljahren.

Östrogen
Wichtigstes weibliches Geschlechtshormon. Beeinflusst unter anderem Knochenstabilität, Fettverteilung und Stoffwechsel.

Pankreatitis
Entzündung der Bauchspeicheldrüse. Verursacht sehr starke, gürtelförmige Schmerzen im Oberbauch.

PCOS (Polyzystisches Ovarialsyndrom)
Hormonelle Störung bei Frauen mit Zyklusunregelmäßigkeiten, oft erhöhtem Testosteron und Gewichtszunahme. Kann sich durch Gewichtsabnahme verbessern.

Perfektionismus-Falle
Schädliches Denkmuster nach dem Motto „Ganz oder gar nicht". Ein kleiner Ausrutscher führt dann häufig zum vollständigen Aufgeben.

Phytoöstrogene
Pflanzenstoffe mit östrogenähnlicher Wirkung. Kommen z. B. in Soja oder Leinsamen vor und können Wechseljahresbeschwerden lindern.

Plateau
Gewichtsstillstand trotz fortgesetzter Maßnahmen zur Gewichtsabnahme. Ist normal und oft vorübergehend.

Prädiabetes
Vorstufe des Diabetes mellitus mit erhöhtem, aber noch nicht krankhaftem Blutzucker. Eine Lebensstiländerung kann die Entwicklung zu Diabetes verhindern.

Progesteron
Zweites wichtiges weibliches Geschlechtshormon. Ein Mangel kann Wassereinlagerungen und Stimmungsschwankungen verursachen.

Rebound-Effekt
Rückkehr oder Verstärkung von Symptomen nach Therapieende. Bei Abnehmspritzen zeigt sich dies manchmal in verstärktem Hungergefühl.

Rezeptoragonisten
Wirkstoffe, die körpereigene Hormone nachahmen und gezielt an deren Bindungsstellen wirken.

Rezeptpflicht
Bestimmte Medikamente sind nur auf ärztliches Rezept erhältlich. Dies gilt z. B. für alle Abnehmspritzen.

Schlafapnoe
Atemaussetzer während des Schlafs. Führt zu schlechter Schlafqualität und kann die Gewichtszunahme begünstigen.

Schlafhygiene
Verhaltensweisen für erholsamen Schlaf. Dazu gehören regelmäßige Schlafzeiten, eine ruhige Umgebung und der Verzicht auf Bildschirmgeräte vor dem Zubettgehen.

Setpoint
Individuell „programmiertes“ Körpergewicht, das durch biologische Mechanismen stabil gehalten wird. Kann eine langfristige Gewichtsabnahme erschweren.

Sharps Container
Spezialbehälter zur sicheren Entsorgung von gebrauchten Spritzen und Nadeln. Verhindert Verletzungen und schützt vor Infektionen.

SMART-Methode
Modell zur Zielformulierung: Spezifisch, Messbar, Attraktiv, Realistisch, Terminiert. Hilft, erreichbare und motivierende Ziele zu setzen.

Subkutane Injektion
Verabreichung eines Medikaments in das Fettgewebe unter der Haut. Ist meist weniger schmerzhaft als eine Injektion in den Muskel.

Sulfonylharnstoffe
Blutzuckersenkende Tabletten bei Typ-2-Diabetes. Regen die Insulinproduktion an und können in Kombination mit Abnehmspritzen das Risiko für Unterzucker erhöhen.

T3 (Trijodthyronin) und T4 (Thyroxin)
Schilddrüsenhormone, die die Stoffwechselaktivität regulieren. Werden im Blut gemessen, um eine Schilddrüsenfunktionsstörung zu erkennen.

Toleranzentwicklung
Abschwächung der Wirkung eines Medikaments bei längerer Anwendung. Bei Abnehmspritzen ist dieser Effekt wissenschaftlich nicht eindeutig belegt.

Triglyzeride
Fette im Blut, die über die Nahrung aufgenommen oder vom Körper gebildet werden. Normwert: unter 150 mg/dl.

TSH (Thyreoidea-stimulierendes Hormon)
Hormon, das die Schilddrüse zur Hormonproduktion anregt. Ein erhöhter Wert weist meist auf eine Unterfunktion hin.

Ultraschall
Bildgebendes Verfahren mit Schallwellen – ohne Strahlenbelastung. Wird zur schonenden Untersuchung innerer Organe eingesetzt.

Vitamin D
Auch „Sonnenvitamin" genannt. Wichtig für Knochen, Muskeln und das Immunsystem. Bei wenig Sonnenlicht kann ein Mangel entstehen.

Vitamin-K-Antagonisten
Ältere blutverdünnende Medikamente mit starker Abhängigkeit von der Ernährung. Erfordern regelmäßige Blutkontrollen.

Viszerales Fett
Fettgewebe rund um die inneren Organe. Gilt als besonders gesundheitsschädlich – wird unter anderem durch chronischen Stress gefördert.

Vollnarkose
Tiefe Betäubung mit Bewusstlosigkeit und künstlicher Beatmung. Währenddessen sind alle Schutzreflexe ausgeschaltet.

Wechseljahre (Klimakterium)
Hormonelle Umstellungsphase bei Frauen zwischen etwa 45 und 55 Jahren. Geht mit sinkendem Östrogenspiegel und möglichen Beschwerden einher.

Über das Buch und den Autor

Dr. med. Chris Winkler macht komplizierte Medizin verständlich. Als Arzt, Autor und Medizinjournalist hat er eine Mission: die oft unüberwindbar wirkende Kluft zwischen medizinischem Fachwissen und dem zu schließen, was Patienten wirklich verstehen und anwenden können.

In seiner klinischen Praxis erlebt Dr. Winkler täglich dasselbe Phänomen: Patienten verlassen die Praxis zwar mit einer angemessenen Behandlung, aber mit einem Kopf voller Fragezeichen. Was bedeutet meine Diagnose wirklich? Warum gerade diese Therapie? Und was kann ich selbst tun?

Genau hier setzt sein Konzept des „medizinischen Übersetzens" an. Wissenschaftliche Erkenntnisse versucht er so aufzubereiten, dass sie nicht nur verstanden, sondern auch praktisch umgesetzt werden können.

„Die Zusammenarbeit zwischen Arzt und Patient wird immer wichtiger – gerade weil die Zeit in der Sprechstunde oft knapp ist. Wer seine Krankheit und die Behandlung versteht, kann aktiv mitgestalten und die Therapie langfristig erfolgreicher umsetzen."

Mit diesem Ratgeber zur Abnehmspritze verfolgt Dr. Winkler genau diesen Ansatz: Sie erhalten nicht nur medizinische Fakten, sondern werden ermutigt, zum aktiven Partner Ihrer Behandlung zu werden. Dabei behält er immer im Blick, dass eine Gewichtsreduktion nicht nur eine körperliche, sondern auch eine emotionale Herausforderung ist.

Dr. Chris Winkler lebt mit seiner Familie in der Nähe von Köln und arbeitet als Arzt, Autor und Medizinjournalist.

Was denken Sie über dieses Buch?

Liebe Leserin, lieber Leser,

Sie haben es bis zum Ende geschafft – das freut mich! Hoffentlich konnten Sie einiges für sich mitnehmen.

Hat Ihnen das Buch geholfen?
Falls ja, würde ich mich riesig über eine ehrliche Bewertung freuen – am besten dort, wo Sie das Buch gekauft haben. Ihre Rezension hilft anderen Menschen zu entscheiden, ob dieser Ratgeber auch für sie das Richtige ist. Und ganz ehrlich: Jede positive Bewertung motiviert mich, weiterzumachen.

Etwas hat Sie gestört?
Dann schreiben Sie mir gerne! Ich nehme konstruktive Kritik ernst und lerne daraus. Was hätte besser sein können? Welche Themen haben gefehlt? Ihre Rückmeldung fließt in die nächste Auflage und zukünftige Projekte ein.

Kontakt: feedback@inshapefor.life

Ob Lob oder Kritik – ich freue mich über jede ehrliche Rückmeldung. Vielen Dank, dass Sie sich die Zeit für dieses Buch genommen haben!

Bitte senden Sie keine medizinischen Anfragen.

Chris Winkler & das Team des Augenmerk Verlags

www.ingramcontent.com/pod-product-compliance
Lightning Source LLC
LaVergne TN
LVHW100434051026
849518LV00004B/1488